Medulläres Schilddrüsenkarzinom

Herausgegeben von
Joachim Feldkamp · Werner A. Scherbaum · Matthias Schott

W
DE
G

Walter de Gruyter
Berlin · New York 2002

Herausgeber

PD Dr. med. Joachim Feldkamp
Prof. Dr. med. Werner A. Scherbaum
Dr. med. Matthias Schott

Klinik für Endokrinologie
Universitätsklinik der Heinrich-Heine-Universität Düsseldorf
Moorenstraße 5
40225 Düsseldorf

Die Deutsche Bibliothek – CIP-Einheitsaufnahme

Medulläres Schilddrüsenkarzinom / hrsg. von Joachim Feldkamp .... –
Berlin ; New York : de Gruyter, 2002
ISBN 3-11-017366-2

Textkonvertierung: Ingrid Ullrich, Berlin – Druck: Gerike GmbH, Berlin – Buchbinderische Verarbeitung: Lüderitz & Bauer GmbH, Berlin – Umschlagentwurf: Rudolf Hübler, Berlin

Printed in Germany

Anschriften der Autoren

Prof. Dr. med. Thomas M. Behr
Direktor der Klinik für Nuklearmedizin
Philips-Universität Marburg
Baldinger Straße
35043 Marburg/Lahn

PD Dr. med. Cornelia Dotzenrath
Klinik für Allgemein- und Unfallchirurgie
Heinrich Heine Universität Düsseldorf
Moorenstraße 5
40225 Düsseldorf

PD Dr. med. Joachim Feldkamp
Klinik für Endokrinologie
Universitätsklinik der
Heinrich-Heine-Universität Düsseldorf
Moorenstraße 5
40225 Düsseldorf

PD Dr. med. Karin Frank-Raue
Endokrinologische Gemeinschaftspraxis
Brückenstraße 21
69120 Heidelberg

Prof. Dr. med. Günter Fürst
Klinik für Radiologie
Universitätsklinik der
Heinrich-Heine-Universität Düsseldorf
Moorenstraße 5
40225 Düsseldorf

PD Dr. med. Andreas Grauer
Procter & Gamble Pharmaceuticals
47, Route de Saint-George
CH-1213 Petit Lancy 1, GE
Schweiz

Dr. med. Andreas Grust
Klinik für Radiologie
Universitätsklinik der
Heinrich-Heine-Universität Düsseldorf
Moorenstraße 5
40225 Düsseldorf

Dr. med. Katharina Haupt
Institut für Virologie
Universitätsklinikum Essen
Hufelandstraße 55
45122 Essen

Prof. Dr. rer. nat. Wolfgang Höppner
Institut für Hormon- und Fortpflanzungs-
forschung an der Universität Hamburg
Grandweg 64
22529 Hamburg

Dr. med. H. Pape
Klinik für Strahlentherapie
Universitätsklinik der
Heinrich-Heine-Universität Düsseldorf
Moorenstraße 5
40225 Düsseldorf

Prof. Dr. med. Friedhelm Raue
Endokrinologische Gemeinschaftspraxis
Brückenstraße 21
69120 Heidelberg

PD Dr. med. Dipl. phys. Johann Rendl
Klinik und Poliklinik für Nuklearmedizin
Universität Würzburg
Josef-Schneider-Straße2
97080 Würzburg

Prof. Dr. med. Christoph Reiners
Klinik und Poliklinik für Nuklearmedizin
Universität Würzburg
Josef-Schneider-Straße2
97080 Würzburg

PD Dr. med. Michael M. Ritter
v. Bodelschwingh Krankenhaus
Medizinische Klinik
Schulstraße 11
49477 Ibbenbühren

Prof. Dr. med. Hans-Dieter Röher
Direktor der Klinik für Allgemein- und
Unfallchirurgie
Heinrich Heine Universität
Moorenstraße 5
40225 Düsseldorf

PD Dr. med. habil. B. Saller
Abteilung für Endokrinologie
Zentrum für Innere Medizin
Universitätsklinikum Essen
Hufelandstraße 55
45122 Essen

Prof. Dr. med. Werner A. Scherbaum
Direktor der Abteilung für Endokrinologie
Universitätsklinik der
Heinrich-Heine-Universität Düsseldorf
Moorenstraße 5
40225 Düsseldorf

Dr. med. Matthias Schott
Abteilung für Endokrinologie
Universitätsklinik der
Heinrich-Heine-Universität Düsseldorf
Moorenstraße 5
40225 Düsseldorf

Vorwort

Seit der Charakterisierung der genetischen Marker des familiären medullären Schilddrüsenkarzinoms bzw. der multiplen endokrinen Neoplasie Typ 2 bestehen verbesserte Möglichkeiten zur Früherkennung und kurativen Behandlung der hereditären Formen dieser Tumoren. Durch Nachweis eines erhöhten Calcitonins als sensitiven und prädiktiven Marker für medulläre Schilddrüsenkarzinome können prinzipiell auch die sporadischen Formen frühzeitig erkannt und therapiert werden. Eine konsequente Anwendung der exzellenten diagnostischen Methoden sollte in Zukunft zu einer verbesserten Langzeitprognose dieser Karzinome beitragen. In der Praxis werden medulläre Schilddrüsenkarzinome jedoch häufig erst im fortgeschrittenen Tumorstadium klinisch auffällig. Um auch für diese Patienten eine optimale Heilungschance zu erzielen, müssen die bisherigen Diagnostik- und Therapieprotokolle optimiert und durch innovative Verfahren ergänzt oder ersetzt werden.

Das nun vorliegende Buch stellt ein Resümee aller wissenschaftlichen Beiträge eines im März 2000 abgehaltenen Symposiums zum Thema *„Neue Perspektiven in Diagnostik und Therapie des medullären Schilddrüsenkarzinoms"* einschließlich zwischenzeitlicher Aktualisierungen dar. In dieser bisher einmaligen Zusammenstellung werden neue Aspekte der Genanalyse zur Diagnostik der hereditären Karzinome, vielversprechende Methoden zur Lokalisationsdiagnostik von Metastasen sowie etablierte und experimentelle Ansätze zur Therapie dieser Tumorentität beleuchtet.

Die Herausgeber bedanken sich bei den Autoren und Referenten des Symposiums, die dieses Buch durch ihr großes persönliches Engagement ermöglicht haben und bei allen Kollegen, die durch ihre Diskussionsbeiträge zum Wissensfortschritt beigetragen haben.

Düsseldorf, im Oktober 2001

Joachim Feldkamp
Werner A. Scherbaum
Matthias Schott

Inhalt

Diagnostik des medullären Schilddrüsenkarzinoms

Das medulläre Schilddrüsenkarzinom und die multiple endokrine Neoplasie Typ 2 – Einleitung und hereditäre Grundlagen

W. Höppner, M. M. Ritter

Einleitung und Geschichte

Die Kombination aus medullärem Schilddrüsenkarzinom, Phäochromozytomen und Nebenschilddrüsenadenomen wird multiple endokrine Neoplasie Typ 2 (abgekürzt MEN 2, z. T. auch „Sipple-Syndrom") genannt. Während das medulläre Schilddrüsenkarzinom alle Familien betrifft, lassen sich anhand der Häufigkeit der anderen endokrinen Manifestationen und Begleiterkrankungen Unterformen unterscheiden (Tab. 1). Die molekulare Diagnostik erlaubt heutzutage die Feststellung, dass das Vorliegen bzw. Fehlen der anderen Manifestationen auch auf genetische Ursachen zurückzuführen ist (Genotyp-Phänotyp-Korrelationen) und nicht zufällig auftreten.

Tabelle 1: Multiple endokrine Neoplasie Typ 2-Klassifikation und typischer Organbefall

Erkrankung	Manifestation	Häufigkeit (%)
MEN 2A	medulläres Schilddrüsenkarzinom oder C-Zell-Hyperplasie	fast 100
	Phäochromozytom(e)	ca. 50
	Nebenschilddrüsenadenom(e)	ca. 20
FMTC-only	medulläres Schilddrüsenkarzinom	100
MEN 2B	wie MEN 2A plus mukokutane Neurinome, marfanoider Habitus, intestinale Ganglioneuromatose	100

Die Prävalenz der MEN 2 lässt sich mittlerweile (nachdem die Gendiagnostik zuverlässig seit etwa 1994 auch in Deutschland etabliert ist) recht genau abschätzen. In Deutschland sind etwa 300 Familien mit rund 1500 betroffenen Mitgliedern bekannt. In Holland gibt es ca. 30 Familien mit rund 300 Patienten. Wenn man (was angesichts des jetzt bestehenden Bekanntheitsgrades der Erkrankung wahrscheinlich ist) davon ausgeht, dass die meisten Familien untersucht wurden, dann dürften rund 2–2,5 Familien bzw. ca. 20 Patienten pro 1 Million Einwohner betroffen sein (Prävalenz also 1/50 000) (Höppner: nicht publiziert).

Das gleichzeitige Auftreten eines Schilddrüsenkarzinoms und eines Phäochromozytoms wurde erstmals von Eisenberg und Wallerstein 1932 beschrieben [10]. Da das Phäochromozytom beidseits auftrat, stellt dies wahrscheinlich die erste bekannte Beschreibung einer MEN 2 dar. Die Beschreibung von Sipple – nach dem das Syndrom ursprünglich benannt wurde – unterscheidet sich von anderen Berichten vor allem dadurch, dass er in seiner Zusammenstellung von insgesamt 6 Patienten mit Schilddrüsenkarzinomen und Phäochromozytomen auch in einem Fall zusätzlich eine noduläre Nebenschilddrüsenvergrößerung und somit erstmals das komplette Syndrom beschreibt [36].

Klinische Manifestationen

Medulläres Schilddrüsenkarzinom und die klinischen Varianten der MEN 2

Mit ca. 200 Neuerkrankungen pro Jahr in der Bundesrepublik ist das medulläre Schilddrüsenkarzinom ein sehr seltenes Karzinom. Trotzdem muss die Erkrankung nahezu jedem Arzt geläufig sein, denn Besonderheiten in der Diagnostik und Therapie müssen für die optimale Versorgung der Patienten bedacht werden.

Am bedeutendsten ist die Tatsache, dass ca. ein Viertel bis ein Drittel aller Betroffenen dieses Karzinom im Rahmen einer familiären Erkrankung, und zwar im Rahmen der MEN 2 erleiden. Diese familiären Formen des medullären Schilddrüsenkarzinoms treten in drei unterschiedlichen Ausprägungen auf (Tab. 1) [28, 29, 30, 31].

Die häufigste Variante, von der ca. 80 % aller MEN 2-Familien betroffen sind, ist die MEN 2A, bei der zusätzlich zum medullären Schilddrüsenkarzinom die anderen endokrinen Manifestationen nachweisbar sind.

Bei etwa 15 % aller MEN 2-Familien finden sich (nahezu) ausschließlich medulläre Schilddrüsenkarzinome, sie werden als FMTC (familiar medullary thyroid carcinoma) oder FMTC-only-Familien bezeichnet. Ursprünglich hatte man vermutet, dass dieser Phänotyp eine zufällige Variante darstellen würde und vor allem dann auftritt, wenn in einer Familie nur wenige Betroffene untersucht werden. Mittlerweile ist aber klar, dass der Phänotyp auf einem - genetisch bedingt - milder ausgeprägten Krankheitsbild beruht [24, 35]. Ebenso ist bekannt, dass (sehr) selten auch in diesen Familien die anderen endokrinen Manifestationen auftreten können.

Die seltenste Variante der MEN 2 ist die MEN 2B, die etwa 5% aller Familien betrifft und bei der neben zusätzlichen Manifestationen (mukokutane Neurinome, intestinale Ganglioneuromatose, siehe Tab. 1) und dem Fehlen eines primären Hyperparathyreoidismus vor allem der deutlich aggressivere Verlauf des medullären Schilddrüsenkarzinoms auffällt. Die Erkrankung manifestiert sich im Schnitt etwa 20 Jahre früher als die MEN 2A. Die schlechtere Prognose beruht auch darauf, dass mehr als 50 % der Betroffenen Neumutationen aufweisen, die Familienanamnese also unauffällig ist (bei der MEN 2A stellt dies eine Rarität dar), und die Erkrankung dadurch im Gegensatz zu Mitgliedern bekannter MEN 2-Familien unerwartet auftritt.

Prinzipielle Unterschiede hinsichtlich Diagnostik und Therapie zwischen den familiären und sporadischen Varianten gibt es nicht. Die Kriterien einer Multizentrizität der Tumoren oder einer neben dem Karzinom nachweisbaren C-Zellhyperplasie stellten früher ein vom Pathologen geliefertes (unsicheres) Unterscheidungsmerkmal hinsichtlich der beiden Varianten dar, haben aber heute – nachdem alle medullären Schilddrüsenkarzinome einer genetischen Diagnostik zugeführt werden sollten – an Bedeutung verloren.

Die chirurgische Therapie stellt die entscheidende Option in der Behandlung des medullären Schilddrüsenkarzinoms dar. Sie bedarf eines in der Operationstaktik dieser Tumoren erfahrenen Operateurs, der bei der ersten Operation neben der Thyreoidektomie auch eine systematische Kompartment orientierte Lymphknotendissektion durchführen sollte (wenn es nicht um eine prophylaktische Thyreoidektomie geht, s. u.) [7]. Auch Rezidive oder nicht kurativ (erst-) operierte Patienten werden zunächst hinsichtlich der Möglichkeit einer erneuten Operation evaluiert. Da das medulläre Schilddrüsenkarzinom von den parafollikulären kalzitoninproduzierenden C-Zellen der Schilddrüse ausgeht, speichert es kein Jod und eine Radiojodtherapie zur Behandlung von Lymphknoten oder gar Fernmetastasen ist nicht sinnvoll. Externe Strahlentherapie und/oder Chemotherapie werden zwar gelegentlich nach Ausschöpfung der operativen Möglichkeiten eingesetzt, eine eindeutig gesicherte Wirkung ist aber nicht belegt. Da die C-Zellen nicht TSH-abhängig sind, ist auch eine TSH-suppressive Therapie postoperativ nicht erforderlich, sondern es wird Thyroxin mit dem Ziel eines normalen (basalen) TSH substituiert.

Phäochromozytome

Auch wenn bei retrospektiven Betrachtungen in bis zu 25 % der Betroffenen das Phäochromozytom vor dem medullären Schilddrüsenkarzinom gefunden wurde, findet sich bei prospektiven Untersuchungen oder regelmäßigem Screening der MEN 2-Angehörigen, dass die C-Zell-Erkrankung dem Phäochromozytom praktisch immer vorausgeht [5]. Auch beim Phäochromozytom findet sich als Vorstufe zur eigentlichen Tumorerkrankung eine histologische Hyperplasie (hier also des Nebennierenmarks). Bei rund 2/3 aller MEN 2-Patienten besteht zum Zeitpunkt der Phäochromozytomdiagnose bereits eine bilaterale Manifestation. Wenn aber nur eine Seite betroffen ist, entwickelt sich im Verlauf von 6 Jahren bei rund 1/3 ein Zweittumor auf der anderen Seite. Eine dementsprechende regelmäßige (biochemische) Überwachung der Betroffenen durch Kontrolle der Ausscheidung von Katecholaminen und ihrer Abbauprodukte im 24-Stunden-Urin muss stattfinden. Biochemische Diagnostik, morphologische Darstellung und präoperative Vorbereitung weisen keine Unterschiede im Vergleich zu den Nicht-MEN 2-Phäochromozytomen auf.

Hereditäre Phäochromozytome treten – ebenfalls mit autosomal dominantem Erbgang – auch isoliert oder als Bestandteil der von-Hippel-Lindauschen Erkrankung sowie im Rahmen einer Neurofibromatose Typ 1 auf [32].

Primärer Hyperparathyreoidismus

Die Multifokalität der auftretenden Tumore ist besonders augenfällig, wenn im Rahmen der MEN ein primärer Hyperparathyreoidismus auftritt (rund 20 % der Betroffenen, siehe Tab. 1). Daher ist - wie bei der MEN 1 - immer operativ eine Entfernung von 3 ½ oder aller vier Epithelkörperchen (mit Autotransplantation einer ½ Nebenschilddrüse auf den Unterarm oder in den M. sternocleidomastoideus) durchzuführen.

Ätiologie und Pathophysiologie

In Deutschland weisen nahezu 100 %, weltweit über 90 % aller Familien mit MEN 2 Mutationen im sogenannten *RET*-Protoonkogen auf. Zwei Arbeitsgruppen konnten 1993 unabhängig voneinander die Bedeutung dieses Gens für die Erkrankung nachweisen [6, 25]. Das *RET*-Protoonkogen ist in der Nähe des Zentromers auf Chromosom 10 lokalisiert und kodiert für eine Rezeptor-Tyrosinkinase. Ähnlich wie andere Proteine aus dieser Gruppe ist es für Zellwachstum und Zelldifferenzierung wichtig und besteht aus einem extrazellulären Anteil mit der ligandenbindenden Domäne, einer cysteinreichen Domäne nahe der Zellmembran, einer transmembranösen sowie intrazellulären Domänen, die die Tyrosinkinaseaktivität aufweisen (Abb. 1). Als physiologische, stimulierende Liganden wurden der Glia-cell derived Nerve Growth Factor (GDNF), Neurturin (NTN) und Persephin identifiziert [3, 23, 37].

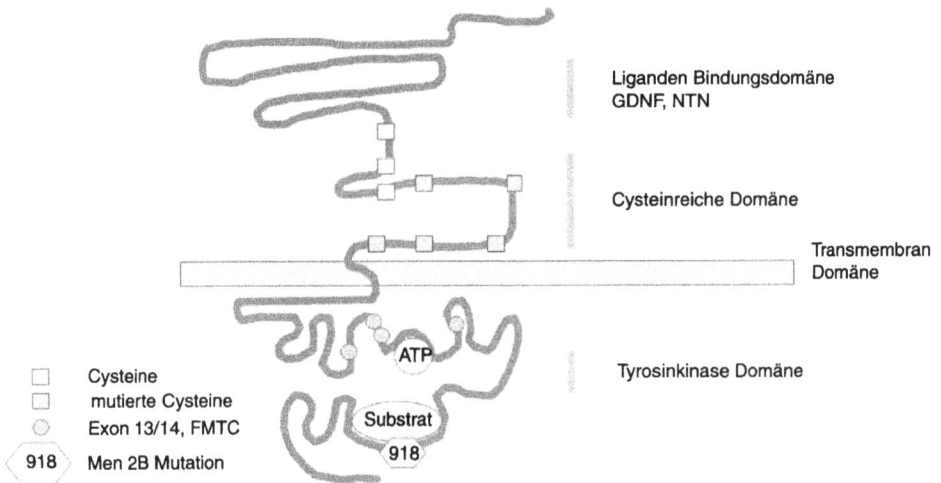

Abbildung 1: Vermutete Struktur des ret-Proteins

Das *ret*-Protein bildet in Gegenwart des Liganden GDNF einen Komplex mit einem weiteren Protein, dem GDNFα-1-Rezeptor (GFRA1). In diesem Komplex liegen sowohl das ret-Protein als auch der GDNFα-Rezeptor zweifach vor. In entsprechender Form wird für die Bindung von NTN GFRA2 als Korezeptor benötigt (Abb. 2). Diese für Tyrosinkinase-Rezeptoren typische Dimerisierung, ist u. a. Voraussetzung für die Autophosphorylierung und die anschließende Übertragung des intrazellulären Signals. Bei der Dimerisierung der Rezeptoren sind Cysteinreste der extrazellulären cysteinreichen Domäne beteiligt.

Etwa 90 % aller MEN 2 verursachenden Mutationen im *RET*-Protoonkogen betreffen einen Cysteinrest der Exons 10 und 11 der „cysteinreichen" Domäne. Am häufigsten ist dabei das Codon 634 im Exon 11 betroffen (Abb. 3 und Tab. 2). Dabei kommt es in aller Regel zur Ausprägung des vollen Syndroms, also zum Phänotyp der MEN 2A. Mutationen im

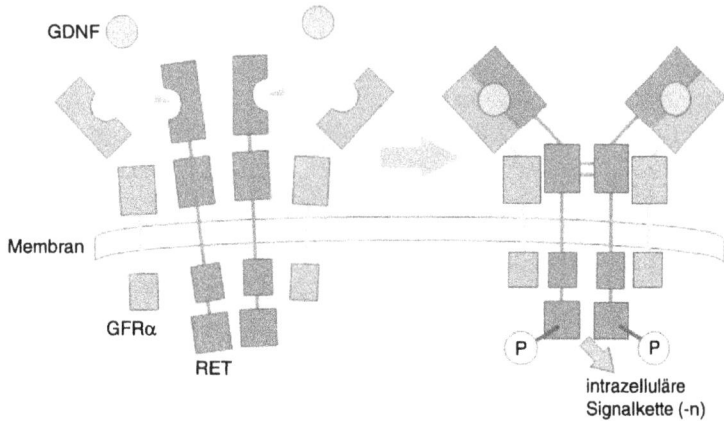

Abbildung 2: Dimerisierung des ret-Proteins mit dem GFRα-Rezeptor nach Ligandenbindung und Aktivierung der intrazellulären Signalkette nach Autophosphorylierung

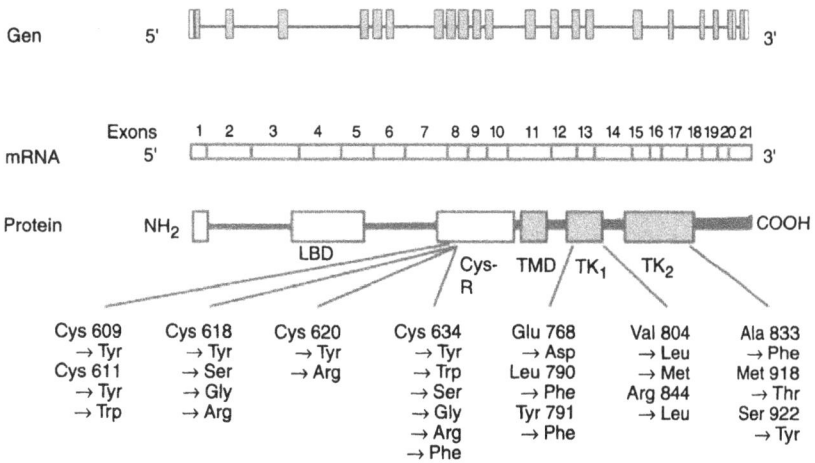

Cys 609 → Tyr	Cys 618 → Tyr	Cys 620 → Tyr	Cys 634 → Tyr	Glu 768 → Asp	Val 804 → Leu	Ala 833 → Phe
Cys 611 → Tyr	→ Ser	→ Arg	→ Trp	Leu 790 → Phe	→ Met	Met 918 → Thr
→ Trp	→ Gly		→ Ser	Tyr 791 → Phe	Arg 844 → Leu	Ser 922 → Tyr
	→ Arg		→ Gly			
			→ Arg			
			→ Phe			

Abbildung 3: Schematische Darstellung des RET-Protoonkogens, der mRNA und des Proteins mit den wichtigsten Mutationen. LBD: Ligandenbindungsdomäne, CYS-R: Cysteinreiche Domäne, TMD: Transmembrandomäne, TK1: Tyrosinkinase-Domäne 1, Tyrosinkinase-Domäne 2

Exon 10 dagegen zeigen häufiger den FMTC-Phänotyp (ca. 70 % der Familien) [27]. Beim Vergleich der einzelnen Mutationen und deren Häufigkeit findet sich kein relevanter Unterschied zu den Ergebnissen bei amerikanischen Familien [4].

Nach Aktivierung durch den Liganden übertragen typischerweise Rezeptor-Tyrosinkinasen das Signal nach intrazellulär über eine Dimerisierung der Rezeptoren (Abb. 2). Mutationen in den Cysteinen der cysteinreichen Domäne führen zu einer Liganden-unabhängigen und damit permanenten Aktivierung der Tyrosinkinase. Damit stellt die MEN 2 eine der wenigen hereditären Tumorerkrankungen dar, die nicht auf dem Verlust eines Tumor-Suppressor-Genproduktes beruht. Dies erklärt auch, wieso nur bestimmte Mutationen in dem

Tabelle 2: Genotyp, Phänotyp und Häufigkeit (in Deutschland) der RET-Protoonkogen Mutationen)

Exon	Codon	Aminosäureaustausch	Phänotyp	Häufigkeit
10	609	Cys → x	MEN 2A, FMTC	609–620
	610	Cys → x	MEN 2A, FMT	insgesamt 23 %
	618	Cys → x	MEN 2A, FMTC	
	620	Cys → x	MEN 2A, FMTC	
11	634	Cys → x	MEN 2A	66 %
13	768	Gln → Asp	FMTC	< 1 %
	790	Leu → Phe	MEN 2A, FMTC	790 und 791
	791	Tyr → Phe	MEN 2A, FMTC	insgesamt 8 %
14	804	Val → Leu	FMTC	< 1 %
		→ Met	FMTC	< 1 %
	844	Arg → Leu	FMTC	< 1 %
15	883	Ala → Phe	MEN 2B	2–3 %
16	918	Met → Thr	MEN 2B	95 %
	922	Ser → Tyr	MEN 2B	2–3 %

großen RET-Protoonkogen zur MEN 2 führen. (Interessanterweise sind auch inaktivierende Mutationen im RET-Protoonkogen bekannt, die für ca. 50 % der Hirschsprungschen Erkrankungen verantwortlich sind).

Sowohl in-frame als auch out-of-frame Duplikationen im Exon 11, die zu zusätzlichen Cysteinresten in der cysteinreichen Domäne führen, ergeben – wie der Verlust eines Cysteins – den Phänotyp einer MEN 2A [13, 14]. Dabei wurde eine Familie beschrieben, die den ungewöhnlichen Phänotyp von medullären Schilddrüsenkarzinomen und einer sehr hohen Penetranz von Nebenschilddrüsenadenomen aber keine Phäochromozytome aufwies [14].

Mutationen in den Codons 790 und 791 machen in Deutschland etwa 8 % und damit einen relevanten Anteil aller Mutationen aus [1]. Es ist unklar, ob diese Mutationen auch in anderen Ländern ähnlich häufig beobachtet werden und damit für einen Teil der dort „unbekannten" Mutationen verantwortlich sind.

Die aggressivste MEN 2-Variante, nämlich die MEN 2B wird in etwa 95 % der Fälle durch Mutationen im Codon 918, selten durch Mutationen in den Codons 883 oder 922 verursacht. Diese Mutationen betreffen die intrazelluläre Tyrosinkinase-Domäne des RET-Protoonkogens.

Bei der MEN 2 lassen sich Genotyp-Phänotyp-Korrelationen nachweisen. Im Vergleich zur klassischen Mutation im Codon 634 weisen die Mutationen im Exon 10 – möglicherweise auch in den Exons 13 und 14 – einen insgesamt milderen Verlauf auf, bei dem die Manifestationen später auftreten und der Phänotyp der FMTC häufiger ist [12, 27, 15].

Die Erklärung dafür liefern Zellkulturexperimente, bei denen die unterschiedlich mutierten RET-Protoonkogene in die DNA von RET-exprimierenden Zellen eingeführt wurden.

Das Ausmaß der dabei festzustellenden ligandenunabhängigen Dimerisierung (bestimmt anhand der Autophosphorylierung) ist von der Mutation abhängig und bei den Codon 634 Mutationen stärker als bei den Mutationen im Exon 10 [34, 17]. Etwas anders liegt der Fall bei der MEN 2B. Die Expression der für diesen Phänotyp klassischen 918 Mutation (Methionin zu Threonin) in Zellkulturen zeigte, dass dabei eine Autophosphorylierung ohne Dimerisierung der Rezeptoren auftritt [34].

Prognose der Erkrankung und Zeitpunkt der Erstmanifestation

Die Prognose der MEN 2 ist im wesentlichen von der Prognose des medullären Schild-drüsenkarzinoms abhängig. Längsschnittuntersuchungen zeigen, dass über 30 % der von einer MEN 2 betroffenen Familienangehörigen im Alter von 70 Jahren noch keine klini-sche Symptomatik (wohl aber ein medulläres Schilddrüsenkarzinom mit Calcitoninsekre-tion) aufweisen [26]. Ein relativ hoher Anteil an Patienten stirbt also mit dem medullären Schilddrüsenkarzinom, aber nicht an dem Karzinom. Für klinische Entscheidungen ist dies nicht sehr hilfreich, da eine prospektive Erkennung des Verlaufes nicht möglich ist und auch innerhalb einer Familie sowohl sehr milde als auch sehr aggressive Verläufe beobachtet werden.

Bereits seit vielen Jahren - noch lange bevor die genetische Diagnostik das Vorgehen ver-einfachen konnte - wird daher gefordert, Patienten mit medullärem Schilddrüsenkarzinom konsequent hinsichtlich des Vorliegens einer MEN 2 zu untersuchen und in erkannten Fami-lien prospektiv die Angehörigen hinsichtlich des Auftretens der Erkrankung zu überwachen. Es konnte schon Anfang der 80er Jahre gezeigt werden, dass eine solche konsequente Fami-lienbetreuung dazu führt, dass zunehmend Betroffene mit nicht metastasiertem medullären Schilddrüsenkarzinom oder sogar noch mit C-Zell-Hyperplasie in den Familien gefunden werden [39]. In der deutschen Fallsammlung für medulläre Schilddrüsenkarzinome (MEN 2-Studiengruppe) beträgt das mittlere Alter zum Zeitpunkt der Diagnose für die familiären Formen 33 und für die sporadischen Fälle 50 Jahre. Darin verbirgt sich sowohl das Ergebnis eines konsequenten Familienscreenings als auch eine wohl wirklich frühere Manifestation der familiären Formen [30].

Die Prognose der rechtzeitig – das heißt noch ohne Metastasierung – diagnostizierten Patienten ist exzellent und nicht von der Normalbevölkerung unterscheidbar [30].

Klinische Betreuung und genetisches Screening

Biochemisches Screening

Vor der Einführung der molekulargenetischen Diagnostik waren bei bekannten MEN 2-Familien alle Familienmitglieder, die nach der Analyse des Stammbaums betroffen sein könnten, jährlich einem Calcitonin Stimulationstest zu unterziehen, um das Auftreten einer C-Zell-Hyperplasie oder eines C-Zellkarzinoms rechtzeitig zu erkennen.

Dieses Verfahren war zum einen aufwendig, es war unklar bis zu welchem Verwandtschafts-
verhältnis bzw. bis zu welcher Wahrscheinlichkeit der Test durchgeführt werden sollte und
schließlich stellten die über viele Jahre durchzuführenden Teste auch für die Betroffenen
eine gewisse Belastung dar (erst im Alter von ca. 45 Jahren kann man bei Vorliegen eines
eindeutig negativen Calcitoninstimulationstestes davon ausgehen, dass keine MEN2 mehr
auftreten wird [26]. Es ist wiederum zu beachten, dass auch die 50 % der Angehörigen,
die bei dem autosomal dominanten Erbgang nicht betroffen sind, diese Prozedur über sich
ergehen lassen müssen. Es ist nachvollziehbar, dass das Screening der Familienangehörigen
in vielen Fällen inkonsequent durchgeführt wurde.

Bei Vorliegen eines medullären Schilddrüsenkarzinoms ohne positive oder bei nicht bekannter Familienanamnese beträgt a priori die Wahrscheinlichkeit für das Vorliegen einer familiären Form rund 25 %. Als die genetische Diagnostik noch nicht zur Verfügung stand, konnte
bereits gezeigt werden, dass trotz genauer Familienanamnese nicht immer alle familiären
Formen auch klinisch zu erkennen sind [26]. Daher wurden auch in diesem Fall alle in
Frage kommenden Familienangehörigen durch Calcitoninstimulationstest untersucht.

Der Calcitoninstimulationstest

Der Calcitonintest wird heutzutage in erster Linie nur noch für die Nachsorge der Patienten
mit medullärem Schilddrüsenkarzinom gebraucht (und in den sehr seltenen Fällen einer
familiären Form ohne nachweisbare Mutation). Hintergrund dieses Testes ist die Tatsache,
dass der basale Calcitoninspiegel bei sehr geringer Tumormasse nicht sensitiv genug ist und
dass erst die Stimulation (mit Calcium und/oder Pentagastrin) zu einem starken Anstieg
der Konzentration bei geringen Tumormengen führt [38]. Eine geringe Stimulation ist aber
auch physiologischerweise möglich. Das hat in Zeiten vor der Möglichkeit der Gendiagnostik auch zu falsch positiven Ergebnissen bei Familienangehörigen (mit der Konsequenz
einer im nachhinein als unnötig erkannten Thyreoidektomie) geführt [21]. Dennoch ist der
Test regelhaft in der Lage auch C-Zell-Hyperplasien in MEN 2-Familien zu erkennen [19].

Genetisches Familienscreening

Die genetische Diagnostik hat das biochemische Screening in den MEN2- und FMTC-
Familien komplett abgelöst. In der Regel werden bei der molekularen Diagnostik die drei
am häufigsten betroffenen Exons [10, 11, 13] auf das Vorliegen von Mutationen untersucht.
Nachdem bei einem Indexpatienten in der Familie die Mutation im RET-Protoonkogen
identifiziert wurde, werden bereits betroffene Familienmitglieder oder mögliche Genträger
dann nur noch auf das Vorliegen dieser Mutation untersucht. Durch die Mutationsanalyse
lassen sich 50 % der Angehörigen vom weiteren biochemischen Screening ausschließen.
Daher sollte in der Regel allen Familienangehörigen eine Mutationsanalyse nach ausführli-
cher Aufklärung hinsichtlich Bedeutung und Konsequenzen empfohlen werden.

Konsequenzen und Zeitpunkt des genetischen Screenings

Prinzipiell wäre bei Familienangehörigen mit Mutationsnachweis ein jährliches biochemisches Screening durch Calcitoninstimulationstest denkbar. Da es jedoch selten auch falsch negative Teste gibt, da Patienten sich unter Umständen im Verlauf der Jahre der lästigen Testung entziehen können und außerdem die klinische Penetranz des medullären Schilddrüsenkarzinoms mit 70 % relativ hoch ist, wird heute bei allen Betroffenen die prophylaktische Thyreoidektomie empfohlen. In Zentren mit entsprechender Erfahrung kann die Thyreoidektomie im Alter von ungefähr 6 Jahren mit minimaler Morbidität durchgeführt werden [8, 9]. Aufgrund dieser Konsequenz sollte die genetische Diagnostik vor dem 6. Lebensjahr (falls gewünscht schon bei der Geburt) durchgeführt werden. Die MEN 2B weist einen im Einzelfall so ungünstigen Verlauf auf, dass trotz der höheren Morbidität hier auch schon unmittelbar nach der Diagnosestellung die Thyreoidektomie erfolgen sollte. Aufgrund der weitreichenden Konsequenzen (prophylaktische Thyreoidektomie bzw. Ausschluss aus dem weiteren Screening) veranlassen wir eine zweite genetische Bestimmung in einer zweiten, zu einem anderen Termin gewonnenen Blutprobe.

Da auch in Familien mit vermeintlich günstigen *RET*-Protoonkogen - Mutationen (also mit Nicht-Codon 634 Mutationen) im Einzelfall ungünstige Verläufe bekannt geworden sind, rechtfertigen die oben aufgeführten Genotyp-Phänotyp Korrelationen bisher nicht eine andere Empfehlung für diese Familien [22].

Selbstverständlich bedeutet die erfolgreiche Thyreoidektomie keinen Schutz vor der übrigen endokrinen Manifestationen der Erkrankung, so dass weiterhin (jährlich) Katecholaminbestimmungen im 24-h-Urin und Serumkalziumkontrollen erfolgen müssen.

Insgesamt hat die genetische Diagnostik bei der MEN 2 die klinische Betreuung der Patienten in erheblichem Umfang vereinfacht. Hier sind auch klare Vorteile von einer korrekten Indikationsstellung zu erwarten und die Ergebnisse haben unmittelbare therapeutische Konsequenzen. Selbstverständlich muss trotzdem zuvor eine ausführliche Aufklärung und Beratung der Betroffenen erfolgen, die nicht nur die genetischen Aspekte der Erkrankung aufzeigt, sondern auch die klinischen Konsequenzen in fundierter Form mit den Patienten bespricht. Abbildung 4 fasst die wesentlichen Aspekte zusammen.

Gentisches Screening bei sporadischen medullären Schilddrüsenkarzinomen und Phäochromozytomen

Liegt ein medulläres Schilddrüsenkarzinom vor und lässt sich in der Familienanamnese kein Hinweis auf weitere Fälle finden, ist dennoch obligat eine genetische Diagnostik nach entsprechender Beratung zu empfehlen. Bei positivem Befund hat dann natürlich eine Abklärung hinsichtlich der übrigen MEN 2 Manifestationen zu erfolgen (Abb. 4). Für die Betreuung des Patienten folgt daraus, dass er biochemisch auf das Vorliegen eines Phäochromozytoms und eines Hyperparathyreoidismus untersucht werden muss. Auch wenn sich für den Patienten selbst (zum Beispiel aufgrund der sehr fortgeschrittenen Tumorerkrankung oder des hohen Lebensalters) keine Konsequenzen aus dem Ergebnis

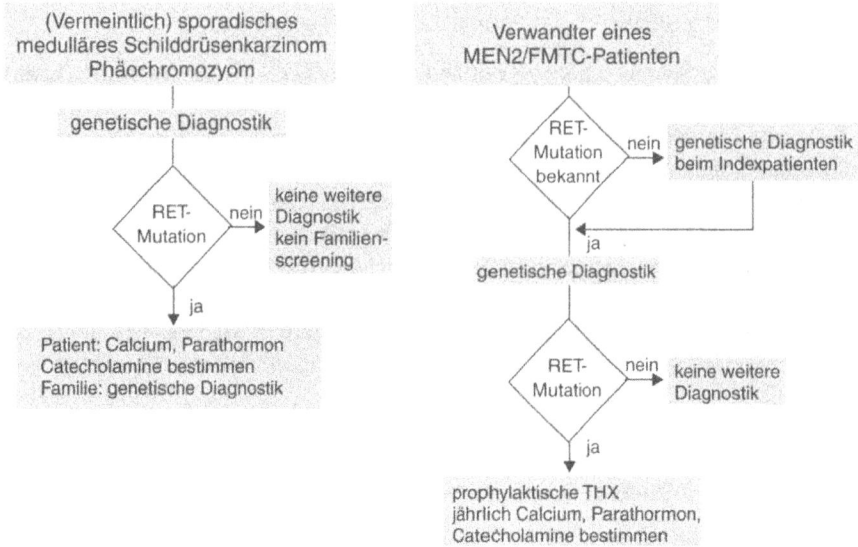

Abbildung 4: Einsatz der molekulargenetischen Diagnostik bei anscheinend sporadischen Tumoren und bei Mitgliedern von MEN-2-Familien

mehr ergeben, sollte die genetische Diagnostik dennoch durchgeführt werden, da die Erkennung einer familiären Form unter Umständen die Möglichkeit der frühzeitigen kurativen Therapie bei den Familienangehörigen bedeutet. Bei 8–12 % der anscheinend sporadischen Fälle wird eine Mutation gefunden und damit eine hereditäre Form der Erkrankung nachgewiesen [1, 26].

Bei Phäochromozytomen ohne familien- oder eigenanamnestischen Anhalt für das Vorliegen einer MEN 2, die also nach klinischen Kriterien als „sporadisch" klassifiziert werden können, werden Mutationen im *RET*-Protoonkogen mit unterschiedlicher Häufigkeit gefunden [2, 18]. Wegen des hohen Nutzens im Falle des frühzeitigen Nachweises einer MEN 2 sollte bei auffallend jungen Patienten eine genetische Diagnostik gemacht werden. Doppelseitige Phäochromozytome und/oder eine positive Familienanamnese stellen natürlich immer die Indikation für eine *RET*-Mutationsanalyse dar, wobei gegebenenfalls auch an eine von-Hippel-Lindausche Erkrankung gedacht werden sollte, deren Nachweis ebenfalls molekulargenetisch erfolgen kann [2].

Danksagung: Arbeiten der Autoren wurden und werden durch die Deutsche Krebshilfe (Projektnummern: 70-2288-RI, 70-545-FrI), die Deutsche Forschungsgemeinschaft (GRK 336) und das Forum Schilddrüse gefördert.

Literatur

[1] Berndt, I., Reuter, M., Saller, B., Frank-Raue, K., Groth, P., Grussendorf, M., Raue, F., Ritter, M. M., Hoeppner, W.: A new hot spot for mutations in the ret protooncogene causing familial medullary thyroid carcinoma and multiple endocrine neoplasia type 2 A. J Clin Endocrinol Metab 83 (1998) 770–774

[2] Brauch, H., Hoeppner, W., Jähnig, H., Wöhl, T., Engelhardt, D., Spelsberg, F., Ritter, M. M.: Sporadic pheochromocytomas are rarely associated with germline mutations in the vhl tumor suppressor gene or the ret protooncogene. J Clin Endocrinol Metab 82 (1997) 4101–4104

[3] Buj-Bello, A., Adu, J., Pinon, L. G., Horton, A., Thompson, J., Rosenthal, A., Chinchetru, M., Buchman, V. L., Davies, A. M.: Neurturin responsiveness requires a GPI-linked receptor and the Ret receptor tyrosine kinase. Nature 387 (1997) 721–724

[4] Cote, G., Sellin, R. V., Sherman, S. I., Schultz, P. N., Gagel, R. F.: Clinical management of multiple endocrine neoplasia type 2 - is there an additional clinical phenotype? 7th International Workshop on multiple endocrine neoplasia, Gubbio, Italy, (1999) 77–78 (abstract)

[5] Conte-Devolx, B., Nguyen, L., Niccoli-Sire, P.: Pheochromocytoma in multiple endocrine neoplasia type 2: diagnosis and treatment. 7th International Workshop on multiple endocrine neoplasia., Gubbio, Italy, (1999) 119–123 (abstract)

[6] Donis-Keller, H., Dou, S., Chi, D., Carlson, K. M., Toshima, K., Lairmore, T. C., Howe, J. R., Moley, J. F. R., Goodfellow, P., Wells, S. A. Jr.: Mutations in the RET proto-onocogene are associated with MEN2A and FMTC. Hum Mol Genet 2 (1993) 851–856

[7] Dralle, H., Damm, I., Scheumann, G. F. W., Kotzerke, J., Kupsch, E., Geerlings, H., Pichlmayr, R.: Compartment-oriented microdissection of regional lymph nodes in medullary thyroid carcinoma. Jpn J Surg 24 (1994) 112–121

[8] Dralle, H., Höppner, W., Raue, F.: Prophylaktische Thyreoidektomie – Konsequenzen der genetischen Diagnostik in Familien mit multipler endokriner Neoplaise Typ 2. Deutsches Ärzteblatt 93 (1996) 899–901

[9] Dralle, H., Gimm, O., Simon, D., Frank-Raue, K., Goertz, G., Niederle, B., Wahl, R. A., Koch, B., Walgenbach, S., Hampel, R., Ritter, M. M., Spelsberg, F., Heiss, A., Hinze, R., Hoeppner, W.: Prophylactic thyroidectomy in 75 children and adolescents with hereditary medullary thyroid carcinoma: German and Austrian experience. World J Surg 22 (1998) 744–750

[10] Eisenberg, A. A., Wallerstein, H.: Pheochromocytoma of the suprarenal medulla (Paraganglioma). A clinicopathological story. Arch Pathol 14 (1932) 818–836

[11] Erdheim, J.: Zur normalen und pathologischen Histologie der Glandula thyroidea, parathyroidea und Hypophysis. Beitr Pathol Anat 33 (1903) 158–236

[12] Frank-Raue, K., Höppner, W., Frilling, A., Kotzerke, J., Dralle, H., Haase, R., Mann, K., Seif, F., Kirchner, R., Rendl, J., Deckart, H. F., Ritter, M. M., Hampel, R., Klempa, J., Scholz, G. H., Raue, F.: Mutations of the ret protoonocogene in german multiple endocrine neoplasia families: relation between genotype and phenotype. J Clin Endocrinol Metab 81 (1996) 1780–1783

[13] Höppner, W., Dralle, H., Brabant, G.: A duplication of 9 base pairs in the critical cysteine rich domain of the RET proto-oncogene causes multiple endocrine neoplasia type 2A. Hum Mol Genet 6 (1997) 128–130

[14] Höppner, W., Ritter, M. M.: A duplication of 12 bp in the critical cysteine rich domain of the RET protooncogene results in a distinct phenotype of multiple endocrine neoplasia typ 2A. Hum Mol Genet 6 (1997) 587–590

[15] Höppner, W., Arlt, D., Klein, U.: RET gene mutations in multiple endocrine neoplasia type 2 and related syndromes. 7th International Workshop on multiple endocrine neoplasia., Gubbio, Italy, (1999) 79–83 (abstract)

[16] Howard, T. J., Passaro, E. Jr.: The current status of the surgical and medical treatment of the Zollinger-Ellison syndrome. Surg Annu 22 (1999) 93–106

[17] Ito, S., Iwashita, T., Asai, N., Murakami, H., Iwata, Y., Sobue, G., Takahashi, M.: Biological properties of Ret with cysteine mutations correlate with multiple endocrine neoplasia type 2A, familial medullary thyroid carcinoma and Hirschsprung's disease phenotype. Cancer Res 57 (1997) 2870–2872

[18] Januszewicz, A., Neumann, H. P., Lon, I., Szmigielski, C., Symonides, B., Kabat, M., Apel, T. W., Wocial, B., Lapinski, M., Januszewicz, W. J.: Incidence and clinical relevance of RET proto-oncogene germline mutations in pheochromocytoma patients. Hypertens 18 (2000) 1019–1023

[19] Kempter, B., Ritter, M. M.: Unexpected high calcitonin concentrations after pentagastrin stimulation. Clin Chem 37 (1991) 473–474

[20] ten Kroode, H. F. J., Grosfeld, F. J. M., Lips, C. J. M., Beemer, F. A., Brouwers-Smalbraak, G. J.: How informational and other psychosocial problems of DNA-analysis in multiple endocrine neoplasia are solved in the

Netherlands. 6th International Workshop on Multiple endocrine neoplasia and von Hippel-Lindau disease. Noordwijkerhout, The Netherlands, (1997) 112 (abstract)

[21] Lips, C. J. M., Landsvater, R. M., Höppner, J. W. M., Geerdink, R. A., Blijham, G., van Veen, J. M., van Gils, A. P., de Wit, M. J., Zewald, R. A., Berends, M. J., et al.: Clinical screening as compared with DNA analysis in families with multiple endocrine neoplasia type 2A. N Engl J Med 331 (1994) 828–835

[22] Lips, C. J. M., Jansen, M., Höppener, J. W. M., Acton, D., Roijers, J., Moers, A., Van Gils, A. P. G., Beemer, F. A., Grosfeld, F., Ten Kroode, H., Ploos van Amstel, H. K., Jansen-Schillhorn van Veen, J. M., Van Vroonhoven, Th. J. M. V., Bax, C., Vroom, Th. M.: Genotype-phenotype correlations in MEN 2; Their significance for clinical management. 7th International Workshop on multiple endocrine neoplasia. Gubbio, Italy, (1999) 91–95 (abstract)

[23] Milbrandt, J., de Sauvage, F. J., Fahrner, T. J., Baloh, R. H., Leitner, M. L., Tansey, M. G., Lampe, P. A., Heuckeroth, R. O., Kotzbauer, P. T., Simburger, K. S., Golden, J. P., Davies, J. A., Vejsada, R., Kato, A. C., Hynes, M., Sherman, D., Nishimura, M., Wang, L. C., Vandlen, R., Moffat, B., Klein, R. D., Poulsen, K., Gray, C., Garces, A., Johnson, E. M. Jr., et al.: Persephin, a novel neurotrophic factor related to GDNF and neurturin. Neuron 20 (1998) 245–253.

[24] Moers, A. M., Landsvater, R. M., Schaap, C., Jansen-Schillhorn van Veen, J. M., de Valk, I. A., Blijham, G. H., Hoppener, J. W., Vroom, T. M., van Amstel, H. K., Lips, C. J.: Familial medullary thyroid carcinoma: not a distinct entity? Genotype-phenotype correlation in a large family. Am J Med. 101 (1996) 635–641.

[25] Mulligan, L. M., Kwok, J. B. J., Healey, C. S., Elsdon, M. J., Eng, C., Gardner, E., Love, D. R., Mole, S. E., Moore, J. K., Papi, L., Ponder, M. A., Telenius, H., Tunnacliffe, A., Ponder, B. A. J.: Germ-line mutations of the RET proto-oncogene in multiple endocrine neoplasia type 2a (MEN2A). Nature 363 (1993) 458–469

[26] Ponder, B. A., Ponder, M. A., Coffey, R., Pembrey, M. E., Gagel, R. F., Telenius-Berg, M., Semple, P., Easton, D. F.: Risk estimation and screening in families of patients with medullary thyroid carcinoma. Lancet 1 (1988) 397–396

[27] Ponder, B. A. J., Smith, D.: The MEN II syndromes and the role of the ret proto-oncogene. Adv Cancer Res 70 (1996) 179–222

[28] Raue, F., Frank-Raue, K., Höppner, W., Frilling, A.: Multiple Endokrine Neoplasie Typ 2. Deutsches Ärzteblatt 91 (1994) 3440–3444

[29] Raue, F., Frank-Raue, K., Grauer, A.: Multiple endocrine neoplasia type 2, clinical features and screening. Endocrin Metab Clin North Am 23 (1994) 137–156

[30] Raue, F.: German medullary thyroid carcinoma/multiple endocrine neoplasia registry. German MTC/MEN Study Group. Langenbecks Arch Surg 383 (1998) 334–336

[31] Raue, F.: Sporadic medullary thyroid carcinoma: diagnosis and treatment. 7th International Workshop on multiple endocrine neoplasia. Gubbio, Italy, 1999, 107–111 (abstract)

[32] Ritter, M. M., Frilling, A., Crossey, A., Höppner, W., Maher, E. R., Mulligan, L., Ponder, B. A. J., Engelhardt, D.: Isolated familial pheochromocytoma as a variant of von Hippel-Lindau disease. J Clin Endocrinol Metab 81 (1996) 1035–1037

[33] Ritter, M. M., Höppner, W.: Multiple endokrine Neoplasien (MEN). Internist 40 (1999) 486–492

[34] Santoro, M., Carlomagno, F., Romano, A., Bottaro, D. P., Dathan, N. A., Grieco, M., Fusco, A., Vecchio, G., Matoskova, B., Kraus, M. H., DiFiore, P. P.: Activation of RET as a dominant transforming gene by germline mutations of MEN2A and MEN2B. Science 267 (1995) 381–383

[35] Siggelkow, H.: Presentation of a large kindred with familial medullary thyroid carcinoma (Cys611Phe) demonstrating low grade malignancy (2000) eingereicht zur Publikation

[36] Sipple, J. H.: The association of pheochromocytoma with carcinoma of the thyroid gland. Am J Med 31 (1961) 163–166

[37] Trupp, M., Arenas, E., Fainzilber, M., Nilsson, A. S., Sieber, B. A., Grigoriou, M., Kilkenny, C., Salazar-Grueso, E., Pachnis, V., Arumae, U.: Functional receptor for GDNF encoded by the c-ret proto-oncogene, Nature 381 (1996) 785–789

[38] Wells, S. A. Jr., Baylin, S. B., Linehan, W. M., Farrell, R. E., Cox, E. B., Cooper, C. W.: Provocative agents and the diagnosis of medullary carcinoma of the thyroid gland. Ann Surg 188 (1978) 139–141

[39] Wolfe, H. J., Delellis, R. A.: Familial medullary thyroid carcinoma and C cell hyperplasia. Clin Endocrinol Metab 10 (1981) 351–365

Histologische Aspekte des medullären Schilddrüsenkarzinoms

J. Feldkamp

Histologische Aspekte

Erstmals wurde 1951 eine besondere Entität des Schilddrüsenkarzinoms beschrieben, die sich durch runde bzw. ovoide kompakte Zellgruppen auszeichnete [6]. Hazard charakterisierte diesen Tumorform weiter und entdeckte das Vorhandensein von stromalem Amyloid als Besonderheit dieses Tumortyps [5]. Er schlug erstmals die Bezeichnung medulläres Karzinom vor. Williams erkannte später den Ursprung dieses Tumors in den C-Zellen [5, 16]. Etwa 10–15 % aller bösartigen Tumore der Schilddrüse sind medulläre Karzinome [12].

Das makroskopische Erscheinungsbild ist meist gekennzeichnet durch überwiegend scharf begrenzte solitäre Tumore bei der sporadischen Form des medullären Schilddrüsenkarzinoms. Die Tumore können zum Teil auch von einer fibrösen bindegewebigen Kapsel umgeben sein. Bei der familiären Form können beidseitig multilokuläre Herde vorliegen, die oft unscharf von der Umgebung abgegrenzt sind. Die Farbe der Tumore ist meist gelbbraun bis pinkfarben. Die Konsistenz medullärer Karzinome kann von weichem bis zu sehr festem Gewebe reichen. Lokale Minderfärbungen sind meist auf lokalisierte Verkalkungen zurückzuführen, die ja auch teilweise bei den Patienten in der Schilddrüsensonographie erkennbar sind. Kleinere Läsionen besonders bei der familiären Variante (MEN 2a) finden sich häufig im Abschnitt zwischen oberem und mittleren Drittel beider Schilddrüsenlappen. Dies ist der Ort des gehäuften Vorkommens von C-Zellen.

Die Größe der Herde reicht sowohl bei der familiären wie auch bei der sporadischen Form von makroskopisch gerade erkennbaren Herden bis zu Tumoren, die die gesamte Schilddrüse einnehmen. Sehr große Tumore können auch das umgebende Weichteilgewebe der Schilddrüse, die angrenzenden Gefäß- und Nervenstrukturen sowie die Trachea und den Ösophagus infiltrieren.

Mikroskopisches Erscheinungsbild

Das mikroskopische Bild des medullären Schilddrüsenkarzinoms ist sehr vielfältig. Oft ist der Tumor in den üblichen Färbeverfahren nicht von anderen Entitäten maligner Schilddrüsenerkrankungen abgrenzbar. So kann der Tumor Ähnlichkeiten mit den wesentlich häufiger vorkommenden papillären und follikulären Schilddrüsenkarzinomen haben, aber auch eine Verwechslung mit dem anaplastischen Schilddrüsenkarzinom ist möglich. Der typische mikroskopische Aufbau eines medullären Karzinoms weist einen lobulären, trabekulären, insulären oder schichtweisen Aufbau auf.

Die Tumorzellen können rund, polygonal oder spindelig geformt sein. Ebenso kann eine Mischung dieser Zellformen vorliegen. Die Zellkerne sind bei den rund- und polygonalzelligen Varianten rund bis oval. Das Chromatin ist grob verklumpt oder mit gesprenkeltem Muster zu erkennen. Die Nukleoli wirken oft unverdächtig.

Binukleäre Zellen sind häufig und auch mehrkernige Riesenzellen können vorkommen. Einzelne Kerne können zytoplasmatische Pseudoeinschlüsse enthalten, wie sie bei papillären Karzinomen der Schilddrüse gesehen werden. Die Kerne in Tumoren mit mehr spindelzelligem Aufbau sind elongiert. Die mitotische Aktivität der meisten Tumore ist eher klein.

Das Zytoplasma der Tumorzellen ist im allgemeinen feingranuliert und eosinophil. In kleineren medullären Karzinomen sind Nekrosen, Einblutungen und eine stärkere mitotische Aktivität ungewöhnlich. In größeren Tumoren von Patienten mit MEN-2a-Erkrankung wurden Nekrosen und höhere mitotische Aktivität häufiger gesehen [1].

Lymphatische und vaskuläre Invasion sind möglich. Ein typischer Aspekt medullärer Schilddrüsenkarzinome ist die Ablagerung von Amyloid. Dies wird in bis zu 80 % der Fälle gesehen. Interessanterweise zeigen die Amyloidablagerungen eine positive Anfärbbarkeit für Calcitonin [15]. Neben Amyloid finden sich vielfach auch Kollagenablagerungen. Kalzifizierungen sind oft an solchen stromalen Veränderungen anzutreffen.

Bei den familiären Formen des medullären Schilddrüsenkarzinoms können in der Umgebung des Tumors häufig C-Zellhyperplasien gefunden werden. Diese können aber auch an weiter entfernt liegenden Regionen (prinzipiell) in der ganzen Schilddrüse gefunden werden und stellen die Vorform von Karzinomen bei der familiären Form des medullären Karzinoms dar. Der Übergang einer C-Zellhyperplasie in eine Karzinomform wird durch die Ausbreitung der C-Zellen durch die follikuläre Basalmembran ins interstitielle Schilddrüsengewebe gekennzeichnet. Die Beobachtung einer C-Zellhyperplasie bei einem vermeintlich sporadischen medullären Schilddrüsenkarzinom sollte immer den Verdacht auf das Vorliegen einer familiären Form lenken.

C-Zellhyperplasie

In der Ära vor der molekulargenetischen Diagnostik war der Nachweis von C-Zellhyperplasien in der Umgebung eines medullären Schilddrüsenkarzinoms, aber auch an weiter entfernt liegenden Orten in der Schilddrüse ein Hinweis auf das mögliche Vorliegen einer genetisch bedingten Form des medullären Schilddrüsenkarzinoms. Die C-Zellhyperplasie wird häufig gefunden bei Patienten, die im Rahmen einer genetischen Screeninguntersuchung positiv im Hinblick auf eine MEN Erkrankung getestet worden sind und sich prophylaktisch einer Thyreoidektomie unterzogen.

Eine C-Zellhyperplasie ist per se aber nicht beweisend für das Vorliegen eines medullären Schilddrüsenkarzinoms. Sie kann auch bei anderen Erkrankungen vorkommen. So wird sie unter anderem gefunden bei Patienten mit Hashimoto-Thyreoiditis und in der Umgebung papillärer und follikulärer Schilddrüsenkarzinome.

Bei Patienten mit MEN Erkrankung zeigt sich zunächst eine Vermehrung der Anzahl von C-Zellen. Später kommt es dann zur echten C-Zellhyperplasie. Eine frühes Stadium des medullären Schilddrüsenkarzinoms stellt dann die Ausdehnung der C-Zellen über die follikuläre Basalmembran ins thyreoidale Interstitium dar [2].

Histochemische Eigenschaften

Die meisten medullären Tumoren der Schilddrüse sind argyrophil. Die Tumorzellen können ebenfalls PAS positiv sein.

In der Immunhistochemie findet sich typischerweise eine Positivität für niedermolekulare Keratinproteine [14]. Eine Immunreaktivität für Vimentin ist in variabler Expression vorhanden.

Typisch für die medullären Schilddrüsenkarzinome ist jedoch die Anfärbbarkeit mit Antikörpern gegen Bestandteile neuroendokriner Zellen. Eine positive Anfärbbarkeit wird so gefunden für Neuronspezifische Enolase, Histaminase, Synaptophysin und Chromogranin A [4].

Die serologisch genutzten Marker Calcitonin und Carcinoembryonales Antigen (CEA) lassen sich auch immunhistochemisch zur histologischen Diagnostik medullärer Karzinome nutzen [3, 9, 10]. Während in den meisten Fällen eine intensive Anfärbbarkeit für Calcitonin besteht, kann diese in einzelnen Fällen nur fokal vorhanden sein oder gänzlich fehlen. Dagegen sind fast hundert Prozent der Fälle immunhistochemisch positiv für CEA. In fortgeschrittenen Tumorstadien verlieren manche Tumore mit zunehmender Entdifferenzierung die Fähigkeit der Calcitoninsekretion bei weiter vorhandener CEA Produktion [8].

Eine Reihe weiterer neuroendokriner Peptide lassen sich in unterschiedlichem Ausmaß nachweisen. So wurde über die Anfärbbarkeit für Somatostatin, Bombesin, ACTH, ß-Endorphin, Leukencephalin, Neurotensin, Substanz P, Vasointestinales Peptid (VIP), Serotonin, Glukagon, Gastrin und Insulin und Katecholamine berichtet [11, 13].

Folgende histologische Subtypen des medullären Schilddrüsenkarzinoms werden unterschieden:

Klassisch	Varianten
polygonale Zellen	glandulär/papillär
spindelzellig	kleinzellig
gemischt polygonal/spindelzellig	Riesenzellvariante
	karzinoidartig
	hyalinisierendes trabekuläres
	Adenom ähnliches
	Oxyphil
	hellzellig
	Plattenepithelial
	gering/undiffenrenziert

Zytologie

In Feinnadelaspiraten der Schilddrüse zeigen sich medulläre Schilddrüsenkarzinome von unterschiedlicher Zellularität. Dies hängt ganz wesentlich vom Anteil der stromalen Fibrose und den Amyloideinlagerungen ab. Die Tumorzellen liegen meist einzeln oder in losen Gruppen. Die Zellform variiert stark und reicht von cuboiden über polygonale Zelltypen bis zu typischen spindelzelligen Varianten. Die Zellkerne liegen häufig exzentrisch im Zytoplasma und können rund, ovoid oder elongiert sein [7]. Mehrkernige Zellen sind keine Seltenheit. Das Chromatin ist meist grob granuliert. In einigen Fällen können intranukleäre zytoplasmatische Einschlüsse gefunden werden. Dies kann eine Abgrenzung zum papillären Schilddrüsenkarzinom erschweren. In der Kongo-Rot Färbung kann Amyloid nachgewiesen werden. Eine schlechte Abgrenzbarkeit kann wegen der exzentrischen Kerne auch gegenüber den onkozytären Tumoren bestehen. Eine sichere Einschätzung gelingt mit der immunzytometrischen Anfärbung gegen Calcitonin.

Literatur

[1] Bigner, S. H., Cox, E. B., Mendelsohn, G., Baylin S. B., Wells, S. A., Jr., Eggleston, J. C.: Medullary carcinoma of the thyroid in the multiple endocrine neoplasia IIA syndrome. Am J Surg Pathol 5 (1981) 459–472

[2] DeLellis, R. A., Nunnemacher, G., Wolfe, H. J.: c-cell hyperplasia: an ultrastructural analysis. Lab Invest 36 (1977) 237–248

[3] Goltzman, D., Potts, J. T., Jr., Ridgway, R. C., Maloof, F.: Calcitonin as a tumor marker. Use of the radioimmunoassay for calcitonin in the postoperative evalution of patients with medullary thyroid carcinoma. N Engl J Med 290 (1974) 1035–1039

[4] Gould, V. E., Wiedenmann, B., Lee, I., et al.: Synaptophysin expression in neuroendocrine neoplasms as determined by immunocytochemistry. Am J Pathol 126 (1987) 243–257

[5] Hazard, J. B., Hawk, W. A., Crile, G., Jr.: Medullary (solid) carcinoma of the thyroid; a clinicopathologic entity. J Clin Endocrinol Metab 19 (1959) 152–161

[6] Horn, R. C.: Carcinoma of the thyroid. Description of a distinctive morphological variant and report of 7 cases. Cancer 4 (1951) 697–707

[7] Kini, S. R.: In: Kline, T. S., (Hrsg.): Guides to clinical aspiration biopsy, Vol 3, S. 156–159. Igakushoin, New York 1987

[8] Mendelsohn, G., Wells, S. A., Baylin, S. B.: Relationship of tissue carcinoembryonic antigen and calcitonin to tumor virulence in medullary thyroid carcinoma. An immunohistochemical study in early, localized and virulent disseminated stages of disease. Cancer 54 (1984) 657–662

[9] Saad, M. F., Ordonez, N. G., Guido, J. J., Samaan, N. A.: The prognostic value of calcitonin immunostaining in medullary carcinoma of the thyroid. J Clin Endocrinol Metab 59 (1984) 850–856

[10] Schröder, S., Kloppel, G.: Carcinoembryonic antigen and nonspecific cross-reacting antigen in thyroid cancer. An immunocytochemical study using polyclonal and monoclonal antibodies. Am J Surg Pathol 11 (1987) 100–108

[11] Scopsi, L., Ferrari, C., Pilotti, S., et al.: Immunocytochemical localization and identification of prosomatostatin gene products in medullary carcinoma of human thyroid gland. Hum Pathol 21 (1990) 820–830

[12] Sizemore, G. W.: Medullary carcinoma of the thyroid gland. Semin Oncol 14 (1987) 306–314

[13] Skiri, K. L., Varndell, I. M., Hamid, Q. A., et al.: Medullary carcinoma of the thyroid. An immunocytochemical and histochemical study of 25 cases using eight seperate markers. Cancer 56 (1985) 2481–2491

[14] Stanta, G., Carcangiu, M. L., Rosai, J.: The biochemical and immunohistochemical profile of thyroid neoplasia. Pathol Annu 23 (1988) 129–157

[15] Westermark, P., Johnson, K. H.: The polypeptide hormonederived amyloid forms: nonspecific alterations or signs of abnormal peptide processing? Acta Pathol Microbiol Scand 96 (1988) 475–483

[16] Williams, E. D.: Histogenesis of medullary carcinoma of the thyroid. J Clin Pathol 19 (1966) 114–118

Etablierte nuklearmedizinische Verfahren zur Lokalisationsdiagnostik des medullären Schilddrüsenkarzinoms

J. Rendl, Chr. Reiners

Einleitung

Die frühzeitige Thyreoidektomie mit Resektion bekannter Metastasen ist die Therapie der Wahl beim medullären Schilddrüsenkarzinom [51, 79]. Die Lokalisation befallener Lymphknoten sowie von Weichteil- und Knochenmetastasen spielt daher sowohl in der initialen Diagnostik als auch in der Nachsorge eine große Rolle. Die Diagnose eines medullären Schilddrüsenkarzinoms (MTC) wird typischerweise in einer von drei klinischen Konstellationen gestellt:

1. Abklärung eines klinisch oder sonographisch aufgefallenen Schilddrüsenknotens, wobei sich in der Feinnadelpunktion der Verdacht auf ein MTC ergibt. Die Operation sollte nur unter Schnellschnittbedingungen erfolgen, da im Falle der histologischen Bestätigung das weitere operative Vorgehen entscheidend davon abhängt.
2. Ein MTC wird nach einer Schilddrüsenoperation wegen einer Struma nodosa als Zufallsbefund bei der histologischen Aufarbeitung festgestellt. Die frühzeitige Reoperation mit totaler Thyreoidektomie und Lymphknoten-Kompartimentresektion ist in diesem Fall indiziert.
3. Die Diagnose eines MTC oder einer C-Zell-Hyperplasie stellt sich schließlich im Rahmen des genetischen oder biochemischen Screenings der Familienangehörigen von Indexpatienten mit bekanntem MEN-2-Syndrom.

Nuklearmedizinische Verfahren beim präoperativen Staging eines primären MTC

Vor dem chirurgischen Ersteingriff ist ein primäres MTC wie jeder Primärtumor der Schilddrüse sowohl sonographisch (7.5 MHz Schallkopf) als auch szintigraphisch abzuklären [16]. Routinemäßig kommt dabei Technetium-99m-Pertechnetat (20–80 MBq) oder Iod-123-Natriumiodid (5–20 MBq) zum Einsatz [17]. Mehr als 90 % aller malignen Schilddrüsentumoren einschließlich des MTC präsentieren sich als „kalte", hypofunktionelle Areale (Abb. 1). Die Kombination von sonographisch solide echoarm und szintigraphisch kalt hat dabei die höchste Malignomprävalenz, wobei allerdings nur etwa 5 % aller kalten Schilddrüsenknoten maligne sind. Eine Besonderheit weist das primäre MTC insofern auf, als man sonographisch gelegentlich echodichte Einlagerungen im Sinne von Mikrokalzifizierungen erkennen kann (Abb. 2). Allerdings zeigt eine erst kürzlich publizierte Arbeit [38], daß intrathyreoidale Kalzifikationen bei papillären Karzinomen genauso häufig auftreten. Die Feinnadelpunktion mit den typischen spindeligen Epithelien, unregelmäßig konturier-

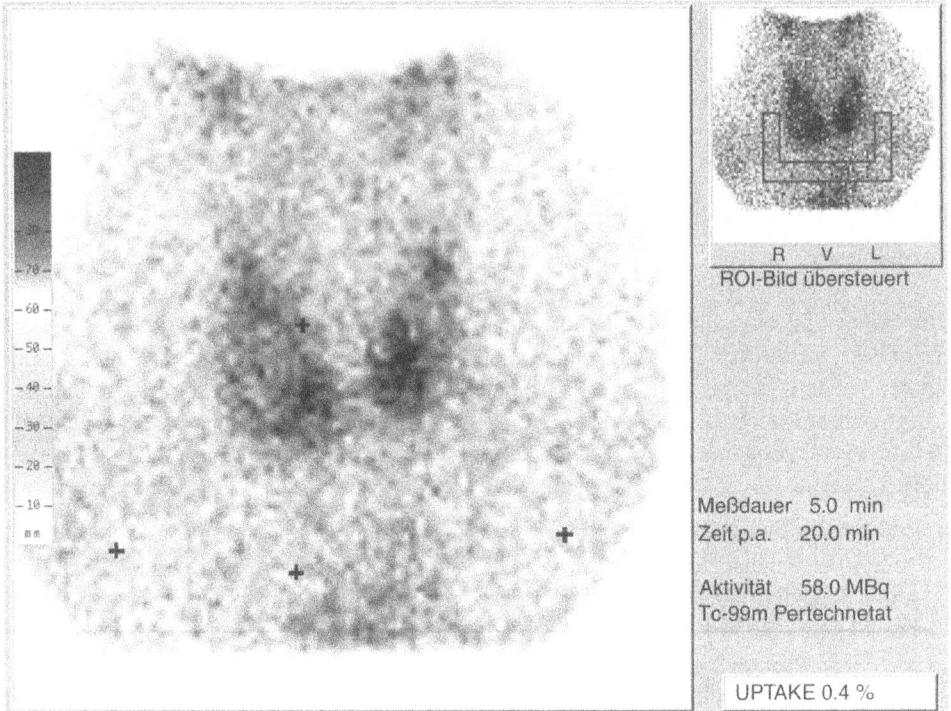

Abbildung 1: Schilddrüsenszintigramm bei primärem medullärem Schilddrüsenkarzinom (bifokal). Diskrete Minderspeicherung rechts zentral lateral sowie links kranial lateral im Sinne von hypofunktionellen (kalten) Knoten.

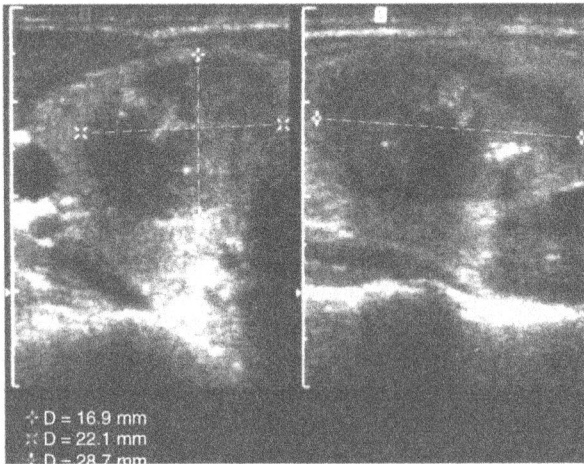

Abbildung 2: Sonographischer Befund zu Abb. 1: Solide echoarmer Knoten rechts mit zentral echodichter Einlagerung (zentral verkalkter Herdbefund).

Abbildung 3: Cytopathologisches Ergebnis der Feinnadelpunktion des Herdbefundes in Abb. 1 und Abb.
2: Typische spindelige Epithelien mit unregelmäßig
konturierten Kernen, Hyperchromasie und kleinen
punktförmigen Nukleolen ergeben den Verdacht auf
ein medulläres Schilddrüsenkarzinom. (Prof. Gries-
ser, Pathologisches Institut der Universität Würzburg, mit freundlicher Genehmigung).

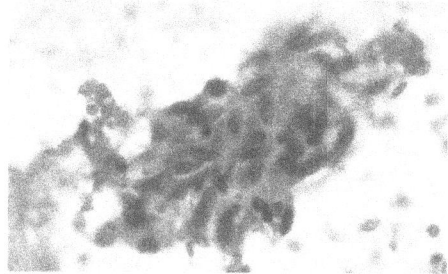

ten Kernen, Hyperchromasie und kleinen punktförmigen Nukleolen bestätigt den Verdacht
auf ein MTC (Abb. 3).

Mehrere biologische Eigenschaften des MTC sind entscheidend für das operative Vorgehen.
Unter anderem kann das MTC multizentrisch und bilateral auftreten, ferner liegen bei mehr
als 50 % der Patienten bereits Lymphknotenmetastasen zum Zeitpunkt der Erstdiagnose vor
[66, 74]. Da diese einen wesentlichen prognostischen Faktor darstellen [26, 29, 50, 68],
erhebt sich die Frage, ob mit nuklearmedizinischen Methoden eine Lymphknotenbeteili-
gung vor dem chirurgischen Ersteingriff nachgewiesen werden kann. Kurtaran et al. [44]
untersuchten die klinische Wertigkeit von In-111-Octreotide, einem Somatostatin-Analogon und von Tc-99m(V)-DMSA hinsichtlich der Lokalisation des Primärtumors und von
Lymphknotenmetastasen bei 22 Patienten mit MTC vor der Erstoperation. Die Ergebnisse
(Tab. 1) zeigen, daß weder mit Octreotide noch mit DMSA eine operativ bestätigte lympho-
gene Metastasierung nachzuweisen ist, so daß ein präoperatives Staging mit diesen Methoden wenig Sinn macht.

Tabelle 1: Klinische Wertigkeit (positiver Nachweis) nuklearmedizinischer Methoden beim präoperativen
Staging eines primären MTC (Kurtaran et al., 1998)

Lokalisation	In-111-Octreotide	Tc-99m (V)-DMSA
Primärtumor	10/14 (71 %)	10/17 (58 %)
Lymphknotenmetastasen bei 8/22 (36 %) Patienten	0/8	0/8

Konventionelle nuklearmedizinische Verfahren
in der Nachsorge des medullären Schilddrüsenkarzinoms

Ein medulläres Schilddrüsenkarzinom neigt zu frühzeitiger Metastasierung und trotz aggres-
siven chirurgischen Vorgehens erleidet etwa die Hälfte der Patienten ein Rezidiv [24]. Postoperativ leicht erhöhte Serumcalcitoninkonzentrationen sprechen für das Verbleiben von
Tumorgewebe im Halsbereich (persistierende Hypercalcitonämie), während höhere Calci-
tonin- und CEA-Werte einen Hinweis für Fernmetastasen darstellen. Beim lokal begrenzten
Tumorwachstum ohne ausgedehnte Fernmetastasierung besteht die Chance eines mikro-

chirurgischen Reeingriffes mit dem Ziel, den Patienten tumorfrei zu bekommen. Große Anstrengungen wurden daher unternommen, um insbesondere ein Rezidiv eines MTC bei erhöhten Tumormarkern zu lokalisieren, wobei nuklearmedizinische Verfahren, der selektive Venenkatheter, die Computertomographie (CT) und die Kernspinresonanztomomgraphie (MRI) zum Einsatz kamen.

Die in-vivo Applikation radioaktiver Tracer hat den für das Staging bedeutsamen Vorteil der Ganzkörperdarstellung und ist in jedem Fall immer dann indiziert, wenn andere bildgebende Methoden wie Ultraschall, Röntgen, CT und MRI negative oder nicht eindeutige Befunde liefern [60, 61].

Eine Vielzahl nuklearmedizinischer Techniken [23, 28, 33, 71, 73] wurde bislang mit unterschiedlichstem Erfolg in der Bildgebung von Patienten mit MTC eingesetzt [1, 2, 13]. Erwartungsgemäß reichern C-Zellen wegen ihres neurogenen Ursprungs kein Radioiod an [49], deshalb hat sich die Szintigraphie mit Iodisotopen beim MTC als nicht sinnvoll erwiesen [5]. Von allen Radiopharmaka, die bis jetzt in der Lokalisationsdiagnostik des MTC Verwendung fanden, einschließlich Thallium-201-Chlorid [1, 2, 32], Technetium-99m-Sestamibi [1, 2, 47, 48, 69, 76], Technetium-99m-Tetrofosmin [1, 2], Gallium-67-Citrat [30, 59], I-123/I-131-Metaiodbenzylguanidin [39] (Abb. 4), Anti-CEA-Antikörper [7, 36, 37, 72] sowie radioiodiertes Gastrin [8] existiert die weitaus größte Erfahrung mit pentavalentem Dimercaptosuccinat (Tc-99m(V)-DMSA) einerseits und dem mit In-111 markierten Somatostatinanalogon Octreotide andererseits.

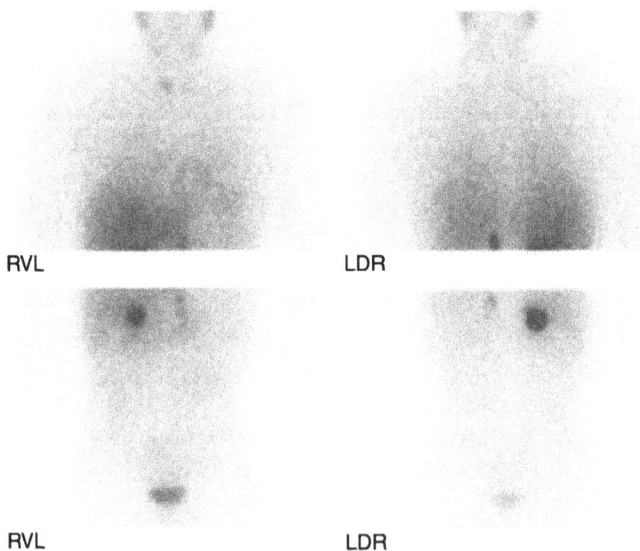

RVL   LDR

RVL   LDR

Abbildung 4: I-123-MIBG (Metaiodbenzylguanidin)-Szintigramm 24 h nach i.v.-Injektion von 200 MBq I-123-MIBG bei demselben Patienten der Abb. 1-3. Positiver Uptake des primären MTC im re. Schilddrüsenlappen, zusätzlich Nachweis einer MIBG speichernden Raumforderung in Projektion auf den re. oberen Nierenpol im Sinne eines Phäochromozytoms.

Tc-99m(V)-DMSA wurde zuerst von Ohta [56] bei vier Patienten mit medullärem Schilddrüsenkarzinom erfolgreich zur Lokalisation von Lokalrezidiven und Fernmetastasen des MTC eingesetzt. Die Anreicherung dieser Verbindung in medullären Schilddrüsenkarzinomen ist höchstwahrscheinlich an die Anwesenheit dissoziierter Pertechnetatanionen (TcO_4^{-3}) gebunden. Dieses Anion besitzt eine strukturelle Analogie zum Phosphation (PO_4^{-3}), von dem bekannt ist, daß es von Neoplasien aufgenommen wird, möglicherweise als Folge von Mikrokalzifizierungen, die ja beim MTC häufig vorkommen.

Im Gegensatz zu den Originalstudien [22, 56, 57] konnte in mehreren nachfolgenden Untersuchungen kein signifikanter Uptake von Tc-99m(V)-DMSA bei Patienten mit metastasiertem MTC nachgewiesen werden [31, 62, 77]. Die durchschnittliche Sensitivität von DMSA beträgt ungefähr 68 % (Mittelwert aus 16 publizierten Studien) [60], liegt allerdings deutlich niedriger in frühen Stadien eines Rezidivs oder bei minimalem Resttumorgewebe (minimal residual disease) [31, 62].

Mit der Einführung von **Indium-111-markiertem Octreotide**, einem Somatostatinanalogon, verfügt die konventionelle Nuklearmedizin höchstwahrscheinlich über den besten Tracer zur Lokalisation eines metastasierten MTC. Somatostatin spielt offensichtlich eine wichtige Rolle bei der auto- und parakrinen Regulation der Calcitoninsekretion [58]. Reubi [64] konnte bei 40–60 % primärer MTCs immunhistochemisch Somatostatinrezeptoren nachweisen [53]. In vivo lassen sich Somatostatinrezeptoren szintigraphisch mit In-111-markiertem Octreotide darstellen [41]. Mit dieser Somatostatin-Rezeptor-Szintigraphie (SRS) stellte Krenning [43] bei 7 von 9 Patienten mit MTC Tumorlokalisationen dar. Auch Krausz [42] berichtet über einen pathologisch erhöhten Uptake bei 9 von 10 Patienten mit persistierendem oder rezidivierendem MTC, wobei 5 Tumorlokalisationen von anderen bildgebenden Methoden wie CT oder MRI nicht gesehen wurden. Ähnlich gute Resultate erhielten Dörr et al. [19, 20] in einer prospektiven Studie an 18 Patienten mit MTC, die sie in solche mit makroskopisch erkennbaren und minimal residualen Tumorlokalisationen unterteilten. MRI und SRS wurden im Vergleich zum selektiven Venenkatheter einander gegenübergestellt. Von 19 histologisch bestätigten, makroskopischen Läsionen wurden 13 im MRI und 18 in der SRS als richtig positiv eingestuft. Auch bei den Patienten mit minimal residualer Tumorerkrankung, definiert durch persistierende Hypercalcitonämie, schnitt das MRI verglichen mit der SRS schlechter ab: MRI erkannte 1 von 7 Rezidiven, während die SRS bei immerhin 5 von 7 richtig lag. Ein möglicher Grund für die niedrigere Sensitivität des MRI bei der minimal residual disease könnte die langsame Progression des MTC in befallenen Lymphknoten sein, die zwar infiltriert, aber noch nicht für das MRI erkennbar vergrößert sind [73].

Deutlich schlechtere Ergebnisse der SRS beim MTC erbrachten nachfolgende Studien: Frank-Raue [23] untersuchte 26 Patienten mit erhöhten Calcitoninwerten nach Thyreoidektomie. Berücksichtigt man nur die histologisch gesicherten Befunde, so errechnet sich eine Sensitivität für die SRS in der Lokalisation von persistierendem MTC von 57 %. Bei 9 Patienten mit minimal residualem Tumorgewebe wurden 6 Reoperationen durchgeführt. Von den 6 histologisch überprüften Ergebnissen der SRS waren nur 2 korrekt positiv (Sensitivität: 33 %). Die Sensitivität der SRS hängt neben der Tumorgröße auch stark von der

Tumorlokalisation ab: Bei allen 3 Patienten mit Lebermetastasen z.B. war der Befund der SRS in der Arbeit von Frank-Raue falsch negativ, obwohl die Filiae eine Größe zwischen 1,5 und 10 cm aufwiesen. In der frühzeitigen Visualisierung von Lungenmetastasen (Abb. 5a-c) dagegen erwies sich die SRS anderen Verfahren gegenüber als überlegen [24].

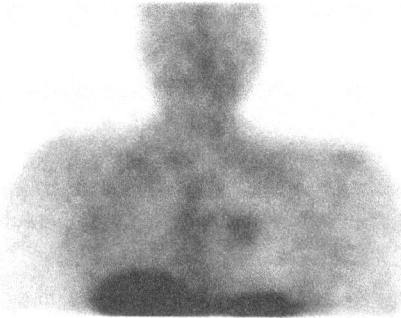

Abbildung 5a: Somatostatin-Rezeptor-Szintigraphie (SRS) mit 120 MBq In-111-Ocreotide (Aufnahme 24 h p.i.): Rezeptor positiver Lungenrundherd links.

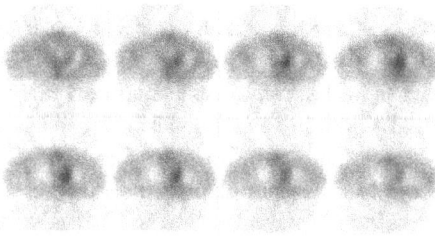

Abbildung 5b: In der zugehörigen SRS-SPECT lässt sich der Lungenrundherd in den Hilusbereich links lokalisieren.

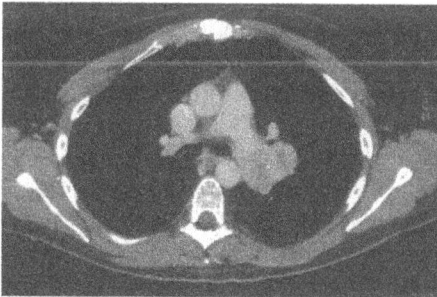

Abbildung 5c: Korrespondierender CT-Befund zum SRS-Szintigramm: rundliche Raumforderung im Hilus links.

Zu einer ähnlichen Einschätzung über die klinische Wertigkeit der SRS kommt die französische Arbeitsgruppe um Schlumberger [6]. Sie verglich die SRS bei 24 Patienten mit konventionellen Methoden wie Sonographie, Röntgen und CT. Die SRS lieferte positive Ergebnisse bei insgesamt 9 von 24 Patienten (37 %). In der eigentlich interessanten Gruppe von Patienten (12 Fälle) mit negativen oder nicht eindeutigen Befunden in den konventionellen bildgebenden Verfahren war die SRS nur bei 2 von den 12 Patienten positiv, wobei durch die SRS weder eine neue Tumorlokalisation identifiziert noch das therapeutische Vorgehen modifiziert wurde. In dieser zweiten Gruppe von Patienten lagen die Calcitoninspiegel zwischen 10 und 5760 pg/ml, während sie sich in Gruppe 1 zwischen 1070 und 51650 pg/ml bewegten. Die Autoren kommen zu der Schlußfolgerung, daß die SRS kleine Tumoren ≤ 1 cm kaum nachweisen kann und in der Behandlung von Patienten mit MTC nur eine begrenzte Rolle spielt.

Passend dazu waren die Resultate in einer kleinen Gruppe von Patienten mit MTC und minimaler residualer Tumorerkrankung oder in frühen Stadien einer Metastasierung sämtlich negativ und zwar sowohl mit DMSA als auch mit Octreotide [62].

Generell lassen diese Studien den Schluß zu, daß beim MTC das Ergebnis der Szintigraphie mit DMSA oder Octreotide erheblich vom Tumorstadium abhängt und die Nachweiswahrscheinlichkeit bei minimalem residualen Tumorgewebe oder in frühen Stadien einer Metastasierung eher gering ist. Betrachtet man die kumulativen Ergebnisse von Studien der letzten Jahre (Tab. 2) so ergibt sich eine mittlere Sensitivität von ca. 60 %, die ziemlich genau derjenigen entspricht, die schon Hoefnagel [34] in seiner Übersicht von 1994 gefunden hat, nämlich 66 %.

Tabelle 2: Klinische Wertigkeit der Somatostatin-Rezeptor-Szintigraphie in klinischen Studien der letzten Jahre. Vier Autoren führten einen Parallelvergleich zur DMSA(V)-Szintigraphie durch.

Autor	Patientenzahl	In-111-Octreotide Sensitivität	Tc-99m (V)-DMSA Sensitivität
Adams et al., 1998	18	29 %	69 %
Berna et al., 1998	20	55 %	–
Tisell et al., 1997	21	52 %	–
Baudin et al., 1996	24	37 %	–
Kurtaran et al., 1996	11	64 %	–
O'Byrne et al., 1996	4	100 %	–
Celentano et al., 1995	14	64 %	35 %
Eising et al., 1995	24	68 %	23 %
Frank-Raue et al., 1995	26	57 %	–
Rufini et al., 1995	7	71 %	–
Krausz et al., 1994	10	90 %	–
Dörr et al., 1993	18	78 %	–
Kwekkebohm et al., 1993	17	65 %	–
Kumulativ	214	59 %	–

Möglicherweise bringt der kombinierte Einsatz beider Methoden eine signifikante Verbesserung, wie eine aktuellere Untersuchung von Adams [3, 4] aus Frankfurt zeigt. In diesem Falle konnte die Sensitivität auf 84 % bei 18 Patienten mit MTC gesteigert werden, wohingegen jede Methode für sich genommen nur 69 % (DMSA) bzw. 29 % (Octreotide) sensitiv war.

Diese szintigraphischen Techniken sollten daher immer dann Anwendung finden, wenn die konventionellen bildgebenden Verfahren negative oder nicht eindeutige Befunde liefern oder wenn es um den in-vivo Nachweis von Somatostatinrezeptoren als Basis für eine mögliche Therapie mit Somatostatinanaloga geht [9].

Positronenemissionstomographie (PET)
in der Nachsorge des MTC

Die Ganzkörper-PET unter Verwendung des Tracers **F-18-Fluorodeoxyglucose (F-18-FDG)** wird in der Onkologie bei einer Vielzahl unterschiedlichster Tumoren erfolgreich eingesetzt. Ein erhöhter Thyreoglobulinspiegel und fehlende Radioiodspeicherung im Radioiodganzkörperszintigramm stellen mittlerweile auch bei den differenzierten Schilddrüsenkarzinomen (papillär und follikulär) eine etablierte Indikation zur PET dar [12, 14, 18, 27, 63, 67].

Im Vergleich mit tomographischen Techniken der konventionellen Nuklearmedizin (SPECT) bietet die PET den großen Vorteil der wesentlich besseren anatomischen Auflösung in einer Größenordnung zwischen 4 und 10 mm. Diese Methode wird daher benützt, um Tumormanifestationen und Metastasen von nur wenigen Millimetern Ausdehnung zu lokalisieren, wobei ein besonders hoher Traceruptake im Tumor weniger vom Tumortyp selbst abhängig ist, als vielmehr an einen gesteigerten Glucoseumsatz (Glykolyse) und an die Anzahl vitaler Zellen gebunden ist [52].

Basierend auf diesen Grundlagen und den schon vorliegenden erfolgversprechenden Erfahrungen beim differenzierten papillären und follikulären Schilddrüsenkarzinom wurde die FDG-PET auch bei Patienten mit medullärem Schilddrüsenkarzinom eingesetzt und mit konventionellen radiologischen und nuklearmedizinischen Verfahren verglichen [3, 4, 10, 14, 25, 35, 54, 70]. Der Anteil richtig positiver Patienten in diesen Studien bewegt sich zwischen 70 und 100 % (Tab. 3), wobei die Patientenzahlen mit Ausnahme der Studie von Brandt-Mainz recht klein sind. Legt man letztere Untersuchung und diejenige von Hoegerle zugrunde, so dürfte die mittlere Sensitivität der F-18-FDG-PET beim MTC realistischer-

Tabelle 3: Klinische Wertigkeit der F-18-FDG-PET bei Patienten mit medullärem Schilddrüsenkarzinom

Autor	Patientenzahl	Positive PET-Befunde	
Hoegerle et al., 2001	11	8/11	(73 %)
Brandt-Mainz et al., 2000	17	13/17	(76 %)
Conti et al., 1999	5	5/5	(100 %)
Adams et al., 1998	8	7/8	(88 %)
Gasparoni et al., 1997	5	4/5	(80 %)
Musholt et al., 1997	10	10/10	(100 %)

Tabelle 4: Sensitivitäten und Spezifitäten funktioneller und morphologischer bildgebender Verfahren in Abhängigkeit von der Tumorlokalisation bei 11 Patienten mit medullärem Schilddrüsenkarzinom (aus Hoegerle et al., 2001)

Sensitivität	F-18-DOPA-PET	F-18-FDG-PET	SRS	CT/MRI
Primärtumor	66 %	66 %	66 %	100 %
Lymphknoten	88 %	44 %	50 %	69 %
Organmetastasen	13 %	38 %	50 %	100 %
Alle Tumorlokalisationen	63 %	44 %	52 %	81 %
Spezifität	> 90 %	> 90 %	> 90 %	67 %

SRS: Somatostatinrezeptorszintigraphie

weise bei etwa 70 % liegen. Sie hängt überdies stark von der Tumorlokalisation ab, wie die Untersuchung von Hoegerle (Tab. 4) eindrucksvoll zeigt. Organmetastasen lassen sich relativ schlecht mit der PET darstellen, während die morphologischen Verfahren hier extrem sensitiv sind bei allerdings eingeschränkter Spezifität (67 %). Die Stärke der PET, möglicherweise mit dem neuen Tracer F-18-DOPA [35] (Abb. 6), liegt im nicht invasiven Nachweis kleiner Lymphknotenmetastasen vorwiegend im Halsbereich und Mediastinum. Hier ergab die Studie von Hoegerle eine vergleichsweise hohe Sensitivität von 88 % bei entsprechend hoher Spezifität von > 90 % (Tab. 4). Der Parallelvergleich mit der Somatostatinrezeptorszintigraphie in derselben Untersuchung zeigt, daß die SRS sehr spezifisch auch Organmetastasen mit einer Sensitivität von 50 % nachweisen kann, jedoch dem F-18-DOPA-PET hinsichtlich des Lymphknotenstagings deutlich unterlegen ist: 50 % vs. 88 % Sensitivität.

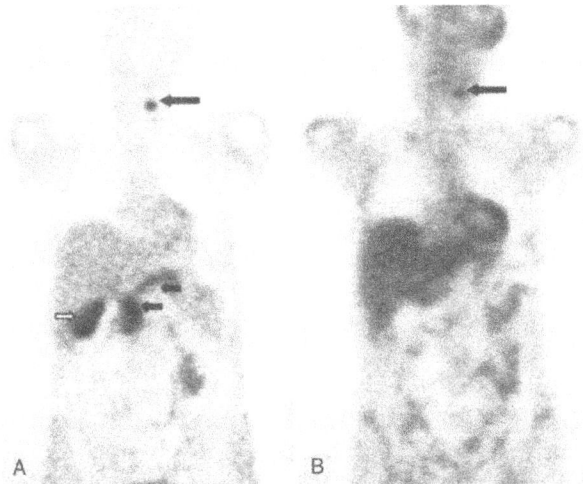

Abbildung 6: F-18-DOPA-PET (A) und F-18-FDG-PET bei einer 57-jährigen Patientin mit präoperativ erhöhten Calcitoninwerten und multiplen intrathyreoidalen Herdbefunden. Physiologische DOPA-Anreicherung in Gallenblase (weißer Pfeil) und Duodenum (kurze schwarze Pfeile). Gut speichernder solitärer Herdbefund im linken Schilddrüsenlappen, besser erkennbar im DOPA- als im FDG-PET. Kein Hinweis im PET auf Lymphknoten- oder Organmetastasen, was sich operativ bestätigte (aus Hoegerle et al. [35], mit freundlicher Genehmigung).

Generell läßt sich somit feststellen, daß sich beide Methoden, die SRS und die PET in der Lokalisationsdiagnostik des MTC gegenseitig ergänzen. Bei negativen Befunden in der SRS sollte sich daher eine PET-Untersuchung anschließen. Erst wenn diese nicht weiterführt, steht als letzte und wohl sensitivste, aber auch invasive Methode der selektive Venenkatheter zur Verfügung [15].

Zusammenfassung

Ein häufiges Problem bei Patienten mit medullärem Schilddrüsenkarzinom (MTC) ist einerseits die persistierende Hypercalcitonämie nach dem chirurgischen Ersteingriff als Hinweis auf residuales Tumorgewebe, anderseits der Wiederanstieg vormals normaler Calcitoninwerte im Sinne des Verdachts auf ein Tumorrezidiv. Es gibt eine ganze Reihe von Methoden, um residuales oder neu aufgetretenes Tumorgewebe zu lokalisieren. An erster Stelle steht nach der Palpation die Sonographie evtl. kombiniert mit einer Feinnadelpunktion, gefolgt von den morphologischen Verfahren wie Computertomographie (CT) und Magnetresonanztomographie (MRI), die schließlich bei negativen oder nicht eindeutigen Befunden nuklearmedizinische, funktionsorientierte Untersuchungen erfordern. Erst wenn diese nicht weiterführen, steht letztendlich als sensitivste, aber invasive Methode der selektive Venenkatheter an. Während nuklearmedizinische Verfahren keine klinische Bedeutung für das präoperative Staging bei Patienten mit primärem MTC besitzen, sollten sie jedoch immer dann zum Einsatz kommen, wenn die morphologische Bildgebung negative oder nicht eindeutige Befunde liefert.

Den wohl besten Tracer der konventionellen Nuklearmedizin zur Lokalisation von Tumorgewebe beim MTC stellt Indium-111-Octreotide dar. Die mittlere Sensitivität dieser Somatostatin-Rezeptor-Szintigraphie (SRS) zum Nachweis eines residualen oder metastasierten MTC liegt bei ca. 50–60 %.

Falls mit konventionellen Methoden einschließlich SRS die Tumorlokalisation nicht gelingt, stellt sich die Indikation zur Positronen-Emissions-Tomographie (PET), die insbesondere im Hinblick auf die Lokalisation von Lymphknotenmetastasen erfolgversprechend ist. Verglichen mit planaren und SPECT- Techniken der konventionellen Nuklearmedizin mit einem Auflösungsvermögen von bestenfalls 1,0–1,5 cm, bietet PET die Möglichkeit, auch kleine Strukturen von nur 0,5–1,0 cm Größe darzustellen. Die Sensitivität der PET im Nachweis eines residualen oder neu aufgetretenen Tumorgewebes beim MTC ist daher besser als diejenige der SRS und beträgt etwa 70–80 % unter Verwendung von F-18-FDG. Ein vielversprechender neuer PET-Tracer zur Lokalisationsdiagnostik beim MTC ist möglicherweise F-18-DOPA, was allerdings noch durch weitere Studien zu bestätigen ist.

Literatur

[1] Adalet, I., Kocak, M., Oguz, H., Alagol, F., Cantez, S.: Determination of medullary thyroid carcinoma metastases by 201Tl, 99Tcm(V)DMSA, 99Tcm-MIBI and 99Tcm-tetrofosmin. Nucl Med Commun 20 (1999) 353–359

[2] Adalet, I., Demirkale, P., Unal, S., Ouz, H., Alagol, F., Cantez, S.: Disappointing results with Tc-99m tetrofosmin for detecting medullary thyroid carcinoma metastases comparison with Tc-99m VDMSA and TI-201. Clin Nucl Med 24 (1999) 678–683

[3] Adams, S., Baum, R. P., Hertel, A., Schumm-Draeger, P. M., Usadel, K. H., Hör, G.: Comparison of metabolic and receptor imaging in recurrent medullary thyroid carcinoma with histopathological findings. Eur J Nucl Med 25 (1998) 1277–1283

[4] Adams, S., Baum, R., Rink, T., Schumm-Drager, P. M., Usadel, K. H., Hör, G.: Limited value of fluorine-18 fluorodeoxyglucose positron emission tomography for the imaging of neuroendocrine tumours. Eur J Nucl Med 25 (1998) 79–83

[5] Anderson, R. J., Sizemore, G. W., Wahner, H. W., Carney, J. A.: Thyroid scintigram in familial medullary carcinoma of the thyroid gland. Clin Nucl Med 3 (1978) 147–151

[6] Baudin, E., Lumbroso, J., Schlumberger, M., Leclere, J., Giammarile, F., Gardet, P., Roche, A., Travagli, J. P., Parmentier, C.: Comparison of octreotide scintigraphy and conventional imaging in medullary thyroid carcinoma. J Nucl Med 37 (1996) 912–916

[7] Behr, T. M., Becker, W.: Metabolic and receptor imaging of metastatic medullary thyroid cancer: does anti-CEA and somatostatin-receptor scintigraphy allow for prognostic predictions? Eur J Nucl Med 26 (1999) 70–71

[8] Behr, T. M., Jenner, N., Behe, M., Angerstein, C., Gratz, S., Raue, F., Becker, W.: Radiolabeled peptides for targeting cholecystokinin-B/gastrin receptor-expressing tumors. J Nucl Med 40 (1999) 1029–1044

[9] Berna, L., Chico, A., Matias-Guiu, X., Mato, E., Catafau, A., Alonso, C., Mora, J., Mauricio, D., Rodriguez-Espinosa, J., Mari, C., Flotats, A., Martin, J. C., Estorch, M., Carrio, I.: Use of somatostatin analogue scintigraphy in the localization of recurrent medullary thyroid carcinoma. Eur J Nucl Med 25 (1998) 1482–1488

[10] Brandt-Mainz, K., Müller, S. P., Gorges, R., Saller, B., Bockisch, A.: The value of fluorine-18 fluorodeoxyglucose PET in patients with medullary thyroid cancer. Eur J Nucl Med 27 (2000) 490–496

[11] Celentano, L., Sullo, P., Klain, M., Lupoli, G., Cascone, E., Salvatore, M.: 111In-pentetreotide scintigraphy in the post-thyroidectomy follow-up of patients with medullary thyroid carcinoma. Q J Nucl Med 39 (1995) 131–133

[12] Chung, J. K., So, Y., Lee, J. S., Choi, C. W., Lim, S. M., Lee, D. S., Hong, S. W., Youn, Y. K., Lee, M. C., Cho, B. Y.: Value of FDG PET in papillary thyroid carcinoma with negative 131I whole-body scan. J Nucl Med 40 (1999) 986–992

[13] Clarke, S. E., Lazarus, C. R., Wraight, P., Sampson, C., Maisey, M. N.: Pentavalent [99mTc]DMSA, [131I]MIBG, and [99mTc]MDP--an evaluation of three imaging techniques in patients with medullary carcinoma of the thyroid. J Nucl Med 29 (1988) 33–38

[14] Conti, P. S., Durski, J. M., Bacqai, F., Grafton, S. T., Singer, P. A.: Imaging of locally recurrent and metastatic thyroid cancer with positron emission tomography. Thyroid 9 (1999) 797–804

[15] Cupisti, K., Simon, D., Dotzenrath, C., Goretzki, P. E., Röher, H. D.: Ergebnisse des selektiven venösen Etagenkatheters (SVK) beim okkulten C-Zell-Karzinom der Schilddrüse. Langenbecks Arch Chir 382 (6) (1997) 295–301

[16] Dietlein, M., Dressler, J., Joseph, K., Leisner, B., Moser, E., Reiners, C., Rendl, J., Schicha, H., Schober, O.: Leitlinien zur Schilddrüsendiagnostik. Nuklearmedizin 38 (1999) 215–218

[17] Dietlein, M., Dressler, J., Eschner, W., Leisner, B., Reiners, C., Schicha, H.: Verfahrensanweisung für die Schilddrüsenszintigraphie. Nuklearmedizin 38 (1999) 209–210

[18] Dietlein, M., Scheidhauer, K., Voth, E., Theissen, P., Schicha, H.: Fluorine-18 fluorodeoxyglucose positron emission tomography and iodine-131 whole-body scintigraphy in the follow-up of differentiated thyroid cancer. Eur J Nucl Med 24 (1997) 1342–1348

[19] Dörr, U., Wurstlin, S., Frank-Raue, K., Raue, F., Hehrmann, R., Iser, G., Scholz, M., Guhl, L., Buhr, H. J., Bihl, H.: Somatostatin receptor scintigraphy and magnetic resonance imaging in recurrent medullary thyroid carcinoma: a comparative study. Horm Metab Res Suppl 27 (1993) 48–55

[20] Dörr, U., Frank-Raue, K., Raue, F., Sautter-Bihl, M. L., Guzman, G., Buhr, H. J., Bihl, H.: The potential value of somatostatin receptor scintigraphy in medullary thyroid carcinoma. Nucl Med Commun 14 (1993) 439–445

[21] Eising, E. G., Farahati, J., Bier, D., Knust, E. J., Reiners, C.: Somatostatin receptor scintigraphy in medullary thyroid carcinomas, GEP and carcinoid tumors. Nuklearmedizin 34 (1995) 1–7

[22] Ohta, H., Endo, K., Fujita, T. et al.: Imaging of soft tissue tumors with Tc(V)-99m dimercaptosuccinic acid. A new tumor-seeking agent. Clin Nucl Med 9 (1984) 568–573

[23] Frank-Raue, K., Bihl, H., Dörr, U., Buhr, H., Ziegler, R., Raue, F.: Somatostatin receptor imaging in persistent medullary thyroid carcinoma. Clin Endocrinol 42 (1995) 31–37

[24] Frank-Raue, K.: Das medulläre Schilddrüsencarcinom: Bedeutung des Mutationsnachweises im RET-Proto-Onkogen, Lokalisationsmethoden bei Tumorpersistenz und prognostische Faktoren. Johann Ambrosius Barth Verlag, Heidelberg-Leipzig 1998

[25] Gasparoni, P., Rubello, D., Ferlin, G.: Potential role of fluorine-18-deoxyglucose (FDG) positron emission tomography (PET) in the staging of primitive and recurrent medullary thyroid carcinoma. J Endocrinol Invest 20 (1997) 527–530

[26] Gimm, O., Ukkat, J., Dralle, H.: Determinative factors of biochemical cure after primary and reoperative surgery for sporadic medullary thyroid carcinoma. World J Surg 22 (1998) 562–567; 567–568

[27] Grünwald, F., Kalicke, T., Feine, U., Lietzenmayer, R., Scheidhauer, K., Dietlein M., Schober, O., Lerch, H., Brandt-Mainz, K., Burchert, W., Hiltermann, G., Cremerius, U., Biersack, H. J.: Fluorine-18 fluorodeoxyglucose positron emission tomography in thyroid cancer: results of a multicentre study. Eur J Nucl Med 26 (1999) 1547–1552

[28] Guerra, U. P., Pizzocaro, C., Terzi, A., Giubbini, R., Maira, G., Pagliaini, R., Bestagno, M.: New tracers for the imaging of the medullary thyroid carcinoma. Nucl Med Commun 10 (1989) 285–295

[29] Hanna, F. W. F., Cunningham, R. T., Ardill, J. E. S., Johnston, C. F., Russell, C. F. J., Buchanan, K. D.: Prognostic factors in medullary carcinoma of the thyroid. Endocrine Related Cancer 5 (1998) 49–53

[30] Higashi, T., Ito, K., Nishikawa, Y., Everhart, F. R., Ozaki, O., Manabe, Y., Suzuki, A., Yashiro, T., Hasegawa, M., Mimura, T.: Gallium-67 imaging in the evaluation of thyroid malignancy. Clin Nucl Med 13 (1988) 792–799

[31] Hilditch, T. E., Connell, J. M., Elliot, A. T., Murray, T., Reed, N. S.: Poor results with technetium-99m (V) DMS and iodine-131 MIBG in the imaging of medullary thyroid carcinoma. J Nucl Med 27 (1986) 1150–1153

[32] Hoefnagel, C. A., Delprat, C. C., Marcuse, H. R., de Vijlder, J. J.: Role of thallium-201 total-body scintigraphy in follow-up of thyroid carcinoma. J Nucl Med 27 (1986) 1854–1857

[33] Hoefnagel, C. A., Delprat, C. C., Zanin, D., van der Schoot, J. B.: New radionuclide tracers for the diagnosis and therapy of medullary thyroid carcinoma. Clin Nucl Med 13 (1988) 159–165

[34] Hoefnagel, C. A.: Metaiodobenzylguanidine and somatostatin in oncology: role in the management of neural crest tumours. Eur J Nucl Med 21 (1994) 561–581

[35] Hoegerle, S., Altehoefer, C., Ghanem, N., Brink, I., Moser, E., Nitzsche, E.: 18F-DOPA positron emission tomography for tumour detection in patients with medullary thyroid carcinoma and elevated calcitonin levels. Eur J Nucl Med 28 (2001) 64–71

[36] Juweid, M., Sharkey, R. M., Swayne, L. C., Goldenberg, D. M.: Improved selection of patients for reoperation for medullary thyroid cancer by imaging with radiolabeled anticarcinoembryonic antigen antibodies. Surgery 122 (1997) 1156–1165

[37] Juweid, M., Sharkey, R. M., Behr, T., Swayne, L. C., Rubin, A. D., Herskovic, T., Hanley, D., Markowitz, A., Dunn, R., Siegel, J., Kamal, T., Goldenberg, D. M.: Improved detection of medullary thyroid cancer with radiolabeled antibodies to carcinoembryonic antigen. J Clin Oncol 14 (1996) 1209–1217

[38] Kakkos, S. K., Scopa, C. D., Chalmoukis, A. K., Karachalios, D. A., Spiliotis, J. D., Harkoftakis, J. G., Karavias, D. D., Androulakis, J. A., Vagenakis, A. G.: Relative risk of cancer in sonographically detected thyroid nodules with calcifications. J Clin Ultrasound 28 (2000) 347–352

[39] Kaltsas, G., Korbonits, M., Heintz, E., Mukherjee, J. J., Jenkins, P. J., Chew, S. L., Reznek, R., Monson, J. P., Besser, G. M., Foley, R., Britton, K. E., Grossman, A. B.: Comparison of Somatostatin Analog and Meta-Iodobenzylguanidine Radionuclides in the Diagnosis and Localization of Advanced Neuroendocrine Tumors. J Clin Endocrinol Metab 86 (2001) 895–902

[40] Kebebew, E., Kikuchi, S., Duh, Q. Y., Clark, O. H.: Long-term results of reoperation and localizing studies in patients with persistent or recurrent medullary thyroid cancer. Arch Surg 135 (2000) 895–901

[41] Kölby, L., Wangberg, B., Ahlman, H., Tisell, L. E., Fjälling, M., Forssell-Aronsson, E., Nilsson, O.: Somatostatin receptor subtypes, octreotide scintigraphy, and clinical response to octreotide treatment in patients with neuroendocrine tumors. World J Surg 22 (1998) 679–683

[42] Krausz, Y., Ish-Shalom, S., Dejong, R. B., Shibley, N., Lapidot, M., Maaravi, Y., Glaser, B.: Somatostatin-receptor imaging of medullary thyroid carcinoma. Clin Nucl Med 19 (1994) 416–421

[43] Krenning, E. P., Lamberts, S. W. J., Reubi, J. C., et al.: Somatostatin receptor imaging in medullary thyroid carcinoma. Thyroid 1, Suppl. 1, (1991) 5–6

[44] Kurtaran, A., Scheuba, C., Kaserer, K., Schima, W., Czerny, C., Angelberger, P., Niederle, B., Virgolini, I.: Indium-111-DTPA-D-Phe-1-octreotide and technetium-99m-(V)-dimercaptosuccinic acid scanning in the preoperative staging of medullary thyroid carcinoma. J Nucl Med 39 (1998) 1907–1909

[45] Kurtaran, A., Leimer, M., Kaserer, K., Yang, Q., Angelberger, P., Niederle, B., Virgolini, I.: Combined use of 111In-DTPA-D-Phe-1-octreotide (OCT) and 123I-vasoactive intestinal peptide (VIP) in the localization diagnosis of medullary thyroid carcinoma (MTC). Nucl Med Biol 23 (1996) 503–507

[46] Kwekkeboom, D. J., Reubi, J. C., Lamberts, S. W., Bruining, H. A., Mulder, A. H., Oei, H. Y., Krenning, E. P.: In vivo somatostatin receptor imaging in medullary thyroid carcinoma. J Clin Endocrinol Metab76 (1993) 1413–1417

[47] Learoyd, D. L., Roach, P. J., Briggs, G. M., Delbridge, L. W., Wilmshurst, E. G., Robinson, B. G.: Technetium-99m-sestamibi scanning in recurrent medullary thyroid carcinoma. J Nucl Med 38 (1997) 227–230

[48] Lebouthillier, G., Morais, J., Picard, M., Picard, D., Chartrand, R., D'Amour, P.: Tc-99m sestamibi and other agents in the detection of metastatic medullary carcinoma of the thyroid. Clin Nucl Med 18 (1993) 657–661

[49] Ljungberg, O.: Medullary carcinoma of the human thyroid gland. Autoradiographic localization of radioiodine. Acta Pathol Microbiol Scand 68 (1966) 476–480

[50] Machens, A., Gimm, O., Ukkat, J., Hinze, R., Schneyer, U., Dralle, H.: Improved prediction of calcitonin normalization in medullary thyroid carcinoma patients by quantitative lymph node analysis. Cancer 88 (2000) 1909–1915

[51] Marsh, D. J., Learoyd, D. L., Robinson, B. G.: Medullary thyroid carcinoma: recent advances and management update. Thyroid 5 (1995) 407–424

[52] Mathupala, S. P., Rempel, A., Pedersen, P. L.: Glucose catabolism in cancer cells. Isolation, sequence, and activity of the promoter for type II hexokinase. J Biol Chem 270 (1995) 16918–16925

[53] Mato, E., Matias-Guiu, X., Chico, A., Webb, S. M., Cabezas, R., Berna, L., De Leiva, A.: Somatostatin and somatostatin receptor subtype gene expression in medullary thyroid carcinoma. J Clin Endocrinol Metab 83 (1998) 2417–2420

[54] Musholt, T. J., Musholt, P. B., Dehdashti, F., Moley, J. F.: Evaluation of fluorodeoxyglucose-positron emission tomographic scanning and its association with glucose transporter expression in medullary thyroid carcinoma and pheochromocytoma: a clinical and molecular study. Surgery 122 (1997) 1049–1061

[55] O'Byrne, K. J., O'Hare, N., Sweeney, E., Freyne, P. J., Cullen, M. J.: Somatostatin and somatostatin analogues in medullary thyroid carcinoma. Nucl Med Commun 17 (1996) 810–816

[56] Ohta, H., Yamamoto, K., Endo, K., Mori, T., Hamanaka, D., Shimazu, A., Ikekubo, K., Makimoto, K., Iida, Y., Konishi, J., et al: A new imaging agent for medullary carcinoma of the thyroid. J Nucl Med 25 (1984) 323–325

[57] Ohta, H., Endo, K., Fujita, T., Konishi, J., Torizuka, K., Horiuchi, K., Yokoyama, A.: Clinical evaluation of tumour imaging using 99Tc(V)m dimercaptosuccinic acid, a new tumour-seeking agent. Nucl Med Commun 9 (1988) 105–116

[58] Pacini, F., Elisei, R., Anelli, S., Basolo, F., Cola, A., Pinchera, A.: Somatostatin in medullary thyroid cancer. In vitro and in vivo studies. Cancer 63 (1989) 1189–1195

[59] Rasmusson, B.: Scintigraphic studies in patients with medullary carcinoma of the thyroid. Eur J Nucl Med 7 (1982) 150–151

[60] Reiners, Chr.: Imaging methods for medullary thyroid cancer. Recent Results Cancer Res 125 (1992) 125–145

[61] Rendl, J., Reiners, Chr.: Follow-up of patients with medullary thyroid carcinoma. Acta Chir Austriaca 1 (1997) 18–21

[62] Rendl, J., Luster, M., Reiners, Chr.: 99m-Tc(V)DMSA and In-111 Pentetreotide in the follow-up of patients with medullary thyroid carcinoma (MTC): Outcome of imaging in the early stages of metastatic disease. Exp Clin Endocrinol Diab, 103 (1995) A7 (abstr)

[63] Reske, S. N., Bares, R., Büll, U., Guhlmann, A., Moser, E., Wannenmacher, M. F.: Clinical value of positron emission tomography (PET) in oncologic questions: results of an interdisciplinary consensus conference. Schirmherrschaft der Deutschen Gesellschaft für Nuklearmedizin. Nuklearmedizin 35 (1996) 42–52

[64] Reubi, J. C., Chayvialle, J. A., Franc, B., Cohen, R., Calmettes, C., Modigliani, E.: Somatostatin receptors and somatostatin content in medullary thyroid carcinomas. Lab Invest 64 (1991) 567–573

[65] Rufini, V., Salvatori, M., Saletnich, I., Valenza, V., Maussier, M. L., Martino, G., Corsello, S. M., Pantusa, M., Casolo, A., Troncone, L.: Radiolabeled somatostatin analog scintigraphy in medullary thyroid carcinoma and carcinoid tumor. Q J Nucl Med 39 (4), Suppl. 1 (1995) 140–144

[66] Saad, M. F., Ordonez, N. G., Rashid, R. K., Guido, J. J., Hill, C. S., Hickey, R. C., Samaan, N. A.: Medullary carcinoma of the thyroid. A study of the clinical features and prognostic factors in 161 patients. Medicine 63 (1984) 319–342

[67] Schlüter, B., Grimm-Riepe, C., Beyer, W., Lubeck, M., Schirren-Bumann, K., Clausen, M.: Histological verification of positive fluorine-18 fluorodeoxyglucose findings in patients with differentiated thyroid cancer. Langenbecks Arch Surg 383 (1998) 187–189

[68] Schroeder, S., Dralle, H.: Prognostic factors in medullary thyroid carcinomas. Horm Metab Res Suppl 21 (1989) 26–28

[69] Shih, W. J., Stipp, V., Magoun, S., Ain, K. B., Pulmano, C.: Medullary thyroid carcinoma imaged by Tc-99m MIBI SPECT and Tl-201 chloride/Tc-99m pertechnetate subtraction SPECT. Clin Nucl Med 21 (1996) 213–217

[70] Simon, G. H., Nitzsche, E. U., Laubenberger, J. J., Einert, A., Moser, E.: PET imaging of recurrent medullary thyroid cancer. Nuklearmedizin 35 (1996) 102–104

[71] Sisson, J. C.: Selection of the optimal scanning agent for thyroid cancer. Thyroid 7 (1997) 295–302

[72] Steinstrasser, A., Oberhausen, E.: Anti-CEA labelling kit BW 431/26. Results of the European multicenter trial. Nuklearmedizin 34 (1995) 232–242

[73] Sweeney, D., Johnston, G.: Medullary carcinoma of the thyroid. Nuclear medicine imagimg and treatment. In: Wartofsky, L., (Hrsg.): Thyroid cancer. A comprehensive guide to clinical management, S. 389–398. Humana Press Inc, Totowa, New Jersey, 2000

[74] Tisell, L. E., Hansson, G., Jansson, S.: Surgical treatment of medullary carcinoma of the thyroid. Horm Metab Res Suppl 21 (1989) 29–31

[75] Tisell, L. E., Ahlman, H., Wangberg, B., Hansson, G., Molne, J., Nilsson, O., Lindstedt, G., Fjalling, M., Forssell-Aronsson, E.: Somatostatin receptor scintigraphy in medullary thyroid carcinoma. Br J Surg 84 (1997) 543–547

[76] Ugur, O., Kostakglu, L., Guler, N., Caner, B., Uysal, U., Elahi, N., Haliloglu, M., Yuksel, D., Aras, T., Bayhan, H., Bekdik, C.: Comparison of 99mTc(V)-DMSA, 201Tl and 99mTc-MIBI imaging in the follow-up of patients with medullary carcinoma of the thyroid. Eur J Nucl Med 23 (1996) 1367–137

[77] Verga, U., Muratori, F., Di Sacco, G., Banfi, F., Libroia, A.: The role of radiopharmaceuticals MIBG and (V) DMSA in the diagnosis of medullary thyroid carcinoma. Henry Ford Hosp Med J 37 (1989) 175–177

[78] Vuillez, J. P., Peltier, P., Caravel, J. P., Chetanneau, A., Saccavini, J. C., Chatal, J. F.: Imunoscintigraphy using 111In-labeled F(ab')2 fragments of anticarcinoembryonic antigen monoclonal antibody for detecting recurrences of medullary thyroid carcinoma. J Clin Endocrinol Metab 74 (1992) 157–163

[79] Wells, S. A. Jr., Franz, C.: Medullary carcinoma of the thyroid gland. World J Surg 24 (2000) 952–956

Diagnostik der hepatischen Filiarisierung des medullären Schilddrüsenkarzinoms: Spiral-CT-Arteriographie und -Arterioportographie versus SPIO-MRT

A. Grust, G. Fürst

Einleitung

Bisher durchgeführte Untersuchungen zur Bewertung verschiedener radiologischer Verfahren zur Diagnostik einer Lebermetastasierung beziehen sich hauptsächlich auf Metastasen gastrointestinaler Tumoren. Im Gegensatz hierzu weisen Metastasen neuroendokriner Tumoren, wie z. B. des medullären Schilddrüsenkarzinoms (MTC), makroskopisch und auch CT-morphologisch Besonderheiten auf. Tung et al. [28] beschrieben Metastasen des MTC laparaskopisch als 1–5 mm kleine, helle Knötchen an der Leberoberfläche. CT-morphologisch ist das Erscheinungsbild durch die arterielle Hypervaskularisierung geprägt, sodass während der arteriellen Kontrastierungsphase die Metastasen hyperdens erscheinen, im Gegensatz z. B. zu Metastasen des sehr viel häufiger in die Leber metastasierenden kolorektalen Karzinoms. In der portal-venösen Kontrastierungsphase der Leber dagegen erscheinen beide Arten von Lebermetastasen hypodens (Abb. 1).

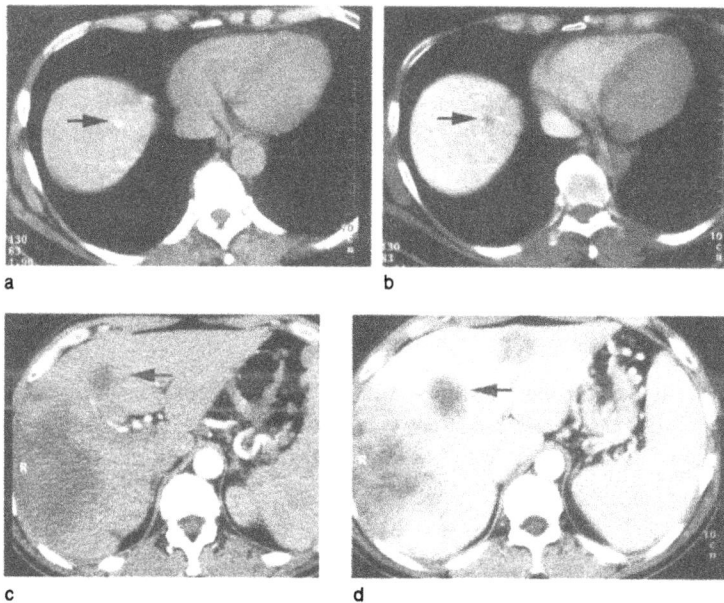

Abbildung 1: Lebermetastasen (Pfeile) des medullären Schilddrüsenkarzinoms (a, b) sowie des kolorektalen Karzinoms (c, d). Während der arteriellen Kontrastierungsphase der Leber erscheinen Metastasen des medullären Schilddrüsenkarzinoms deutlich hyperdens (a) im Gegensatz zu den hypodensen Metastasen des kolorektalen Karzinoms (c). In der portalen Kontrastierungsphase erscheinen alle Metastasen deutlich hypodens (b + d).

Die computertomographische Erkennbarkeit intrahepatischer Läsionen wird durch ihre Größe und den Dichteunterschied zum angrenzenden Leberparenchym bestimmt. Gerade kleine Läsionen entgehen aufgrund von Partialvolumeneffekten in der Computertomographie leicht ihrem Nachweis. Der Vorteil der Spiral-CT besteht hier in der lückenlosen Abbildung der Leber mit der gleichzeitigen Möglichkeit, Partialvolumeneffekte durch die Wahl eines geeigneten Rekonstruktionsinkrements zu minimieren. Die Spiral-CT-Arteriographie (CTA) oder Spiral-CT-Arterioportographie (CTAP) ermöglichen durch die selektive arterielle oder portalvenöse Kontrastmittelapplikation bei hypervaskularisierten Läsionen zudem einen verbesserten Kontrast zum umgebenden Lebergewebe, sodass diese Verfahren einen vielversprechenden Ansatz zur verbesserten Darstellung kleiner hypervaskularisierter Tumoren darstellen.

Als Alternative hierzu hat auch die Magnetresonanztomographie (MRT) der Leber eine besondere Wertigkeit zum Nachweis und zur Charakterisierung von Leberläsionen erfahren. In Kombination mit superparamagnetischen Eisenoxidpartikeln (SPIO, Endorem®) kann die Tumordetektion gegenüber der Nativuntersuchung noch signifikant verbessert werden. Bei adäquater Technik wird die Sensitivität der CT-Arterioportographie bezüglich der Tumordetektion bei gleichzeitig besserer Spezifität erreicht [24, 26].

Ziel unserer Studie war, die Wertigkeit der oben genannten Verfahren sowie ihrer Kombination beim Nachweis von Metastasen des MTC zu evaluieren.

Patienten und Methoden

Patienten

Von Oktober 1998 bis Februar 2000 wurden insgesamt 23 konsekutive Patienten mit MTC und persistierend oder rezidivierend erhöhten Serum-Calcitonin-Spiegeln in unsere Studie einbezogen.

Hierunter befanden sich 13 Frauen und 10 Männer (18–73 Jahre). Ursache des medullären Schilddrüsenkarzinoms waren sporadische Tumoren bei 15 Patienten, bei weiteren 6 Patienten eine multiple endokrine Neoplasie Typ 2a (MEN 2a) und bei jeweils einem Patient eine MEN 2b sowie eine familiäre Form.

Bis auf eine Ausnahme wurden alle Patienten bereits operativ behandelt. Bei 22 Patienten (96 %) wurde eine Thyreoidektomie durchgeführt, bei 18 Patienten (78 %) wurde zusätzlich eine uni- oder bilaterale zervikale Lymphknotendissektion angeschlossen. Bei 11 Patienten (48 %) wurden bereits wiederholte zervikale oder auch mediastinale Lymphknotendissektionen durchgeführt.

Bei allen Patienten war das basale Serumcalcitonin persistierend oder rezidivierend zum Zeitpunkt unserer Untersuchung deutlich erhöht (Spannweite 96–2800 pg/ml; Normwert für Männer < 12 pg/ml, Normwert für Frauen < 5 pg/ml). Das carcinoembryonale Antigen (CEA) war bei 13 Patienten erhöht (bis 720 ng/ml).

Bei 18 von 23 Patienten lag außer einem erhöhten Calcitoninspiegel kein Hinweis auf ein Rezidiv oder Metastasen vor. 3 Patienten hatten suspekt vergrößerte zervikale oder mediastinale Lymphknoten, ein Patient hatte bekannte Lungenmetastasen und ein weiterer Patient hatte 2 bekannte Lebermetastasen. Im Rahmen der oft bereits auswärts angefertigten umfangreichen Vordiagnostik wurde bei 19 Patienten kurz vor unserer Untersuchung eine Computertomographie der Leber mit periphervenöser Kontrastmittelgabe durchgeführt. Hierbei ergab sich in keinem Fall ein Hinweis auf weitere Lebermetastasen.

CT-Arteriographie (CTA)

Für die CT-Arteriographie bzw. CT-Portographie wird die duale Blutversorgung der Leber über die A. hepatica und die Vena porta ausgenutzt (Abb. 2).

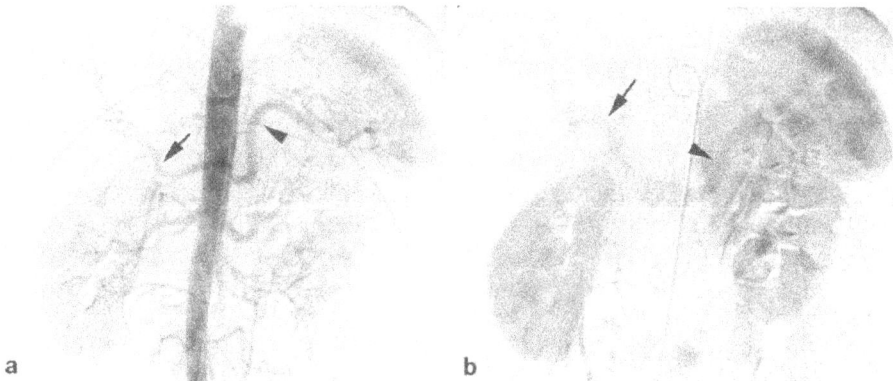

Abbildung 2: Darstellung der Blutversorgung der Leber mit der digitalen Subtraktions-Angiographie. Arterielle Perfusionsphase (a): A. hepatica (Pfeil), A. lienalis (Pfeilspitze). (b) Etwa 30 s nach Kontrastmittelinjektion in die Aorta erfolgt die Kontrastierung der Vena lienalis (Pfeilspitze) sowie der Pfortader (Pfeil) durch Kontrastmittel aus der Milz oder dem Intestinaltrakt.

Vor der Durchführung der Computertomographie wurden die Patienten zunächst in der Angiographie-Einheit (Fa. Philipps, Eindhoven, Niederlande) vorbereitet. Über einen arteriellen Zugang, in der Regel die rechte A. femoralis communis, wurde ein Diagnostikkatheter möglichst ohne vorherige Kontrastmittelgabe in die A. hepatica propria vorgeführt. Der Patient wurde anschließend in die Computertomographie-Einheit (Somatom AR-SP, Fa. Siemens, Erlangen) transportiert, hier wurden in Spiraltechnik axiale Bilder der gesamten Leber aquiriert. Folgende Untersuchungsparameter wurden gewählt:

Tabelle 1: CTA-Parameter

Kollimation	5 mm
Tischvorschub (je Rotation)	8 mm
Rekonstruktionsinkrement	4 mm
Fensterung	500 / 100, ggf. mit angepaßter Fensterlage
Kontrastmittelvolumen	20 ml Ultravist 300 + 40 ml isotone Kochsalzlösung
KM-Flussrate	1,5 ml/s
Scan-Delay	5 s

Für die CTA wurde ein kurzes Scan-Delay (5s) gewählt, da das Kontrastmittel über den in der Leberarterie liegenden Katheter direkt in die Leber gelangte (Abb. 2a).

CT-Arterioportographie (CTAP)

In Anschluss an die CTA erfolgte wiederum in der Angiographieeinheit die Umplatzierung des Katheters in die A. lienalis oder, sofern dies nicht möglich war, in die A. mesenterica superior. Anschließend wurden in Spiraltechnik axiale Bilder der gesamten Leber mit einer portalvenösen Kontrastierung aquiriert. Folgende Untersuchungsparameter wurden von den o.g. Werten abweichend gewählt:

Tabelle 2: CTAP-Parameter

Fensterung	500 / 100, ggf. mit angepasster Fensterlage
Kontrastmittelvolumen	120 ml Ultravist 300
Flussrate	2 ml/s
Startdelay	25 s

Die Messung wurde 30 s nach Beginn der Kontrastmittelgabe gestartet, damit Kontrastmittel über die Milzvene oder die V. mesenterica superior in die Pfortader gelangen konnte (Abb. 2b). Abschließend wurde mit einem Scan-Delay von 90 s die Leber in der späten Kontrastierungsphase untersucht. Daraufhin wurde der Katheter sowie die Schleuse aus der A. femoralis communis entfernt und ein Kompressionsverband für vier Stunden angelegt.

Kernspintomographie mit superparamagnetischen Eisenoxidpartikeln (SPIO-MRT)

Die Kernspintomographie (MRT) wurde an einem 1 Tesla Gerät (Gyroscan NT, Fa. Philipps, Eindhoven, Niederlande) mit einer Körperspule und Atemtriggerung durchgeführt. Folgende Sequenzen und Untersuchungsparameter wurden gewählt:

Tabelle 3: MRT-Parameter

Sequenz	TE/TR (ms)	Schichtdicke	Matrix	Fettsättigung	Kontrastmittel
T1w-SE	778/14	8 mm		–	–
T2w-SE	2500/120	6 mm	256 × 256	–	–
T2w-SE	2500/120	6 mm	256 × 256	ja	–
T2w-SE	2500/120	6 mm	256 × 256	–	AMI-25
T2w-SE	2500/120	6 mm	256 × 256	ja	AMI-25

Als Kontrastmittel benutzten wir AMI-25 (Endorem®), bestehend aus superparamagnetischen Eisenoxidpartikeln (SPIO) in einer Größe von 120–180 nm. Diese Partikel werden nach ihrer Bindung an Albumin selektiv in das retikuloendotheliale System (RES) aufgenommen, sodass gesundes Lebergewebe danach ein niedrigeres Signal zeigt, während

Metastasen unverändert signalreich bleiben. Dies bewirkt eine Steigerung des Läsions-Gewebe-Kontrastes und führt so zur Senkung der Erkennungsgrenze von Leberläsionen.

Auswertung der Untersuchungen

Die Ergebnisse von CTA, CTAP und SPIO-MRT wurden jeweils separat von zwei erfahrenen, unabhängigen und über weitere klinische Angaben nicht informierte Untersucher interpretiert. Erkennung und segmentale Verteilung von Läsionen, Pseudoläsionen und Perfusionsinhomogenitäten wurden ermittelt. Die Interobserver-Reliabilität wurde mittels K-Statistik ermittelt und betrug K = 0,93 für die CTAP sowie K = 0,96 für die SPIO-MRT.

Die Validierung der Konsensusmeinung erfolgte durch den operativen Befund in bisher 7 Fällen, sowie durch die Ergebnisse von selektiven Venenblutentnahmen sowie klinischen und radiologischen Verlaufskontrollen.

Ergebnisse

Durchführbarkeit der arteriellen Kontrastierung

Die Kombination von CTA und CTAP war nicht immer durchführbar. Ursache hierfür waren in 8 Fällen Probleme bei der selektiven Platzierung des Katheters in der A. hepatica. In diesen Fällen konnte das Gefäß nicht risikolos sondiert werden, z. B. als Folge von arteriosklerotischen Stenosen oder Gefäßspasmen. Bei weiteren 4 Patienten bestanden Gefäßvarianten, z. B. ein Abgang der A. hepatica dextra aus der A. mesenterica superior, sodass hier nur die rechten vier Lebersegmente arteriell kontrastiert werden konnten (Abb. 3). Eine arterielle Kontrastierung gelang somit in insgesamt 104 von 184 Lebersegmenten (57 %).

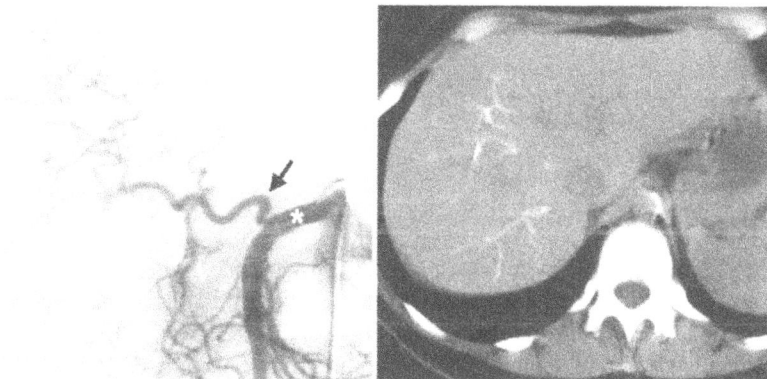

Abbildung 3: Abgang der A. hepatica dextra (Pfeil) aus der A. mesenterica superior (*). Nach selektiver Sondierung kommt es in der CTA lediglich zur Kontrastierung des rechten Leberlappens.

Eine portal-venöse Kontrastierung der gesamten Leber konnte nach Platzierung des Katheters entweder in der A. lienalis oder in der A. mesenterica superior bei 22 Patienten in 176 von 184 Lebersegmenten (96 %) erreicht werden.

Artefakte

Insbesondere nach selektiver Kontrastierung werden Pseudoläsionen beobachtet [2, 22, 29]. Wir fanden Pseudoläsionen im Gallenblasenbett bei 12 Patienten (54 %) (Abb. 4a). 6 Patienten (26 %) hatten Pseudoläsionen neben der Porta hepatis im Segment 4 (Abb. 4b) und weitere 3 Patienten (13 %) zeigten an das Ligamentum falciforme angrenzende Pseudoläsionen (Abb. 4c).

In der portalvenösen Kontrastierungsphase sahen wir bei 8 Patienten (36 %) keilförmige Perfusionsartefakte, welche sich in der verzögerten Darstellung der Leber nicht mehr nachweisen ließen. Diese Artefakte waren nach der Kontrastmittelapplikation über die A. mesenterica häufiger zu beobachten als nach Kontrastmittelgabe über die A. lienalis und beruhen auf regionalen Flussinhomogenitäten in der Pfortader, welche zu vorübergehenden Dichtedifferenzen in den kontrastierten Leberanteilen führen (Abb. 4d).

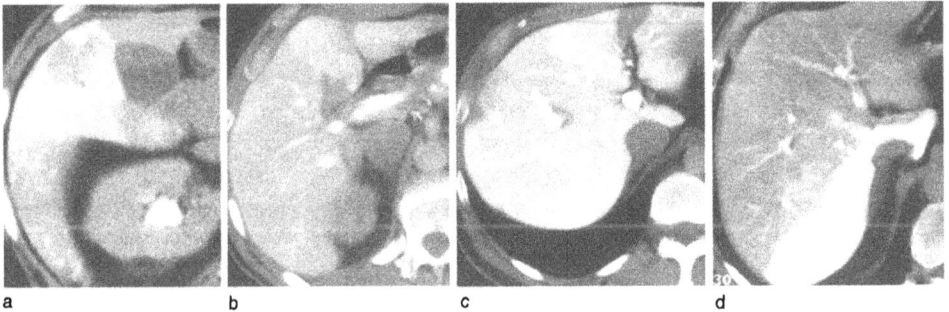

a   b   c   d

Abbildung 4: Artefakte der arteriellen Kontrastierungsphase perizystisch (a), benachbart der Porta hepatis im Segment 4 (b), sowie an das Ligamentum falciforme angrenzend (c). Keilförmiger Perfusionsartefakt in der portalvenösen Kontrastierungsphase (d).

CTA / CTAP

Bei 13 von 23 Patienten fanden wir 85 Metastasen, die sich auf 47 Segmente verteilten. Die Läsionen zeigten einen kleinen Durchmesser von 3 bis 22 mm, im Mittel von 10 mm. Abbildung 5 zeigt das typische Erscheinungsbild einer arteriell hypervaskularisierten Metastase: hyperdens in der arteriellen Phase (a), hypodens in der portalen Phase (b) und in der Spätphase kaum abgrenzbar (c).

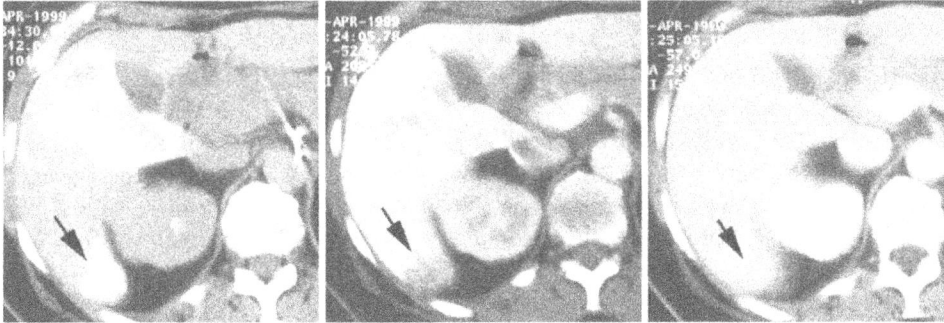

Abbildung 5: Typischer Befund einer arteriell hypervaskularisierten Metastase eines medullären Schilddrüsenkarzinoms in der arteriellen (a), portal-venösen (b) und späten Perfusionsphase (c).

SPIO-MRT

Bei 8 von 23 Patienten fanden wir 20 Metastasen, die sich auf 18 Segmente verteilten. Die Läsionen zeigten einen Durchmesser von 6 bis 22 mm, im Mittel von 13 mm. Abbildung 6 zeigt das entsprechende MRT zum im Kapitel CTA/CTAP dargestellten Fall.

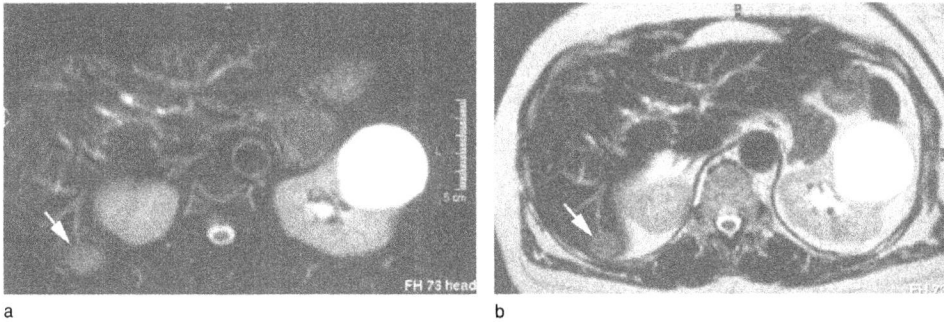

a   b

Abbildung 6: Nativ-MRT mit (a) und ohne (b) Fettunterdrückung. T2w-SE 2500/120. Schichtdicke 6 mm. Gering signalangehobene Läsion im Segment 6 (Pfeil), histologisch gesicherte Metastase eines MTC.

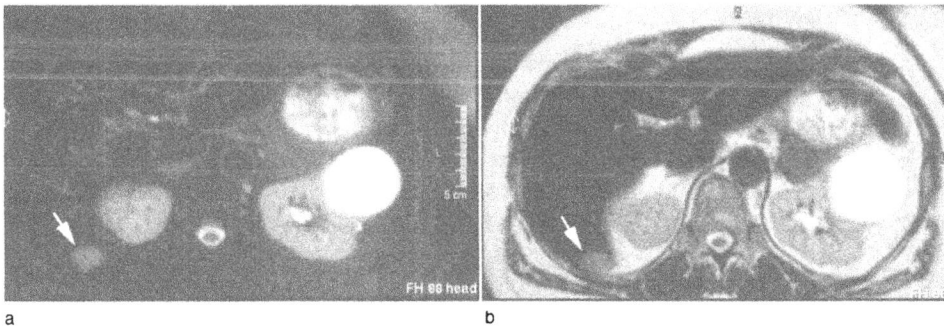

a   b

Abbildung 7: SPIO-MRT mit (a) und ohne (b) Fettunterdrückung. T2w-SE 2500/120. Schichtdicke 6 mm. Im Vergleich zu Abb. 6 deutlich besserer Läsions-Gewebe-Kontrast der Läsion im Segment 6 (Pfeil).

CTA/CTAP in Kombination mit SPIO-MRT

Sofern CTA/CTAP und SPIO-MRT zusammen ausgewertet wurden, fanden sich noch bei 12 der 23 Patienten Metastasen. Ein Patient zeigte in der CTA/CTAP einen Befund, der als Metastase gedeutet wurde (Abb. 8). Die SPIO-MRT konnte diesen Befund jedoch eindeutig als Hämangiom identifizieren. Eine Laparotomie erfolgte bei diesem Patienten aus anderem Grund, sodass in diesem Rahmen auch eine Probebiopsie des Leberbefundes entnommen werden konnte. Die histologische Untersuchung bestätigte das Hämangiom.

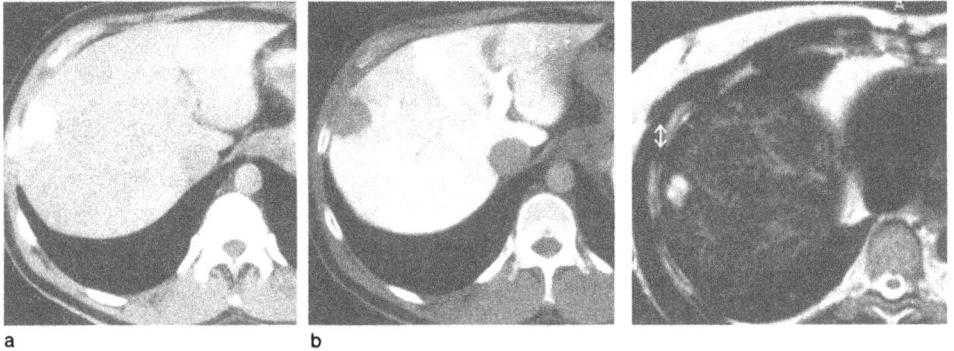

a   b

Abbildung 8: Histologisch gesichertes Hämangiom in der arteriellen (a) und portalvenösen (b) Perfusionsphase der CTA bzw. CTAP. Trotz der Größe waren hier keine pathognomonischen Zeichen eines Hämangioms erkennbar. Im SPIO-MRT typisches signalintenses, gelapptes Erscheinungsbild eines Hämangioms in der T2-Wichtung (c).

Vergleich der Bildgebung mit den operativen Befunden

Eine Laparotomie oder Laparoskopie wurde bei bisher 7 Patienten durchgeführt. Bei 6 Patienten bestand der Verdacht auf eine Lebermetastasierung, bei einem weiteren Patienten zeigte das SPIO-MRT ein Hämangiom. In diesem Fall erfolgte die Laparotomie aus anderer Indikation, das Hämangiom konnte trotzdem histologisch gesichert werden. Bei 4 Patienten wurde die Metastasierung histologisch bestätigt, während in 2 Fällen die Metastasierung ausgeschlossen wurde.

In einem Fall fand sich histologisch ein kleines Hämangiom, welches zu klein war, um in der Computertomographie pathognomonische Charakteristika zu zeigen (Abb. 9). In diesem Fall konnte auch die SPIO-MRT nicht sicher zwischen einem Hämangiom mit Anschnittphänomen oder einer kleinen Metastase unterscheiden (Abb. 10), sodass in diesem Fall eine Fehldiagnose gestellt wurde. Auch der intraoperative Aspekt dieser kleinen Leberläsion war nicht eindeutig, die Diagnose konnte erst histologisch sicher gestellt werden.

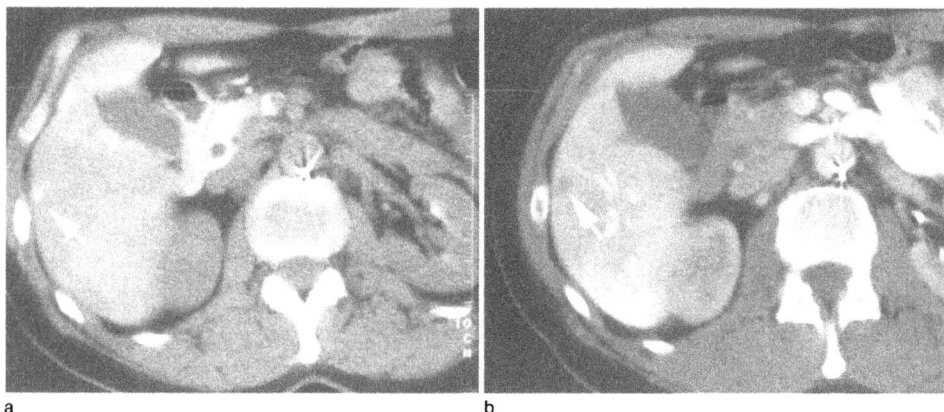

a   b

Abbildung 9: Subkapsuläres 5 mm großes Hämangiom, histologisch gesichert. Aufgrund der metastasentypischen arteriell hypervaskularisierten (a) und portal-venös hypovaskularisierten Erscheinung (b) wurde der Befund als Metastase fehlgedeutet. Das für ein Hämangiom typische cotton-wool-artige, von peripher zulaufende Kontrastierungsmuster konnte wegen der sehr geringen Größe nicht erkannt werden.

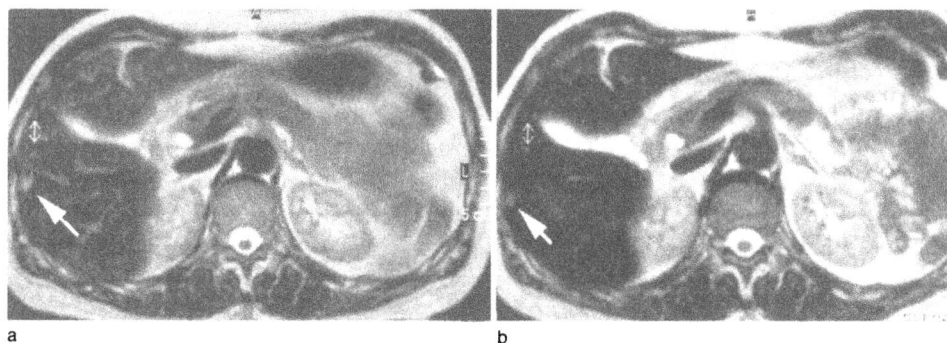

a   b

Abbildung 10: Zur Abbildung 9 korrespondierendes MRT ohne (a) und mit (b) Endorem. Die signalangehobene Läsion könnte durchaus einer kleinen Metastase entsprechen, aber auch ein kleines Hämangiom (histologisch bestätigt) mit Partialvolumeneffekten konnte nicht ausgeschlossen werden.

In einem weiteren Fall wurde eine Laparoskopie durchgeführt, ohne dass Metastasen gesehen wurden, vermutlich aufgrund der Läsionsverteilung tief im Parenchym und an der Leberhinterseite (Abb. 11). Diese Läsionen erkennt man bereits im nativen CT, zudem zeigte die selektive Venenblutentnahme einen signifikanten Kalzitoningradienten in den Lebervenen, sodass gerade in diesem Fall klar wird, dass die Laparoskopie alleine nicht als Goldstandard angesehen werden kann.

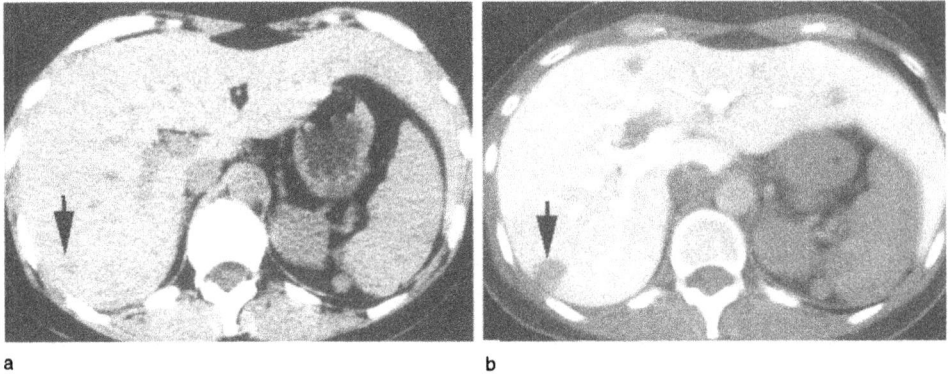

a　　　　　　　　　　　　　　　　b

Abbildung 11: Nativ-CT (a) und CTAP (b) mit mehreren Leberherden, welche laparoskopisch nicht gesehen wurden. Die große Läsion in Segment 6 entgeht ihrem Nachweis aufgrund der dorsalen Lage, da hier eine Inspektion laparoskopisch kaum möglich ist. Die Läsionen im linken Leberlappen sind aufgrund der Parenchymdecke nicht erkennbar.

Vergleich der Verfahren mit dem Referenzstandard

Unser Problem ist ein fehlender Goldstandard, den wir durch einen selbst definierten Referenzstandard zu ersetzen versuchen. Als metastasenpositiv klassifiziert wurden Patienten, bei denen der histologische Nachweis erbracht wurde, oder bei denen die Zusammenschau aller bildgebenden Verfahren und die selektive Venenblutentnahme auf eine Lebermetastasierung hinwiesen. Nach dieser Definition wurden 6 Patienten als metastasenpositiv klassifiziert, wobei die Metastasen immer auch durch die CTA und CTAP diagnostiziert wurden, während die SPIO-MRT bei einem Patienten die Metastasierung nicht nachweisen konnte (Tab. 4).

Tabelle 4: Korrelation zwischen Metatasen-positiv (+), Metastasen-negativ (–) und nicht eindeutig (?) klassifizierten Patienten und den entsprechenden CTA/CTAP und SPIO-MRT Befunden.

	Patienten	CTA/CTAP		SPIO-MRT	
+	6	+ 6	– 0	+ 5	– 1
–	5	+ 2	– 3	+ 1	– 4
?	12	+ 5	– 7	+ 2	– 8

Als metastasennegativ wurden Patienten mit unauffälliger Laparotomie und Histologie klassifiziert, oder sofern die Zusammenschau aller bildgebenden Verfahren keine Metastasen erbrachte und gleichzeitig nach erneuter zerviko-mediastinaler Revision eine Normalisierung des Calcitoninspiegels eintrat.

Auf diese Weise wurden 5 Patienten als metastasenfrei klassifiziert. Die CTAP stimmte hiermit in 3 Fällen überein, 2 Fehlbefunde wurden durch kleine Hämangiome bedingt. Die Kernspintomographie zeigte mit 4 richtig negativen Befunden eine etwas höhere Spezifität bei allerdings niedrigerer Sensitivität (Tab. 4).

Weitere 12 Patienten konnten nach den Kriterien des Referenzstandards nicht eindeutig klassifiziert werden.

Diskussion

Fortschritte in der Bildgebung der Leber, wie z. B. hochauflösendes CT, CTAP und MRT, führen zu einer immer besseren Erkennbarkeit auch kleiner Leberläsionen. Oft sind diese Läsionen benigne, wie z. B. Leberzysten mit einer Prävalenz von 2,5–7,0 % oder kleine Hämangiome mit einer Prävalenz von bis zu 20 % [4, 10, 15]. Sofern der Patient keine Tumorerkrankung hat, bereiten diese kleinen Läsionen nur selten diagnostische Schwierigkeiten. Im Falle eines Tumorleidens können jedoch weitere Untersuchungen notwendig werden, da die Diagnose einer Lebermetastasierung die Therapie und Prognose der betroffenen Patienten radikal ändern kann.

Der Metastasennachweis hat bei unserem Patientenkollektiv eine hohe therapeutische Relevanz. Unsere Patienten zeigten einen deutlich erhöhten basalen Calcitoninspiegel als Zeichen persistierender Tumorzellen des MTC, bei den meisten Patienten war jedoch kein Tumor lokalisierbar. Viele Zentren führen in diesem Fall eine zerviko-mediastinale Reexploration durch, um okkulte Tumorzellen zu extirpieren. Zwar ist dieses ein risikoreicher Eingriff und mit der Eröffnung des Thoraxraumes verbunden, auf der anderen Seite ist es der einzige mögliche kurative Therapieansatz. Der Nachweis einer Lebermetastasierung ändert das Vorgehen, da hierbei ein kurativer Therapieansatz in der Regel nicht mehr möglich ist und eine erneute zerviko-mediastinale Revision zur Beseitigung nur okkulter Tumorzellen relativiert wird. Dem Patienten kann also ein operativer Eingriff mit ernsthaften Komplikationsmöglichkeiten erspart werden.

Gautvik et al. [5] untersuchten 13 Patienten, die trotz primärer Operation weiterhin nach Pentagastrinstimulation einen erhöhten Calcitoninspiegel aufwiesen. Alle Patienten zeigten in der Etagenkatheteruntersuchung einen deutlichen, steilen Anstieg der Kalzitoninkonzentration in den Lebervenen im Gegensatz zu den gesunden Kontrollpersonen. Trotzdem konnte die Bildgebung Lebermetastasen nur bei 4 dieser Patienten nachweisen. Die Autoren vermuten, dass bei allen Patienten Lebermetastasen vorliegen, welche jedoch zu klein sind, um sie mit diagnostischen, nichtinvasiven Verfahren nachzuweisen. Diese Vermutung ist gut vereinbar mit der Beobachtung von Tung et al. [28], welcher bei 8 Patienten laparoskopisch Metastasen eines MTC fand, die als helle stippchenförmige, 1–5 mm große, weißliche Auflagerungen auf der Leberoberfläche erschienen und in der konventionellen CT nicht diagnostizierbar waren. Auch unsere Erfahrungen zeigen, dass die Metastasen des MTC oft multipel, aber mit sehr geringen Durchmessern vorliegen. Unsere Methode zeigte Metastasen bei 12 von 23 Patienten, welche in der zuvor durchgeführten konventionellen Bildgebung inklusive CT mit periphervenöser Kontrastmittelgabe bisher nur in einem Fall nachweisbar waren. Auch in diesem Fall zeigte die CTA/CTAP deutlich mehr Metastasen als bisher bekannt waren, sodass aus einer operablen eine inoperable Situation wurde.

Da Leberläsionen – auch bei Tumorpatienten – nicht unbedingt Malignität implizieren, ergeben sich nach ihrer Diagnose viele Fragen: Sind die Läsionen benigne oder maligne? Sollte eine Biopsie durchgeführt werden und kann diese ohne Risiko mit hoher Erfolgsrate durchgeführt werden? In einigen Fällen kann die Dignität der Läsionen mittels Sonographie, MRT oder auch SPECT geklärt werden. Eine zunehmende Anzahl von Leberläsionen erhöht die Wahrscheinlichkeit, dass maligne Läsionen vorliegen. Bei solitären Leberläsionen unter 1,5 cm Durchmesser handelt es sich nach Jones et al. [12] nur in 5 % um maligne Läsionen, während dieser Anteil bei 2–4 Leberherden auf 19 % und bei mehr als 5 Herden sogar auf 76 % steigt. Die Läsionscharakterisierung gelingt jedoch leider gerade bei kleinen Läsionen oft nicht und auch die Histologiegewinnung ist bei kleinen Herden technisch besonders schwierig. Bei unseren Patienten hatte die Diagnostik somit einerseits das Ziel, möglichst auch sehr kleine, bisher nicht erkannte Lebermetastasen zu detektieren, und andererseits sollte eine Verwechslung mit häufig auftretenden benignen, kleinen Leberläsionen vermieden werden.

Die biphasische Untersuchung der Leber ist die Standardtechnik zur Detektion hypervaskularisierter primärer und sekundärer Lebertumoren [20, 21]. Paulson und Mitarbeiter [21] fanden 30 % zusätzliche Metastasen in der arteriellen Kontrastierungsphase bei Patienten mit metastasiertem Karzinoid. Der Nachteil der Spiral-CT mit peripherer KM-Applikation ist jedoch, dass für die Darstellung der gesamten Leber ca. 20–30 s benötigt werden, während die rein arterielle Kontrastierungsphase der Leber nach periphervenöser Kontrastmittelgabe lediglich ca. 12 s anhält bevor Kontrastmittel über die Pfortader in die Leber gelangt und damit bereits eine Mischkontrastierung mit einem wiederum erniedrigten Läsions-Gewebe-Kontrast entsteht [16].

CT-Arteriographie und -Portographie eignen sich gerade zur Diagnostik kleiner hepatischer Läsionen, da die selektive Kontrastmittelgabe eine rein arterielle oder portalvenöse Kontrastierung der Leber ermöglicht. Gleichzeitig kommt es zu einem hohen Läsions-Gewebe-Kontrast, sodass Partialvolumeneffekte weniger gravierend erscheinen. Andererseits ist dieses Verfahren aufwendig, nicht risikofrei und gerade bei kleinen Leberläsionen nicht ausreichend spezifisch. Die Bedeutung der Spezifität wird daran deutlich, dass bis zu 20 % der Bevölkerung benigne, nichtzystische Lebertumoren aufweisen [15] und insbesondere kleine Hämangiome die gleichen CT-morphologischen Charakteristika wie kleine hypervaskularisierte Metastasen aufweisen können. Selbst bei Patienten mit primärem oder sekundärem Malignom der Leber sind etwa die Hälfte aller fokalen Leberläsionen gutartig und nur in 20 % sind Leberläsionen eindeutig in der CT als maligne identifizierbar [12].

Die CTA wurde erstmals 1979 von Prando et al. erwähnt [23]. Diese Technik allein hat sich jedoch trotz ihrer Sensitivität aufgrund der Artefaktmöglichkeiten und der hiermit verbundenen niedrigeren Spezifität als alleiniges Verfahren nicht durchgesetzt. Nach unserer Erfahrung wurden Fehlinterpretationen durch Artefakte durch die Kombination der CTA mit der CTAP vermieden und gleichzeitig in dieser Kombination die meisten Leberläsionen erkannt. Nachteilig erscheint jedoch, dass gerade diese Läsionen oftmals aufgrund ihrer geringen Größe bezüglich der Läsionsdignität keine diagnostisch wegweisenden Anreicherungsmuster zeigten.

Fettunterdrückte SE-Sequenzen und T2-gewichtete, atemgetriggerte schnelle SE-Sequenzen, wie auch von uns verwendet, gehören zu den genauesten Verfahren zur Detektion solider und nichtsolider Leberläsionen [13]. Bereits die native MRT weist gegenüber der konventionellen KM-unterstützten CT eine höhere Treffsicherheit bezüglich der Detektion fokaler Leberläsionen auf. Die Treffsicherheit bei der Erkennung maligner Leberläsionen mit Größen über 2 cm liegt bei nahezu 100 %, bei Läsionen zwischen 1 und 2 cm Durchmesser sinkt die Treffsicherheit jedoch auf 40–50 % und bei Läsionen unter 1 cm Durchmesser sogar auf 10 % [7, 25, 27]. Eine weitere Verbesserung der Treffsicherheit bei der Detektion fokaler Leberläsionen wurde durch die Anwendung spezieller Spulen [9] sowie atemgetriggerter Sequenzen und leberspezifischer Kontrastmittel erreicht. Umfangreiche Studien mit superparamagnetischen Eisenoxidpartikeln (SPIO, Endorem®) zeigen, dass gegenüber der Nativdiagnostik die Tumordetektion weiter signifikant verbessert werden kann und die Sensitivität der CT-Arterioportographie bezüglich der Tumordetektion bei gleichzeitig besserer Spezifität erreicht wird [24, 26].

Durch den umfangreichen Informationsgehalt der MRT ermöglicht dieses Verfahren eine bessere Differenzierung fokaler Leberläsionen als andere bildgebende Verfahren [17, 30]. Basis für die Einordnung fokaler Leberläsionen ist die in T1-gewichteten und T2-gewichteten Aufnahmen enthaltene Information bezüglich Signalintensität, Begrenzung und Binnenstruktur, wobei die T2-gewichtete Aufnahme in der Regel am aussagekräftigsten ist. Gegenüber allen quantitativen Bewertungsmaßstäben scheint die visuelle Interpretation des T2-gewichteten Bildes unter Berücksichtigung morphologischer Kriterien gleichwertig oder überlegen zu sein. Zur Verbesserung der diagnostischen Sicherheit in der Einordnung von Hämangiomen wird die Kombination von mäßig und stark T2-gewichteten Sequenzen empfohlen [11]. Bei starker T2-Betonung sollte das Hämangiom eine ähnlich hohe Signalintensität wie Flüssigkeiten des Liquors, der Gallenblase oder des Mageninhalts bekommen. Für die Charakterisierung von Hämangiomen mittels MRT wird eine Treffsicherheit von über 80 % angegeben [11, 18]. Auch nach unserer Erfahrung zeigt die SPIO-MRT eine etwas bessere Spezifität bei der Charakterisierung der Leberläsionen im Vergleich zur CTA/CTAP bei allerdings gleichzeitig geringerer Sensitivität.

Eine Schwäche unserer Studie ist, dass bisher kein geeigneter Goldstandard vorliegt, an dem das aufwendige Verfahren gemessen werden kann. Eine histologische Untersuchung nach Probeexzision ist aufgrund der Risiken nur vertretbar, sofern eine limitierte, prinzipiell auch operable Anzahl metastasenverdächtiger Befunde vorliegt. Im Falle der häufigeren disseminiert metastasierten oder aber auch lebergesunden Patienten lag somit keine Histologie vor.

Da die operative Therapie die einzige kurative Therapieoption beim MTC darstellt, muss eine effiziente Diagnostik mit möglichst wenig Aufwand den Befund in die Kategorien „keine Leberfiliae", „operable Anzahl und Verteilung der Leberfiliae" oder „inoperabler Befund" einteilen. Wir beginnen aus diesem Grund die Diagnostik mit dem Verfahren mit der besten Spezifität, dem SPIO-MRT. Sofern hierbei bereits multiple Lebermetastasen diagnostiziert werden, kann die Metastasendiagnostik der Leber beendet werden, da ein

Nachweis weiterer Lebermetastasen mit der CTA/CTAP die Therapie nicht beeinflussen würde (Abb. 12).

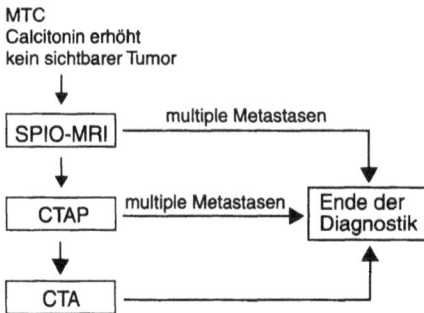

MTC
Calcitonin erhöht
kein sichtbarer Tumor

↓

| SPIO-MRI | ── multiple Metastasen ──────────┐

↓

| CTAP | ── multiple Metastasen → | Ende der Diagnostik |

↓

| CTA | ──────────────────────────┘

Abbildung 12: Empfohlenes radiologisch-diagnostisches Vorgehen bei der Diagnostik arteriell-hypervaskularisierter Lebermetastasen.

Zeigt die SPIO-MRT jedoch keine oder eine resektable Anzahl von Metastasen, sollte anschließend das sensitivere Verfahren in Form der CTAP und CTA durchgeführt werden.

Trotz der hohen Sensitivität der CTA, bedingt durch den guten Läsions-Gewebe-Kontrast arteriell hypervaskularisierter Leberläsionen, sollte unseres Erachtens die Methode aufgrund der Artefaktmöglichkeiten sowie der Untersuchungsschwierigkeiten zuletzt eingesetzt werden. Kanematsu et al. [14] befürworteten die Durchführung der CTA vor der CTAP, da auf diese Weise die Spezifität der CTA höher ist. Bei unserem Vorgehen besteht jedoch durch das aufwendige Umpositionieren der Katheter eine längere Pause zwischen der CTA und der nachfolgenden CTAP, sodass hiernach bereits ein wesentlicher Anteil des Kontrastmittels wieder ausgeschieden ist, und die ohnehin hypervaskularisierten Metastasen aufgrund des guten Kontrastes trotzdem erkennbar sind. Die Spezifität wird bei uns durch das zuerst durchgeführte SPIO-MRT erhöht und kann durch die CTA ohnehin nicht weiter verbessert werden.

Neue Aspekte der diagnostischen Strategie werden sich durch die Entwicklung des Mehrzeilen-Spiral-CT ergeben, da mit dieser Methode die komplette Leber mit einer dünnen Kollimation und geringem Pitch-Faktor in 6,5–12 s untersucht werden kann. Auf diese Weise lässt sich auch bei peripherer Kontrastmittelapplikation eine rein arterielle Kontrastierung erreichen [3]. Neben dem Vorteil der geringeren Invasivität dieses Verfahrens, der schnelleren und insbesondere auch im Falle von anatomischen Varianten einfacheren Durchführbarkeit, hat dieses Verfahren jedoch noch den Nachteil einer selteneren Verfügbarkeit. Auch der Läsions-Gewebe-Kontrast in der Leber muss bei diesem Verfahren niedriger erwartet werden, da das Kontrastmittel durch die periphere Gabe erheblich verdünnt wird, bevor es in die Leberarterie oder die Pfortader gelangt. Untersuchungen zur Wertigkeit der Mehrzeilen-Spiral-CT im Rahmen der Diagnostik hypervaskularisierter Lebermetastasen stehen noch aus.

Zusammenfassung

Bei mehr als der Hälfte unserer Patienten mit MTC und postoperativ erhöhten Calcitonin-werten konnten wir Lebermetastasen diagnostizieren, die der konventionellen Bildgebung fast immer entgangen waren. Im Falle postoperativ erhöhter Kalzitoninwerte sollte deshalb eine Lebermetastasierung des MTC immer differentialdiagnostisch berücksichtigt werden.

Die Indikation für unsere aufwendige Diagnostik sehen wir als gegeben, sofern in der konventionellen Diagnostik keine Metastasierung nachweisbar war, aber trotz adäquater onkologisch-chirurgischer Therapie ein erhöhter Calcitoninspiegel auf eine Tumorpersistenz hinweist.

Während die Sensitivität der CTA/CTAP hoch erscheint, erhöht die Kombination mit der SPIO-MRT die Spezifität, insbesondere aufgrund der schwierigen Unterscheidung zwischen kleinen Hämangiomen und Metastasen. Letztendlich ist eine weitere longitudinale Beobachtung notwendig, um bei fehlendem Goldstandard genauer auf Sensitivität und Spezifität des Verfahrens schließen zu können.

Literatur

[1] Chezmar, J. L., Bernardino, M. E., Kaufman, S. H., et al.: Combined CT arterial portography and CT hepatic angiography for evaluation of the hepatic resection candidate. Radiology 189 (1993) 407–410

[2] Fernandez, M. P., Bernadino, M. E..: Hepatic pseudolesion: appearance of focal low attenuation in the medial segment of the left lobe at CT arterial portography. Radiology 181 (1991) 809–812

[3] Foley, W. D., Mallisee, T. A., Hohenwalter, M. D., Wilson, C. R., Quiroz, F. A., Taylor, A. J.: Multiphase hepatic CT with a multirow detector CT scanner. AJR 175 (2000) 679–685

[4] Gaines, P. A., Sampson, M. A.: The prevalence and characterization of simple hepatic cysts by ultrasound examination. Br J Radiol 62 (1989) 335–337

[5] Gautvik, K. M., Talle, K., Hager, B., Jorgensen, O. G., Aas, M.: Early liver metastases in patients with medullary carcinoma of the thyroid gland. Cancer 63 (1989) 175–180

[6] Gimm, O., Dralle, H.: Reoperation in metastasizing medullary thyroid carcinoma: Is a tumor stage-oriented approach justified ? Surgery 122 (1997) 1124–1131

[7] Heiken, J. P., Weyman, P. J., Lee, J. K., Balfe, D. M., Picus, D., Brunt, E. M., Flye, M. W.: Detection of focal hepatic masses: prospective evaluation with CT, delayed CT, CT during arterial portography, and MR imaging. Radiology 171 (1989) 47–51

[8] Helmberger, H., Bautz, W., Vogel, U., Lenz, M.: CT-Arterioportographie in Spiraltechnik zum Nachweis von Lebermetastasen. Fortschr Röntgenstr 158 (1993) 410–415

[9] Helmberger, T., Holzknecht, N., Lackerbauer, C. A., Muller-Lisse, U., Schnarkowski, P., Gauger, J., Reiser, M.: Phased-array superficial coil and breath holding technique in MRI of the liver. Comparison of conventional spin echo sequences with rapid fat suppressing gradient echo and turbo-spin sequences. Radiology 35 (1995) 919–924

[10] Ishak, K. B., Rabin, L.: Benign tumors of the liver. Med Clin North Am 59 (1975) 995–1013

[11] Ito, K., Mitchell, D. G., Outwater, E. K., Szklaruk, J., Sadek, A. G.: Hepatic lesions: discrimination of non-solid, benign lesions from solid, malignant lesions with heavily T2-weighted fast spin-echo MR imaging. Radiology 204 (1997) 729–737

[12] Jones, E. C., Chezmar, J. L., Nelson, R. C., Bernardino, M. E.: The frequency and significance of small (less than or equal 15 mm) hepatic lesions detected by CT. AJR 158 (1992) 535–539

[13] Kanematsu, M., Hoshi, H., Itoh, K., Murakami, T., Hori, M., Kondo, H., Yokoyama, R., Nakamura, H.: Focal hepatic lesion detection: comparison of four fat-suppressed T2-weighted MR imaging pulse sequences. Radiology 211 (1999) 363–371

[14] Kanematsu, M., Imaeda, T., Hoshi, H., Yokoyama, R., Mizuno, S.: Methodological assessment of combined spiral CT angiography and CT arterial portography. Abdom Imaging 22 (1997) 404–409

[15] Karhunen, P. J.: Benign hepatic tumours and tumour like conditions in men. J Clin Pathol 39 (1986) 183–188

[16] Kopka, L., Rodenwaldt, J., Fischer, U., Mueller, D. W., Oestmann, J. W., Grabbe, E.: Dual phase helical CT of the liver: effects of bolus tracking and different volumes of contrast material. Radiology 201 (1996) 321–326

[17] Lüning, M., Koch, M., Abet, L., Wolff, H., Wenig, B., Buchali, K., Schopke, W., Schneider, T., Muhler, A., Rudolph, B.: The accuracy of the imaging procedures (sonography, MRT, CT, angio-CT, nuclear medicine) in characterizing liver tumors. Fortschr Röntgenstr 154 (1991) 398–406

[18] McFarland, E. G., Mayo Smith, W. W., Saini, S., Hahn, P. F., Goldberg, M. A., Lee, M. J.: Hepatic hemangiomas and malignant tumors: improved differentiation with heavily T2-weighted conventional spin-echo MR imaging. Radiology 193 (1994) 43–47

[19] Nelson, R. C., Chezmar, J. L., Sugarbaker, J. H., Murray, D. R., Bernardino, M. E.: Hepatic tumors: comparison of CT during arterial portography, delayed CT, and MR imaging for preoperative evaluation. Radiology 172 (1989) 27–34

[20] Oliver, J. H., Baron, R. L., Federle, M. P., Jones, B. C., Sheng, R.: Hypervascular liver metastases: do unenhanced and hepatic arterial phase CT images effect tumor detection? Radiology 205 (1997) 709–715

[21] Paulson, E. K., McDermott, V. G., Keogan, M. T., De Long, D. M., Frederick, M. G., Nelson, R. C.: Carcinoid metastases to the liver : role of triple phase helical CT. Radiology 206 (1998) 143–150

[22] Peterson, M. S., Baron, R. L., Dodd, G. D., Zajko, A. J., Oliver, J. H., Miller, W. J., Carr, B. I., Bron, K. M., Campbell, W. L., Sammon, J. K.: Hepatic parenchymal perfusion defects detected with CTAP : Imaging-pathologic correlation. Radiology 185 (1992) 149–155

[23] Prando, A., Wallace, S., Bernardino, M. E., et al.: Computed tomographic arteriography of the liver. Radiology 193 (1979) 697–701

[24] Ros, P. R., Freeny, P. C., Harms, S. E., Seltzer, S. E., Davis, P. L., Chan, T. W., Stillman, A. E., Muroff, L. R., Runge, V. M., Nissenbaum, M. A., et al.: Hepatic MR imaging with ferumoxides: a multicenter clinical trial of the safety and efficacy in the detection of focal hepatic lesions. Radiology 196 (1995) 481–488

[25] Rummeny, E. J., Wernecke, K., Saini, S., Vassallo, P., Wiesmann, W., Oestmann, J. W., Kivelitz, D., Reers, B., Reiser, M. F., Peters, P. E.: Comparison between high-field-strength MR imaging and CT for screening of hepatic metastases: a receiver operating characteristic analysis. Radiology 182 (1992) 879–886

[26] Seneterre, E., Taourel, P., Bouvier, Y., Pradel, J., Van Beers, B., Daures, J. P., Pringot, J., Mathieu, D., Bruel, J. M.: Detection of hepatic metastases: ferumoxides-enhanced MR imaging versus unenhanced MR imaging and CT during arterial portography. Radiology 200 (1996) 785–792

[27] Soyer, P., Levesque, M., Caudron, C., Elias, D., Zeitoun, G., Roche, A.: MRI of liver metastases from colorectal cancer vs. CT during arterial portography. J Comput assist Tomogr 17 (1993) 67–74

[28] Tung, W. S., Vesely, T. M., Moley, J. F.: Laparoscopic detection of hepatic metastases in patients with residual or recurrent medullary thyroid cancer. Surgery 118 (1995) 1024–1030

[29] Urban, B. A., McGhie, P. A., Fishman, E. K.: Helical CT: diagnostic pitfalls of arterial phase imaging of the upper abdomen. AJR 174 (2000) 455–461

[30] Wittenberg, J., Stark, D. D., Forman, B. H., Hahn, P. F., Saini, S., Weissleder, R., Rummeny, E., Ferrucci, J. T.: Differentiation of hepatic metastases from hepatic hemangiomas and cysts by using MR imaging. Amer J Roentgenol 151 (1988) 79–84

Die Bestimmung von Calcitonin zur Diagnostik und Verlaufskontrolle des medullären Schilddrüsenkarzinoms

A. Grauer

Einleitung

Calcitonin (CT) ist ein Peptidhormon, das aus 32 Aminosäuren besteht und in den C-Zellen der Schilddrüse sezerniert wird. Seit Jahrzehnten spielt es eine überragende Rolle als Tumormarker für das medulläre Schilddrüsenkarzinom und ist dabei von zentraler Bedeutung bei der Diagnosestellung, Verlaufsbeobachtung und Lokalisationsdiagnostik [11].

Methodische Aspekte

Zeitgemäß ist heute die Verwendung von two-site Assays, meist mit zwei monoklonalen Antikörpern und einer hohen Spezifität für monomeres Calcitonin. Dies hat gegenüber herkömmlichen Radioimmunoassays (RIA) zu einer erheblichen Absenkung der unteren Nachweisgrenze geführt. Allerdings ist auch die obere Grenze des Normbereiches bei den heutigen Nachweisverfahren deutlich niedriger angesiedelt. Dies spricht insgesamt für eine deutlich verbesserte Spezifität der Assays für monomeres Calcitonin, was insgesamt niedrigere Messwerte erklärt, nicht automatisch jedoch für eine verbesserte Sensitivität. Immer noch sind bei einer männlichen Normalbevölkerung ca. 50 % der Proben unterhalb der Nachweisgrenze, bei einer weiblichen Normalbevölkerung ca. 80 % (pathophysiologische Fragestellungen, wie etwa die zur Bedeutung von CT für den Calcium- und Knochenstoffwechsel) sind auch mit den neuen two-site Assays nicht zu beantworten und können allenfalls nach Extraktion und Konzentration des Probenmaterials zu leisten. Bei der Diagnostik, Verlaufsbeobachtung und Lokalisationsdiagnostik des C-Zell-Karzinoms leisten die modernen two-site Immunoassays jedoch hervorragende Dienste [12].

Aktuelle Anwendungen der Calcitoninbestimmung

Diagnostik bei Struma nodosa

In den letzten Jahren sind mehrere Arbeiten erschienen, die die Wertigkeit der Calcitoninbestimmung bei der differentialdiagnostischen Abklärung der Struma nodosa untersuchten.

In einigen Studien wurde hierzu im Rahmen der Abklärung der Struma nodosa systematisch eine Calcitoninbestimmung durchgeführt, wobei in ca. 0,6 % [17] bis 3 % [16, 20] der Patienten erhöhte basale Calcitoninwerte gefunden wurden. Bei bestimmten Kollektiven, wie Patienten mit chronischer Hämodialyse (29 %) oder Patienten nach Nierentransplantation (6 %) liegen finden sich erhöhte CT-Basalspiegel sogar noch häufiger. [14].

Die Prävalenz eines medullären Schilddrüsenkarzinoms in diesen Studien lag zwischen 0,6 und 0,9 % aller Patienten mit Struma nodosa [13, 17, 18, 19, 20] (Tab. 1). Diese Befunde haben zur Empfehlung geführt, bei allen Patienten mit Struma nodosa präoperativ eine Calcitoninbestimmung durchzuführen. Diese Empfehlung ist bereits von einer großen Zahl von Spezialisten in ihr diagnostisches Repertoire übernommen worden, wie eine Umfrage unter Mitgliedern der European Thyroid Association zeigte. Folgender Fall wurde präsentiert: 42-jährige Frau mit Struma nodosa, solitärer Knoten von 2×3 cm ohne klinische Zeichen der Malignität. Bei dieser Konstellation entschieden sich 43 % der Spezialisten für eine Calcitoninbestimmung im Rahmen der Diagnostik [4].

Tabelle 1: Häufigkeit erhöhter Calcitoninspiegel bei Struma nodosa nach systematischer Calcitoninbestimmung (nach Raue F und Frank-Raue K, Deutsches Ärzteblatt, 94: A1067-1068 (1997))

	Pacini JCEM 94	Rieu Clin Endocr 95	Vierhapper JCEM 97
Patienten	1197	469	1062
CT (obere Norm, pg/ml)	20	10	10/100
Patienten mit erhöhtem CT	7	4	13 (3/10)
Histologie	7	4	6 MTC/ 6 CCH
CT-Werte bei MTC	55–10000	70–2838	38–5459
Tumorgröße (cm)	0,9–2,2	0,3–8,0	0,3–3,5
nur durch erhöhtes CT erfasst	5	2	
Patienten mit SD-Ca (non MTC)	43	11	
% SD-Ca (insgesamt)	3,1	3,2	
% MTC	0,57	0,84	0,60
% MTC/% SD-Ca	16	26,7	40

Folgt man dieser Empfehlung ist es besonders wichtig, einen modernen two-site Assay durchzuführen. Beim Gebrauch älterer Calcitonin-Assays mit Einzelantikörpertechnik waren unspezifische Erhöhungen des Calcitoninwertes häufig und führten zu diagnostischen Problemen [5].

Verlaufsbeobachtung nach Operation eines medullären Schilddrüsenkarzinoms

Die Calcitoninbestimmung spielt eine zentrale Rolle in der Verlaufsbeobachtung von Patienten nach totaler Thyreoidektomie wegen eines medullären Schilddrüsenkarzinoms. Eine Normalisierung zuvor erhöhter CT-Spiegel gilt auch heute noch als verlässliches Indiz der biochemischen Heilung eines Patienten.

Die Bedeutung der höheren Spezifität moderner Assays lässt sich unter anderem durch eine Studie illustrieren, bei der die CT-Spiegel von 214 Patienten nach einer totalen Thyreoidektomie, die wegen eines (nicht-medullären) Schilddrüsenkarzinoms durchgeführt wurde, mit zwei verschiedenen Nachweisverfahren bestimmt wurden, einmal mit einem konventionellen RIA, einmal mit einem modernen Luminiszenz two-site Assay. Mit dem modernen two-site Assay lagen die Calcitonin-Spiegel erwartungsgemäß bei über 95 % der Proben unter der Nachweisgrenze. In einer Untergruppe von 24 Patienten wurde parallel auch eine CT Bestimmung mittels RIA vorgenommen. In dieser Subgruppe ließ sich im two-site Assay bei keinem der Patienten CT nachweisen, im weniger spezifischen RIA lagen die CT Spiegel aller 24 Patienten im messbaren Bereich [8].

Rolle des Pentagastrin-Tests bei Diagnostik und Verlaufsbeobachtung

Pentagastrin ist ein potenter Stimulator der Calcitoninsekretion. Nach einer Blutentnahme zur Bestimmung des Calcitonin-Basalwertes wird Pentagastrin (0,5 μg/kg Körpergewicht) durch eine liegende Kanüle als Push-Bolus intravenös verabreicht. Nach 2 und 5 Minuten erfolgen weitere Blutentnahmen zur Bestimmung der stimulierten Werte. Klinisch von Bedeutung ist der Pentagastrin-Test von allem bei normalem basalen CT-Spiegel, da hier durch den Pentagastrintest die diagnostische Trennschärfe der Bestimmung des basalen Calcitonins deutlich erhöht werden kann. Auch bei Normalpersonen steigt der Calcitoninspiegel nach Pentagastrinapplikation deutlich an, so dass zur Entscheidung, ob ein Pentagastrintest pathologisch ausgefallen ist, entweder arbiträr eine obere Grenze festgelegt werden muss oder ein Normalkollektiv an gesunden Probanden ermittelt werden muss. Eine solche Untersuchung an gesunden Probanden liegt sowohl für einen two-site Luminiszenz-Assay [12] (Abb.1) als auch für einen two-site Elisa [21] vor. Die Tatsache, dass sich auch zwischen diesen beiden modernen Assays deutliche Unterschiede in der oberen Norm des pentagastrinstimulierten Calcitonins finden, machen die Schwierigkeiten in der Interpretation dieser Tests deutlich.

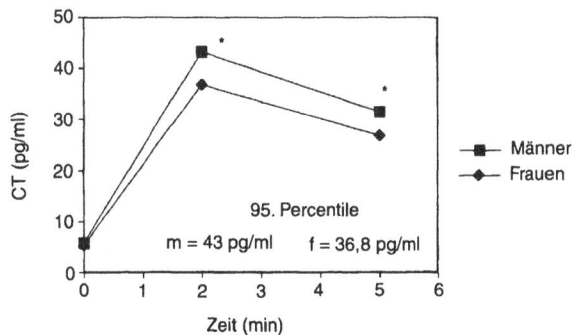

Abb. 1: Normwerte für Calcitonin nach Pentagastrinstimulation für einen two-site Chemiluminiszenz-Assay. Calcitoninbestimmung 2 und 5 min nach Pentagastrinstimulation (0,5 μg/kg Körpergewicht) bei 19 gesunden Probanden (10 Männer, 9 Frauen). Dargestellt sind die 95 % Perzentilen-Kurven. Modifiziert nach Grauer et al, Exp Clin Endocrinol Diabetes 106 (1998) 353–359.

Der zusätzliche Informationsgewinn durch Pentagastrinstimulation ist dabei umso kleiner, je spezifischer der Calcitonin-Assay ist, der verwendet wird. Dennoch hat der Pentagastrintest weiter einen hohen Stellenwert, um Fälle, bei denen die basalen CT-Werte in der Grauzone liegen, besser einzuschätzen. Es gibt nur wenig systematische Untersuchungen anhand derer beurteilt werden kann, wie hoch die Zahl der Patienten mit normalem Basalspiegel ist, die nur durch eine Pentagastrinstimulation als pathologisch identifiziert werden konnten. Klinisch ist hier auch zu unterscheiden zwischen Patienten, bei denen der Stimulationstest im Rahmen der Abklärung einer Struma nodosa durchgeführt wird und Patienten, die sich in der Verlaufsbeobachtung nach totaler Thyreoidektomie nach MTC befinden.

Bei Patienten mit Struma nodosa fand sich unter 121 Patienten mit basal normalem CT eine pathologische Stimulierbarkeit bei 7 Patienten (5,8 %). Bei den beiden Patienten mit den höchsten Anstiegen nach Stimulation (CT-Spiegel 100 pg/ml und 372 pg/ml) fand sich histologisch ein Micro-MTC, bei den anderen 5 Patientinnen mit nur milde erhöhten stimulierten CT-Spiegeln fand sich in 3 Fällen eine C-Zell-Hyperplasie und in zwei Fällen kein pathologischer C-Zell-Befund [16].

Bei Patienten nach totaler Thyreoidektomie bei MTC werden an die Beurteilung der stimulierten CT-Spiegel naturgemäß strengere Maßstäbe angelegt, da mit spezifischen two-site Assays kein immunoreaktives CT mehr nachweisbar sein sollte.

Lokalisationsdiagnostik durch selektive Halsvenenkatheterisierung

Die Lokalisationsdiagnostik von okkultem MTC-Gewebe ist eine diagnostische Herausforderung. Sie hat im Management der Patienten mit biochemisch nachweisbarer Tumorpersistenz oder einem biochemisch nachgewiesenen Tumorrezidiv klinische Konsequenzen, da in wichtigen chirurgischen Zentren davon die Operationstaktik beeinflusst wird [7]. Die mikrochirurgische, modifizierte radikale Neck-dissection ist ein sehr aufwendiger Eingriff. Wenn durch präoperative Lokalisationsdiagnostik die wahrscheinliche Seitenlokalisation

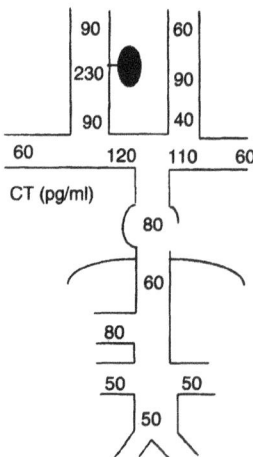

Abb. 2: Lokalisationsdiagnostik bei okkultem MTC mit Hilfe einer selektiven Halsvenenkathetisierung. Deutlicher Konzentrationsgradient für CT rechts cervikal bei 45-jähriger Patientin mit sporadischem MTC und persistierend erhöhten CT-Spiegeln nach totaler Thyreoidektomie. Bei der mikrochirugischen, modifizierten radikalen Neck dissection rechts fand sich eine singuläre, 0,8 cm große MTC Metastase. Die postoperative CT-Bestimmung ergab normale basale und PG-stimulierte CT-Spiegel.

einer Metastasierung festgelegt werden kann, sind Eingriffe möglich, bei der die Neck-dissection nur einseitig mit gutem Erfolg durchgeführt werden kann [6] (Abb. 2). Dies ist umso wichtiger, als bei multilokulärem Befall (positive Lymphknoten in mehr als zwei Lymphknotenkompartments) die Erfolgsaussichten einer chirurgischen Intervention im Hin-blick auf eine Heilung minimal sind [15].

Die Resultate durch bildgebende Verfahren (Ultraschall, CT, MRT) allein sind häufig nicht ausreichend, um sicher zu entscheiden, ob solch ein Procedere beim individuellen Patien-ten möglich und sinnvoll ist [9]. Da auch die Ergebnisse der szintigraphischen Verfahren trotz vielversprechender Ansätze diese diagnostische Lücke (noch) nicht sicher schließen [2, 3, 10], ist die selektive Venenkatheterisierung mit etagenweiser Calcitoninbestimmung eine bedeutsame Zusatzuntersuchung, die in Zentren mit guter interdisziplinärer Zusam-menarbeit von Endokrinologen und interventionellen Radiologen hervorragende Ergebnisse bringt [1, 9].

Zusammenfassung

Auch in den Zeiten des genetischen Screenings für MEN2-Patienten spielt die Calcitonin-bestimmung weiter eine zentrale Rolle. Diese liegt heute vornehmlich in der Diagnostik, Verlaufsbeobachtung und Lokalisationsdiagnostik des medullären Schilddrüsenkarzinoms. Die früher wichtige Funktion der CT-Bestimmung im Familienscreening bei Angehörigen von MTC-Patienten ist heutzutage weitgehend von der DNA-Analyse auf Mutationen im Ret-Protoonkogen abgelöst worden.

Moderne two-site Immunoassays weisen eine sehr hohe Spezifität für monomeres Cal-citonin auf. Die damit verbundene verbesserte klinische Aussagekraft hat zu einem breite-ren Einsatz der Calcitoninbestimmung in der präoperativen Abklärung der Struma nodosa geführt, wodurch systematische CT-Bestimmungen bei 0,6–0,9 % aller Struma nodosa Patienten ein MTC diagnostiziert werden kann. Oberhalb von CT-Werten von 100 pg/ml, gemessen mit modernen two-site Assays, liegt praktisch immer ein C-Zell-Karzinom vor. Schwieriger ist die Abgrenzung in dem Graubereich, der im oberen Abschnitt des Norm-bereiches beginnt und bei 100 pg/ml aufhört. In diesem Bereich finden sich bereits verein-zelt Patienten mit MTC, zahlreiche Patienten mit C-Zell-Hyperplasie unklarer Relevanz – oft vergesellschaftet mit Immunthyreopathien und viele C-Zell-gesunde Patienten. Die CT-Bestimmung nach Pentagastrin hilft hier weiter, da bei einem Teil der Patienten eine ein-deutig pathologische Stimulierbarkeit auf Werte über 100 pg/ml nachweisbar ist. Auch nach PG-Stimulation bleibt jedoch ein Graubereich, in dem keine eindeutige Empfehlung für das klinische Management gegeben werden kann und im Einzelfall mit klinischer Erfahrung und gegebenenfalls Verlaufsbeurteilung entschieden werden muss.

Die weiteren wichtigen Einsatzgebiete umfassen die postoperative Verlaufskontrolle von Patienten nach OP wegen eines MTC und der Einsatz im Rahmen einer selektiven Hals-venenkatheterisierung zum Nachweis okkulten MTC-Gewebes.

Sollten in der Zukunft neben der durch die two-site Assays verbesserten Spezifität auch deutliche Verbesserung der Sensitivität zu erzielen sein, könnten endlich auch Untersuchungen zur pathophysiologischen Bedeutung von Calcitonin im größeren Maßstab möglich werden.

Literatur

[1] Abdelmoumene, N., Schlumberger, M., Gardet, P., Roche, A., Travagli, J. P., Francese, C., Parmentier, C.: Selective venous sampling catheterisation for localisation of persisting medullary thyroid carcinoma. Br J Cancer 69 (1994) 1141–1144

[2] Adalet, I., Demirkale, P., Unal, S., Ouz, H., Alagol, F., Cantez, S.: Disappointing results with Tc-99m tetrofosmin for detecting medullary thyroid carcinoma metastases comparison with Tc-99m VDMSA and TI-201. Clin Nucl Med 24 (1999) 678–683

[3] Behr, T. M., Gratz, S., Markus, P. M., Dunn, R. M., Hufner, M., Schauer, A., Fischer, M., Munz, D. L., Becker, H., Becker, W.: Anti-carcinoembryonic antigen antibodies versus somatostatin analogs in the detection of metastatic medullary thyroid carcinoma: are carcinoembryonic antigen and somatostatin receptor expression prognostic factors? Cancer 80 (1997) 2436–2457

[4] Bennedbaek, F. N., Perrild, H., Hegedus, L.: Diagnosis and treatment of the solitary thyroid nodule. Results of a European survey. Clin Endocrinol Oxf 50 (1999) 357–363

[5] Body, J. J., Heath, H. III.: Non-specific increases in plasma immunoreactive calcitonin inhealthy individuals: discrimonation from medullary thyroid carcinoma by a new extraction technique. Clin Chem 30 (1984) 511–514

[6] Buhr, H. J., Kallinowski, F., Raue, F., Frank Raue, K., Herfarth, C.: Microsurgical neck dissection for metastasizing medullary thyroid carcinoma. Eur J Surg Oncol 21 (1995) 195–197

[7] Buhr, H. J., Kallinowski, F., Raue, F., Frank Raue, K., Herfarth, C.: Microsurgical neck dissection for occultly metastasizing medullary thyroid carcinoma. Three-year results. Cancer 72 (1993) 3685–3693

[8] Engelbach, M., Gorges, R., Forst, T., Pfutzner, A., Dawood, R., Heerdt, S., Kunt, T., Bockisch, A., Beyer, J.: Improved diagnostic methods in the follow-up of medullary thyroid carcinoma by highly specific calcitonin measurements. J Clin Endocrinol Metab 85 (2000) 1890–1894

[9] Frank Raue, K., Raue, F., Buhr, H. J., Baldauf, G., Lorenz, D., Ziegler, R.: Localization of occult persisting medullary thyroid carcinoma before microsurgical reoperation: high sensitivity of selective venous catheterization. Thyroid 2 (1992) 113–117

[10] Frank Raue, K., Bihl, H., Dorr, U., Buhr, H., Ziegler, R., Raue, F.: Somatostatin receptor imaging in persistent medullary thyroid carcinoma. Clin Endocrinol Oxf 42 (1995) 31–37

[11] Grauer, A., Blind, E.: Tumor markers for the medullary thyroid carcinoma. Recent Results Cancer Res 125 (1992) 55–89

[12] Grauer, A., Raue, F., Ziegler, R.: Clinical usefulness of a new chemiluminescent two-site immunoassay for human calcitonin [see comments]. Exp Clin Endocrinol Diabetes 106 (1998) 353–359

[13] Horvit, P. K., Gagel, R. F.: The goitrous patient with an elevated serum calcitonin--what to do? J Clin Endocrinol Metab 82 (1997) 335–337

[14] Kotzmann, H., Schmidt, A., Scheuba, C., Kaserer, K., Watschinger, B., Soregi, G., Niederle, B., Vierhapper, H.: Basal calcitonin levels and the response to pentagastrin stimulation in patients after kidney transplantation or on chronic hemodialysis as indicators of medullary carcinoma. Thyroid 9 (1999) 943–947

[15] Machens, A., Gimm, O., Ukkat, J., Hinze, R., Schneyer, U., Dralle, H.: Improved prediction of calcitonin normalization in medullary thyroid carcinoma patients by quantitative lymph node analysis. Cancer 88 (2000) 1909–1915

[16] Niccoli, P., Wion Barbot, N., Caron, P., Henry, J. F., de Micco, C., Saint Andre, J. P., Bigorgne, J. C., Modigliani, E., Conte Devolx, B.: Interest of routine measurement of serum calcitonin: study in a large series of thyroidectomized patients. The French Medullary Study Group. J Clin Endocrinol Metab 82 (1997) 338–341

[17] Pacini, F., Fontanelli, M., Fugazzola, L., Elisei, R., Romei, C., Di Coscio, G., Miccoli, P., Pinchera, A.: Routine measurement of serum calcitonin in nodular thyroid diseases allows the preoperative diagnosis of unsuspected sporadic medullary thyroid carcinoma. J Clin Endocrinol Metab 78 (1994) 826–829

[18] Raue, F., Frank-Raue, K.: Gehört die Calcitoninbestimmung zur Abklärung der Struma nodosa? Dt Ärzteblatt 94 (1997) A 1067–1068

[19] Rieu, M., Lame, M. C., Richard, A., Lissak, B., Sambort, B., Vuong Ngoc, P., Berrod, J. L., Fombeur, J. P.: Prevalence of sporadic medullary thyroid carcinoma: the importance of routine measurement of serum calcitonin in the diagnostic evaluation of thyroid nodules. Clin Endocrinol Oxf 42 (1995) 453–460

[20] Vierhapper, H., Raber, W., Bieglmayer, C., Kaserer, K., Weinhausl, A., Niederle, B.: Routine measurement of plasma calcitonin in nodular thyroid diseases. J Clin Endocrinol Metab 82 (1997) 1589–1593

[21] Zink, A., Blind, E., Raue, F.: Determination of serum calcitonin by immunometric two-site assays in normal subjects and patients with medullary thyroid carcinoma. Eur J Clin Chem Clin Biochem 30 (1992) 831–835

Der falsch positive Pentagastrintest

R. Fritzen

Einleitung

Das medulläre Schilddrüsenkarzinom (MTC) geht von den parafollikulären Zellen der Schilddrüse aus, wobei in den malignen Zellen die Calcitoninexpression nicht nur erhalten bleibt, sondern im Vergleich zu normalen C-Zellen aktiviert ist [2]. Dies gilt gleichermaßen für das familiäre C-Zell Karzinom (FMTC), das C-Zell Karzinom im Rahmen der multiplen endokrinen Neoplasie (MEN-2), wie auch für sporadische C-Zell Karzinome, wenngleich letztere sehr selten die Calcitoninexpression fehlen kann [3]. Durch die Bestimmung des Calcitonin nach Pentagastringabe konnte die Sensitivität zur Frühdiagnostik des familiären medullären Schilddrüsenkarzinoms gesteigert, und die Prognose der Patienten deutlich verbessert werden [5, 6, 49]. Heute ist die Frühdiagnose des hereditären medullären Schilddrüsenkarzinoms jedoch durch die Möglichkeit der molekulargenetischen Diagnostik erheblich vereinfacht worden. Einen Indexfall vorausgesetzt, können die gefährdeten Personen eindeutig identifiziert und prophylaktisch thyreoidektomiert werden [15, 44]. Dem Pentagastrintest kommt daher in diesem Rahmen zunehmend geringere Bedeutung zu, er bleibt jedoch im Rahmen der Nachsorge zur Abschätzung des Therapieerfolges sowie der Rezidivdiagnostik unverzichtbar.

Inwieweit die Calcitoninbestimmung und die Pentagastrinstimulation bei der diagnostischen Abklärung der Knotenstruma für die Frühdiagnose des sporadischen medullären Schilddrüsenkarzinoms hilfreich sind, wird seit Anfang der 90er Jahre untersucht [19]. Da knotige Schilddrüsenveränderungen sehr häufig sind, ist insgesamt eine entsprechende Ausweitung der Diagnostik zu erwarten. Die Möglichkeit falsch positiver Befunde ist daher von besonderer Relevanz.

Physiologie und Pathophysiologie der Calcitoninsekretion

Beim Menschen finden sich die höchsten Calcitoninkonzentrationen in der Schilddrüse, jedoch lässt sich immunreaktives Calcitonin auch im Dünndarm, Thymus, Urogenitaltrakt, Lunge und Leber nachweisen [12, 16], wobei die Bildung jeweils neuroendokrinen Zellen dieser Gewebe zugeschrieben wird [13, 35, 41]. Das extrathyreoidal gebildete Calcitonin trägt jedoch in der Regel nicht zu den gemessenen Plasmaspiegeln bei, sofern der Assay ausschließlich monomeres Calcitonin erfasst.

Eine akute Calciumbelastung führt zu einem Anstieg von Calcitonin entsprechend der physiologischen hypokalzämischen Wirkung des Hormons [47]. Eine chronische Hyperkalzämie z. B. im Rahmen von Tumorhyperkalzämie oder primärem Hyperparathyreoidismus hat dagegen allenfalls marginalen Einfluss auf die Calcitoninsekretion [37]. Noch nicht abschließend geklärt ist die physiologische Bedeutung gastrointestinaler Hormone wie z. B. Gastrin und Glucagon auf die Calcitoninsekretion, auch wenn sich pharmakologische Effekte reproduzierbar nachweisen lassen und auch die endogene Stimulation dieser Hormone zu einem Anstieg von Calcitonin führen kann [37].

Bei Patienten mit terminaler Niereninsuffizienz unter Hämodialysetherapie finden sich tendenziell höhere Calcitoninwerte als bei Nierengesunden. Die Ursache dieser Hyperkalzitoninämie ist abschließend noch nicht geklärt, eine Korrelationen mit den Serumspiegeln für Calcium, Phosphat oder Parathormon konnte nicht gezeigt werden. Der Calcitoninanstieg nach Pentagastringabe unterscheidet sich nicht wesentlich bei Anwendung der aktuellen spezifischen two-site Assays [11, 25].

Ein deutlich überhöhter Calcitoningehalt findet sich in Schilddrüsen von Patienten mit Pseudohypoparathyreoidismus Typ Ia [33]. Bei diesen Patienten sind außerdem erhöhte Serum-Calcitoninwerte mit überschießender Stimulierbarkeit nachweisbar [26, 29].

Nicht nur bei neuroendokrinen Tumoren, sondern auch bei verschiedenen histologischen Subtypen des Bronchialkarzinoms sowie bei Patienten mit Mamma-Karzinomen lassen sich teils massiv erhöhte Calcitoninwerte nachweisen. Es fand sich jedoch nur in Einzelfällen eine Stimulierbarkeit durch Pentagastrin, wobei der prozentuale Anstieg deutlich hinter dem des MTC zurückbleibt [14, 51].

Im Rahmen einer Autoimmunthyreoiditis kann ebenfalls eine Hyperkalzitoninämie beobachtet werden [20] und auch C-Zell Hyperplasien als mögliche Quelle einer Hyperkalzitoninämie können teilweise in der Nachbarschaft von papillären und follikulären Schilddrüsenkarzinomen und Schilddrüsenadenomen gefunden werden [42].

Pentagastrintest bei FMTC und MEN

Die Stimulierbarkeit der Calcitoninsekretion wurde bereits seit Ende der 60er Jahre im Rahmen des Familienscreenings zur Frühdiagnose des hereditären MTC genutzt [1, 31, 45]. Initial erfolgte die Stimulation durch intravenöse Calciumgabe, seit Mitte der 70er Jahre dann mit Pentagastrin, das einen schnelleren und höheren Anstieg des Serumcalcitonins bewirkt [21, 48]. Die Stimulation durch orale Zufuhr von Alkohol (Whisky) oder in jüngeren Arbeiten auch durch Protonenpumpenblocker haben sich nicht durchsetzen können [4, 7, 46].

Durch Thyreoidektomie bei pathologischem Testresultat konnte die Prognose der Patienten wesentlich gebessert werden [5, 6, 49]. Nach Einführung der genetischen Diagnostik wurde jedoch klar, dass nicht alle Personen mit pathologischem Pentagastrintest aus den betroffenen Familien tatsächlich Träger der Mutation sind [8, 10]. Diese Daten konnten auch nach Identifikation der Ret-Protoonkogen Mutation als Auslöser des FMTC und der MEN-2 [27, 28] mehrfach bestätigt werden [18, 32]. Insgesamt ist davon auszugehen, dass vor Einführung der genetischen Diagnostik ca. 5–10 % der genetisch negativen Personen aufgrund pathologischer Resultate des Pentagastrintests thyreoidektomiert wurden [23].

Pentagastrintest bei Knotenstruma

Seit Mitte der 90er Jahre wird von verschiedenen Autoren die Calcitoninbestimmung auch zur Frühdiagnose des sporadischen MTC im Rahmen der Diagnostik der Knotenstruma propagiert [17, 19, 30, 34, 39, 50, 24]. Während in der ersten Arbeit zu diesem Thema [19] bei 1385 untersuchten Patienten die Diagnose eines MTC bei acht Patienten eindeutig gestellt werden konnte (ohne dass über negative Histologien bei pathologischem Calcitoninwert berichtet wurde), stellt sich die Situation in den jüngeren Arbeiten differenzierter dar. Die Studien unterscheiden sich erheblich bezüglich der untersuchten Kollektive (chirurgisch vs. internistisch), der verwandten Calcitoninassays sowie auch der Kriterien zur Durchführung des Stimulationstest (Details siehe Tabelle 1). Interpretationsschwierigkeiten ergeben sich weiterhin dadurch, dass eine komplette histopathologische Aufarbeitung der gesamten Schilddrüse überwiegend nur bei pathologischem Calcitoninwert erfolgte. Ein Teil der positiven Befunde, insbesondere der mikroskopischen Karzinome, ist somit mögli-

Tabelle 1: Basale und stimulierte Calcitoninwerte in ausgewählten Untersuchungen

Studie	Pacini 1994	Rieu 1995	Niccolli 1997	Vierhapper 1998	Kaserer	Hahm 2001
N	1385	469	1167	1062	667	1448
Calcitoningrenzwert basal stimuliert	> 20 pg/ml	> 35 pg/ml* > 10 pg/ml*	> 10 pg/ml > 30 pg/ml	> 5 pg/ml >100 pg/ml	> 6 pg/ml >100 pg/ml	> 10 pg/ml
Anzahl mit path. CTb[1]	8	4	34	78: davon 3 > 100pg/ml	na	56
Anzahl mit path. CTs[1]	8	4	7 (von 121 mit normalem CTb)	14 (von 75 mit CTb > 5)	30	na
Anzahl der Pat. mit MTC[2] niedrigstes bCT bei MTC niedrigstes sCT bei MTC niedrigster relativer Anstieg bei MTC (x fach)	8 55 pg/ml 101 pg/ml 2	4 70 pg/ml 244 pg/ml 2,8	16 5 pg/ml 100 pg/ml 11	6 38 pg/ml 113 pg/ml 1,3	19 34,5 pg/ml 113 pg/ml 1,3	10 12 pg/ml 131 pg/ml 2,6

* unterschiedliche Assays, CTb: Calcitonin basal, CTs: Calcitonin nach Pentagastrinstimulation,[1]: In den Studien von Vierhapper und Kasperer erfolgte der Pentagastrintest jeweils oberhalb der niedrig gewählten CTb Grenzwerte, als pathologisch galt jeder Wert > 100 pg/ml, das Patientenkollektiv dieser Studien überschneidet sich partiell. In der Untersuchung von Niccolli erfolgte ein Pentagastrintest auch bei 121 Patienten mit regelrechtem CTb, als pathologisch galt ein Anstieg > 30 pg/ml. [2]: Niccolli und Kaserer untersuchten ein primär chirurgisches Kollektiv, d.h. bei allen Patienten bestand die Indikation zur Operativen Sanierung, es erfolgte eine histologische Klärung. na: nicht angegeben, in der Arbeit von Hahm erfolgte ein Pentagastrintest bei 39 Patienten, davon 23 mit pathologischem CTb, bei den anderen im Rahmen des Familienscreening bei FMTC/MEN oder aufgrund eines zytopathologischen Befundes der ein MTC nahe legt.

cherweise durch die unterschiedliche histopathologische Diagnostik zu erklären. Daneben muss die klinische Relevanz der C-Zell-Hyperplasie, wie sie bei einem Teil der Patienten ohne MTC nachweisbar war, hinterfragt werden. Wenngleich diese im Kontext der Ret-Protoonkogenmutation zweifelsfrei als Präkanzerose anzusehen ist, bleibt die Bedeutung im Rahmen des sporadischen MTC offen. Zwar wurde versucht, histologische Kriterien zur Differenzierung der benignen und prämalignen C-Zell Hyperplasie zu etablieren [22, 43], prospektive Untersuchungen zur Wertigkeit dieser Differenzierung (z. B. follow-up von Patienten mit solchen Läsionen als Zufallsbefund nach Strumateilresektion) liegen jedoch nicht vor.

Fallberichte

Patient 1

Eine 41 Jahre alte Patientin wurde zur Abklärung ihrer bekannten Knotenstruma in unsere Ambulanz überwiesen. Bei latent hyperthyreoter Stoffwechsellage war zwei Monate zuvor eine Therapie mit Carbimazol (10 mg/die) sowie L-Thyroxin (50 µg/die) begonnen worden. Hierunter fand sich weiterhin eine komplette Suppression des TSH. Eine mitgebrachte Szintigraphie, ein Jahr zuvor bei euthyreoter Stoffwechsellage veranlasst, war unauffällig. Sonographisch zeigten sich bei grenzwertig großem Organ (20 ml) mehrere echoarme Herdbefunde bis 10 mm Durchmesser. Eine Feinnadelpunktion erbrachte den zytopathologischen Befund einer Kolloidstruma mit zystischen Veränderungen ohne Anhalt für Malignität. Anti-Thyreoperoxidaseantikörper sowie Anti-Thyreoglobulinantikörper waren negativ, TSH-Rezeptor Antikörper einmalig im Graubereich (11 U/ml, NB > 10). Im Verlauf konnte nach Ausschleichen der Medikation eine komplett euthyreote Stoffwechsellage mit normwertigem TSH dokumentiert werden.

Das bei dieser Patientin bestimmte Serumcalcitonin (Nichols Chemilumineszenzassay) war leicht erhöht (13 pg/ml, NB < 5). Im daraufhin durchgeführten Pentagastrintest zeigte sich ein pathologischer Anstieg auf 70,7 pg/ml (NB < 20). Daraufhin wurde die Empfehlung zur chirurgischen Sanierung mit histopathologischer Klärung ausgesprochen. Die Thyreoidektomie erfolgte komplikationslos. Histopathologisch fand sich das Bild einer chronisch lymphozytären Thyreoiditis.

Patient 2

Ein 53-jähriger männlicher Patient wurde uns zur Lokalisationsdiagnostik bei primärem Hyperparathyreoidismus überwiesen. Das Serumcalcium war mit 2,73 mmol/l ebenso wie die Calciumausscheidung im 24h Urin (10,2 mmol/24h) und das intakte Parathormon mit 96 pg/ml überhöht. Sonographisch ließ sich, gut vereinbar mit einer Nebenschilddrüsenproliferation, eine echoarme Struktur dorsal des rechten Schilddrüsenlappens nachweisen, außerdem ein intrathyreoidaler echoarmer Herdbefund links. Das Calcitonin war basal mit 61,4 und 27,7 pg/ml zweimalig überhöht und durch Pentagastrin pathologisch stimulierbar (max. 146 pg/ml). Die Familienanamnese war bzgl. einer MEN-2 Erkrankung sowie MTC leer, die molekulargenetische Untersuchung zeigte keine Mutation im Ret-Protoonkogen. Es erfolgte die komplikationslose Extirpation eines Epithelkörperchens rechts dorsal (histologisch knotig proliferiertes Nebenschilddrüsengewebe) sowie die Thyreoidektomie. Die Histologie der Schilddrüse zeigte das Bild einer lymphozytären Thyreoiditis mit C-Zell Hyperplasie, jedoch ohne Malignitätshinweis.

Zusammenfassung

Die pentagastrinstimulierbare Calcitoninsekretion ist charakteristisch für die parafollikulären C-Zellen der Schilddrüse. Diese Eigenschaft erhält sich auch bei maligner Entartung dieser Zellen. Durch die breite Anwendung des Pentagastrintests im Rahmen des Familienscreenings bei hereditärem MTC konnte eine deutliche Verbesserung der Prognose erreicht werden. Falsch positive Befunde, und daraus folgend Thyreoidektomien bei nicht betroffenen Personen sind für die Zeit vor Einführung der genetischen Diagnostik jedoch in einer nicht unerheblichen Zahl (10–15 %) anzunehmen. Bei Zugrundelegung dieser Zahlen wäre ein Screening von Patienten mit Knotenstruma, wenn mit ca. 0,5 % betroffenen Personen zu rechen ist, wohl kaum zu rechtfertigen. Andererseits stehen mittlerweile die modernen two-site Assay mit deutlich besserer Spezifität zur Verfügung, die möglicherweise einen Einsatz dieser Diagnostik mit breiterem Indikationsspektrum erlauben. Allerdings ist die Datenlage derzeit noch nicht ausreichend, um klare Empfehlungen zur Anwendung dieser Diagnostik im Rahmen der Abklärung der Knotenstruma zu geben.

Festzuhalten bleibt jedoch, dass eindeutig überhöhte Calcitoninwerte der weiteren Abklärung bedürfen. Ein pathologischer Anstieg nach Pentagastrin erhärtet den Verdacht auf ein MTC (von der sehr seltenen Situation eines Pseudohypoparathyreoidismus abgesehen), ein fehlender Anstieg sollte Anlass sein, eine andere Quelle zu suchen.

Die Wertung nur mäßig überhöhter Werte bleibt weiterhin schwierig. Nach den publizierten Studien ist von einem größeren Graubereich auszugehen, so dass eine klare Differenzierung zwischen MTC und anderen Ursachen auch durch Pentagastrinstimulation nicht zu erreichen ist. Dies schließt eine breite Anwendung, gerade unter Berücksichtigung des potenziellen Nutzens der frühzeitigen und damit kurativen Intervention bei maligner Grunderkrankung, keinesfalls aus. Sofern hier klare Interventionsgrenzen mit Angabe der positiven und negativen Vorhersagewerte zu etablieren sind, wäre eine Nutzen/Risiko Analyse möglich. Diese Interventionsgrenzen zu definieren, möglicherweise auch unter Berücksichtigung individueller Faktoren wie Geschlecht, Alter und Schilddrüsenmorphologie sollte in weiteren Studien geklärt werden.

Bis dahin bleibt es die individuelle Entscheidung des klinisch tätigen Arztes (und des darüber aufgeklärten Patienten) ggf. eine Calcitoninbestimmung zu veranlassen, die im Falle eines (auch grenzwertig) pathologischen Testresultates Grund für die chirurgische Intervention zur histologische Klärung darstellt.

Literatur

[1]   Barbot, N., Guyetant, S., Beldent, V., et al.: [Chronic autoimmune thyroiditis and C-cell hyperplasia. Study of calcitonin secretion in 24 patients]. Ann Endocrinol (Paris) 52 (1991) 109–112

[2]   Becker, K. L., Snider, R. H., Moore, C. F., Monoghan, K. G., Silva, O. L.: Calcitonin in extrathyroidal tissues of man. Acta Endocrinol (Copenh) 92 (1979) 746–751

[3]   Becker, K. L., Geelhoed, G., O'Neill, W., et al.: Calcitonin in tissues of thyroidectomized monkey. Experientia 36 (1980) 609–610

[4]   Cooper, C. W.: Recent advances with thyrocalcitonin. Ann Clin Lab Sci 6 (1976) 119–129

[5]   Crenshaw, E. B. III, Russo, A. F., Swanson, L. W., Rosenfeld, M. G.: Neuron-specific alternative RNA processing in transgenic mice expressing a metallothionein-calcitonin fusion gene. Cell 49 (1987) 389–398

[6]   Donis-Keller, H., Dou, S., Chi, D., et al.: Mutations in the RET proto-oncogene are associated with MEN 2A and FMTC. Human Molecular Genetics 2 (1993) 851–856

[7]   Dymling, J. F., Ljungberg, O., Hillyard, C. J., Greenberg, P. B., Evans, I. M., MacIntyre, I. Whisky: a new provacative test for calcitonin secretion. Acta Endocrinol (Copenh) 82 (1976) 500–509

[8]   Emmertsen, K. K., Nielsen, H. E., Mosekilde, L., Hansen, H. H.: Pentagastrin, calcium and whisky stimulated serum calcitonin in medullary carcinoma of the thyroid. Acta Radiol Oncol 19 (1980) 85–89

[9]   Engelbach, M., Heerdt, S., Gorges, R., et al.: Is there an ectopic secretion of monomeric calcitonin in the human being? Langenbecks Arch Surg 383 (1998) 456–459

[10] Erdogan, M. F., Gullu, S., Baskal, N., Uysal, A. R., Kamel, N., Erdogan, G.: Omeprazole: calcitonin stimulation test for the diagnosis follow-up and family screening in medullary thyroid carcinoma. J Clin Endocrinol Metab 82 (1997) 897–899

[11] Fletcher, D. R., Gamvros, O., Man, W. K., Ahmed, Y., Trayner, I., Adrian, T.: Multiple endocrine neoplasia type II: the role of gastrointestinal humoral factors in calcitonin release following alcohol and pentagastrin stimulation. Aust N Z J Surg 54 (1984) 271–275

[12] Frilling, A., Dralle, H., Eng, C., Raue, F., Broelsch, C. E.: Presymptomatic DNA screening in families with multiple endocrine neoplasia type 2 and familial medullary thyroid carcinoma. Surgery 118 (1995) 1099–1103

[13] Frilling, A., Hoppner, W., Eng, C., Mulligan, L., Raue, F., Broelsch, C. E.: Presymptomatic genetic screening in families with multiple endocrine neoplasia type 2. J Mol Med 73 (1995) 229–233

[14] Fritzen, R., Kaulen, D., Schott, M., Feldkamp, J., Scherbaum, W. A.: Elevated calcitonin and pathologic stimulation by Pentagastrin in patients with Pseudohypoparathyroidism. Exp Clin Endocrinol Diabetes 108, Suppl. 1, (2000) 131

[15] Gagel, R. F., Tashjian, A. H. Jr., Cummings, T., et al.: The clinical outcome of prospective screening for multiple endocrine neoplasia type 2a. An 18-year experience. New England Journal of Medicine 318 (1988) 478–484

[16] Gagel, R. F., Melvin, K. E., Tashjian, A. H. Jr., et al.: Natural history of the familial medullary thyroid carcinoma-pheochromocytoma syndrome and the identification of preneoplastic stages by screening studies: a five-year report. Trans Assoc Am Physicians 88 (1975) 177–191

[17] Gagel, R. F.: The abnormal pentagastrin test [comment]. Clin Endocrinol Oxf 44 (1996) 221–222

[18] Gallegos-Martinez, J., Herrera, M. F., del Rincon, J. P., et al.: A false-positive diagnosis of C-cell hyperplasia in a member of a family with multiple endocrine neoplasia type 2A and familial colonic polyposis. Surgery 123 (1998) 587–588

[19] Graze, K., Spiler, I. J., Tashjian, A. H. Jr., et al.: Natural history of familial medullary thyroid carcinoma: effect of a program for early diagnosis. N Engl J Med 299 (1978) 980–985

[20] Hansen, M., Hansen, H. H., Tryding, N.: Small cell carcinoma of the lung: serum calcitonin and serum histaminase (diamine oxidase) at basal levels and stimulated by pentagastrin. Acta Med Scand 204 (1978) 257–261

[21] Hennessy, J. F., Gray, T. K., Cooper, C. W., Ontjes, D. A.: Stimulation of thyrocalcitonin secretion by pentagastrin and calcium in 2 patients with medullary carcinoma of the thyroid. J Clin Endocrinol Metab 36 (1973) 200–203

[22] Henry, J. F., Denizot, A., Puccini, M., et al.: Latent subclinical medullary thyroid carcinoma: diagnosis and treatment. World J Surg 22 (1998) 752–756

[23] Hernandez, G., Simo, R., Oriola, J., Mesa, J.: False-positive results of basal and pentagastrin-stimulated calcitonin in non-gene carriers of multiple endocrine neoplasia type 2A. Thyroid 7 (1997) 51–54

[24] Kaserer, K., Scheuba, C., Neuhold, N., et al.: C-cell hyperplasia and medullary thyroid carcinoma in patients routinely screened for serum calcitonin. Am J Surg Pathol 22 (1998) 722–728

[25] Lambert, P. W., Heath, H. III, Sizemore, G. W.: Pre- and postoperative studies of plasma calcitonin in primary hyperparathyroidism. J Clin Invest 63 (1979) 602–608

[26] Lee, J. B., Tashjian, A. H. Jr., Streeto, J. M., Frantz, A. G.: Familial pseudohypoparathyroidism. Role of parathyroid hormone and thyrocalcitonin. N Engl J Med 279 (1968) 1179–1184

[27] Lichter, J. B., Wu, J. S., Genel, M., et al.: Presymptomatic testing using DNA markers for individuals at risk for familial multiple endocrine neoplasia 2A. Journal of Clinical Endocrinology & Metabolism 74 (1992) 368–373

[28] Lips, C. J., Landsvater, R. M., Hoppener, J. W., et al.: Clinical screening as compared with DNA analysis in families with multiple endocrine neoplasia type 2A [see comments]. N Engl J Med 331 (1994) 828–835

[29] Lissak, B., Baudin, E., Cohen, R., et al.: Pentagastrin testing in patients with renal insufficiency: normal responsivity of mature calcitonin. Thyroid 8 (1998) 265–268

[30] Marsh, D. J., McDowall, D., Hyland, V. J., et al.: The identification of false positive responses to the pentagastrin stimulation test in RET mutation negative members of MEN 2A families. Clin Endocrinol Oxf 44 (1996) 213–220

[31] Melvin, K. E., Miller, H. H., Tashjian, A. H. Jr.: Early diagnosis of medullary carcinoma of the thyroid gland by means of calcitonin assay. N Engl J Med 285 (1971) 1115–1120

[32] Mulligan, L. M., Kwok, J. B., Healey, C. S., et al.: Germ-line mutations of the RET proto-oncogene in multiple endocrine neoplasia type 2A. Nature 363 (1993) 458–460

[33] Niccoli, P., Brunet, P., Roubicek, C., et al.: Abnormal calcitonin basal levels and pentagastrin response in patients with chronic renal failure on maintenance hemodialysis. Eur J Endocrinol 132 (1995) 75–81

[34] Niccoli, P., Wion-Barbot, N., Caron, P., et al.: Interest of routine measurement of serum calcitonin: study in a large series of thyroidectomized patients. The French Medullary Study Group. J Clin Endocrinol Metab 82 (1997) 338–341

[35] Pacini, F., Fontanelli, M., Fugazzola, L., et al.: Routine measurement of serum calcitonin in nodular thyroid diseases allows the preoperative diagnosis of unsuspected sporadic medullary thyroid carcinoma [see comments]. J Clin Endocrinol Metab 78 (1994) 826–829

[36] Parthemore, J. G., Deftos, L. J.: Calcitonin secretion in normal human subjects. J Clin Endocrinol Metab 47 (1978) 184–188

[37] Parthemore, J. G., Deftos, L. J.: Calcitonin secretion in primary hyperparathyroidism. J Clin Endocrinol Metab 49 (1979) 223–226

[38] Perry, A., Molberg, K., Albores-Saavedra, J.: Physiologic versus neoplastic C-cell hyperplasia of the thyroid: separation of distinct histologic and biologic entities. Cancer 77 (1996) 750–756

[39] Rieu, M., Lame, M. C., Richard, A., et al.: Prevalence of sporadic medullary thyroid carcinoma: the importance of routine measurement of serum calcitonin in the diagnostic evaluation of thyroid nodules [see comments]. Clin Endocrinol Oxf 42 (1995) 453–460

[40] Rosai, J., Caracangiu, M. L., DeLellis, R. A.: C-Cell Hyperplasia. Atlas of tumor pathology: tumors of the thyroid gland, S. 247–258. Armed Forces Institute of Pathology, Washington D. C. 1992

[41] Rosenfeld, M. G., Mermod, J. J., Amara, S. G., et al.: Production of a novel neuropeptide encoded by the calcitonin gene via tissue-specific RNA processing. Nature 304 (1983) 129–135

[42] Samaan, N. A., Castillo, S., Schultz, P. N., Khalil, K. G., Johnston, D. A.: Serum calcitonin after pentagastrin stimulation in patients with bronchogenic and breast cancer compared to that in patients with medullary thyroid carcinoma. J Clin Endocrinol Metab 51 (1980) 237–241

[43] Scheuba, C., Kaserer, K., Weinhausl, A., et al.: Is medullary thyroid cancer predictable? A prospective study of 86 patients with abnormal pentagastrin tests. Surgery 126 (1999) 1089–1095

[44] Schmid, K. W., Ensinger, C.: "Atypical" medullary thyroid carcinoma with little or no calcitonin expression. Virchows Arch 433 (1998) 209–215

[45] Scopsi, L., Di Palma, S., Ferrari, C., Holst, J. J., Rehfeld, J. F., Rilke, F.: C-cell hyperplasia accompanying thyroid diseases other than medullary carcinoma: an immunocytochemical study by means of antibodies to calcitonin and somatostatin. Mod Pathol 4 (1991) 297–304

[46] Sizemore, G. W., Go, V. L.: Stimulation tests for diagnosis of medullary thyroid carcinoma. Mayo Clin Proc 50 (1975) 53–56

[47] Stolarsky-Fredman, L., Leff, S. E., Klein, E. S., Crenshaw, E. B. III, Yeakley, J., Rosenfeld, M. G.: A tissue-specific enhancer in the rat-calcitonin/CGRP gene is active in both neural and endocrine cell types. Mol Endocrinol 4 (1990) 497–504

[48] Telenius-Berg, M., Almqvist, S., Berg, B., et al.: Screening for medullary carcinoma of the thyroid in families with Sipple's syndrome: evaluation of new stimulation tests. Eur J Clin Invest 7 (1977) 7–16

[49] Thiagalingam, A., De Bustros, A., Borges, M., et al.: RREB-1, a novel zinc finger protein, is involved in the differentiation response to Ras in human medullary thyroid carcinomas. Mol Cell Bio 16 (1996) 5335–5345

[50] Vierhapper, H., Raber, W., Bieglmayer, C., Kaserer, K., Weinhausl, A., Niederle, B.: Routine measurement of plasma calcitonin in nodular thyroid diseases. J Clin Endocrinol Metab 82 (1997) 1589–1593

[51] Zwermann, O., Piepkorn, B., Kann, P., Engelbach, M., Beyer, J.: Abnormal Pentagastrin response in a patient with Pseudohypoparathyroidism. Exp Clin Endocrinol Diabetes 108, Suppl. 1 (2000) 132

Calcitoninscreening bei nodöser Struma – Studienübersicht

J. Feldkamp

Der Wert eines routinemäßigen Calcitoninscreenings bei nodöser Struma wird kontrovers diskutiert. Eine deutsche Untersuchung im Jahre 1993 von Raue und Mitarbeitern hat den hohen Stellenwert der Calcitoninbestimmung bei Familienmitgliedern von MEN-2-Erkrankten gezeigt [6]. Dies hat die Prognose für die Patienten entscheidend verbessert. Heute kann der molekulargenetische Nachweis der ret-Protoonkogen-Mutation jedoch noch vor der Calcitoninbestimmung gefährdete Familienmitglieder erkennen. Um eine möglichst hohe Zahl von Patienten erkennen zu können, die unerkannt Träger des sporadischen oder familiären medullären Schilddrüsenkarzinoms sind, sind eine Reihe von Untersuchungen zur Bedeutung des Calcitoninscreenings bei Personen mit nodöser Schilddrüsenerkrankung durchgeführt worden.

Die publizierten Daten zeigen zum Teil recht unterschiedliche Ergebnisse und haben von einander abweichende Untersuchungskriterien angewandt. Im folgenden sollen die derzeit zur Verfügung stehenden Daten kurz dargestellt werden.

Hahm und Mitarbeiter [1] haben über einen Zeitraum von 15 Monaten in Korea 1448 Patienten mit knotiger Veränderung der Schilddrüse einem Calcitoninscreening unterzogen. Der eingesetzte Assay (MEDGENIX CT-U.S.-IRMA kit, BioSource Europe S. A., Belgien) wurde bei 407 Kontrollpersonen mit vergleichbarem Durchschnittsalter getestet. Werte unter 10 pg/ml wurden dabei als normal angesehen (99. Perzentilenbereich).

Von den 1448 Patienten hatten 10 Patienten (0,69 %) ein histologisch bestätigtes medulläres Schilddrüsenkarzinom (2 MEN-2A-Erkrankungen und 8 sporadische Tumoren). Bei fünf Patienten war das Calcitonin klar erhöht (> 100 pg/ml), während es bei den anderen fünf Patienten nur mäßig erhöht war (12–86 pg/ml). Bei allen zehn Patienten stieg der Calcitoninwert nach Pentagastrin auf über 100 pg/ml an (2,4- bis 37,7-facher Anstieg). Insgesamt hatten 3,9 % der Patienten mit Struma nodosa ein erhöhtes Calcitonin im Screening. Neben den erwähnten zehn Patienten mit medullärem Schilddrüsenkarzinom wurden fünfzehn weitere Patienten mit folgenden histologischen Diagnosen operiert: papilläres Schilddrüsenkarzinom (n = 4), follikuläres Karzinom (n = 1), benigne Knotenstruma (n = 6) und lymphozytäre Thyreoiditis (n = 3). Bei 24 Patienten mit unauffälliger Feinnadelbiopsie und basalen Calcitoninwerten zwischen 11 und 20 pg/ml wurde keine histologische Abklärung durchgeführt.

In der Gruppe der Patienten (zehn Patienten mit bekanntem medullärem Schilddrüsenkarzinom wurden ausgeschlossen) hatten 46 Patienten erhöhte Calcitoninwerte.

Rieu und Mitarbeiter [7] untersuchten Anfang der neunziger Jahre in Frankreich in einer Region mit ausreichender Jodversorgung (dokumentiert durch eine normale Jodausscheidung im Urin) 657 Patienten mit Knotenstruma (n = 469) und nicht knotigen Schilddrüsenerkrankungen (n = 188). Im Verlauf der Untersuchung wurden zwei verschiedene Calcitonin Assays eingesetzt (Mallinckrodt Medical SA, Evry, Frankreich und Cis-Oris International, Saint-Quentin-en-Yvelines, Frankreich). Vier Patienten mit Knotenstruma (0,85 %) hatten erhöhte basale Calcitoninwerte und waren im Pentagastrintest überschießend stimulierbar. Nur einer von diesen vier Patienten hatte ein reines medulläres Schilddüsenkarzinom. Die histologische Analyse ergab bei den anderen drei Patienten mit erhöhten Calcitoninwerten follikuläre Schilddrüsenkarzinome, die partiell in der Immunhistochemie auch für Calcitonin anfärbten. Die systematische Untersuchung der in Paraffin eingebetteten Organpräparate (die Schnittdicke wurde allerdings nicht angegeben) ergab bei diesen Patienten keinen Anhalt für das Vorliegen kleiner medullärer Karzinome.

In der Gruppe der untersuchten 188 Patienten ohne knotige Schilddrüsenerkrankung und bei 40 Normalpersonen als Kontrollen wurden keine erhöhten Calcitoninspiegel festgestellt [7].

1994 publizierte Pacini die Ergebnisse eines Calcitoninscreenings an 1385 konsekutiven Patienten mit nodulärer Schilddrüsenerkrankung. Acht von diesen Patienten (0,57 % hatten erhöhte Calcitoninspiegel (ELSA-hCT, CIS, Gif-Sur-Yvette, Frankreich). Bei 177 Patienten mit nicht knotiger Schilddrüsenerkrankung und bei 32 Normalpersonen wurde kein erhöhter Calcitoninwert gefunden.

Die basalen Calcitoninspiegel bei Patienten mit erhöhten Calcitoninwerten lagen zwischen 55 pg/ml und 10 000 pg/ml. Bei diesen acht Patienten war der Pentagastrintest pathologisch mit einem prozentualen Anstieg um 160–2894 %. Die Assaysensitivität wurde mit 14 pg/ml angegeben mit einer oberen Normgrenze von 20 pg/ml (86 % aller Normalpersonen lagen unter diesem Wert). Bei allen acht Patienten konnte histologisch ein medulläres Schilddrüsenkarzinom diagnostiziert werden. Alle acht Patienten litten an der sporadischen Form des medullären Schilddrüsenkarzinoms [5].

Vierhapper untersuchte 1994 und 1995 in Wien 1062 Patienten mit knotiger Schilddrüsenerkrankung. Calcitonin wurde durch eine RIA Bestimmung (CIS-Biointernational, Gif-Sur-Yvette, Frankreich) gemessen. Die Sensitivität des Assays wurde mit 1 pg/ml angegeben. Normalwerte lagen unter 6 pg/ml. Insgesamt 75 Patienten hatten Calcitoninwerte über 5 pg/ml.

Histologisch wurde bei drei Patienten mit basalen Calcitoninwerten über 100 pg/ml in allen drei Fällen ein medulläres Karzinom gesichert. Von elf Patienten mit Basalwerten zwischen 20 und 100 pg/ml stiegen sechs Patienten im Pentagastrintest auf über 100 pg/ml an. Bei drei Patienten wurde histologisch ein medulläres Karzinom gesichert, drei weitere Patienten aus dieser Gruppe hatten eine C-Zellhyperplasie. Von 20 Patienten mit Basalwerten von 10–20 pg/ml hatten 4 Patienten einen Anstieg im Test auf über 100 pg/ml und bei drei Patienten wurde histologisch eine C-Zellhyperplasie gefunden.

Postoperativ konnte bei drei von fünf Patienten mit C-Zellhyperplasie und bei drei von sechs Patienten mit medullärem Karzinom Calcitonin basal nicht mehr nachgewiesen werden. Bis auf einen Patienten mit medullärem Karzinom normalisierte sich der Pentagstrintest postoperativ. Eine detailliertere Aufstellung finden sich in Tabelle 1.

Tabelle 1: Adaptiert nach Vierhapper et al. [8]

Bereich pg/ml	Basales Calcitonin (n)	Calcitoninanstieg im Pentagastrintest >100 pg/ml	Histologie C-Zellhyperplasie	Histologie Medulläres Ca.
< 5	990			
5–10	38	1/38		
10–20	20	4/20	3	
20–100	11	6/11	3	3
> 100	3	3/3		3

Niccoli und Mitarbeiter untersuchten in Frankreich 1167 Patienten, die wegen nodulärer Schilddrüsenveränderungen zur Schilddrüsenoperation überwiesen worden waren [3]. Calcitonin wurde bei allen Patienten gemessen (Elsa-CT, Cis-Bioindustries, Gif sur Yvette, Frankreich). Als pathologisch wurden Werte größer 10 pg/ml eingestuft. Die histologische Analyse aller Operationspräparate zeigte medulläre Schilddrüsenkarzinome bei 16 Patienten (1,37 %). Bei 97 % der Patienten war der basale Calcitoninwert < 10 pg/ml. Es fanden sich histologisch jedoch bei zwei von diesen Patienten mikroskopische medulläre Schilddrüsenkarzinome (Prävalenz des MTC von 0,17 % bei Patienten mit normalem Calcitonin in dieser Studie).

Drei Prozent (n = 34) aller Patienten hatten erhöhte basale Calcitoninwerte (11–37000 pg/ml). Von diesen waren 14 (41,1 %) Träger eines MTC, während die übrigen benigne Knotenstrumen, differenzierte Schilddrüsenkarzinome oder eine Hashimotothyreoiditis hatten. Bei 9 Patienten (27 %) mit erhöhten Calcitoninwerten (12–22 pg/ml) wurde eine C-Zellhyperplasie diagnostiziert. Elf Patienten (32 %) hatten keine Veränderungen der C-Zellen bei basalen Calcitoninwerten von 11–35 pg/ml.

Bei 121 Patienten mit normalen basalen Calcitoninspiegeln wurde ein Pentagastrinstimulationstest durchgeführt. 5,8 % der Patienten (n = 7) wiesen einen pathologischen Anstieg (> 30 pg/ml) im Test auf. Bei zwei Patienten (Calcitoninspitzenwerte im Test von 100 bzw. 372 pg/ml) wurde histologisch ein mikroskopisches MTC gefunden.

Kaserer und Mitarbeiter unternahmen in Wien eine morphologische und genetische Analyse bei 667 konsekutiven Patienten mit Schilddrüsen- und Nebenschilddrüsenerkrankungen [2]. Bei allen Patienten wurde das basale Calcitonin (CIS-Biointernational, Gif-sur-Yvette, Frankreich) gemessen. Bei Calcitoninwerten über 6 pg/ml wurde ein Pentagastrintest ergänzend durchgeführt. Die klinischen Daten eines Teils der Patienten wurden bereits in der Studie von Vierhapper et al. publiziert.

Bei allen Patienten mit Calcitoninwerten über 100 pg/ml erfolgte eine Thyreoidektomie.

Bei 30 (4,5 %) von den 667 Patienten fiel der Pentagastrintest pathologisch aus. Die relativ hohe Zahl wurde mit einem vorselektionierten Patientengut erklärt, bei denen bereits die zuweisenden Ärzte erhöhte Calcitoninwerte festgestellt hatten. Pathologisch wurden bei diesen 30 Patienten entweder ein medulläres Schilddrüsenkarzinom (n = 19) oder eine C-Zellhyperplasie (n = 11) diagnostiziert. Acht von den 19 Patienten mit Karzinom hatten zusätzlich auch noch C-Zellhyperplasien. Die basalen Calcitoninspiegel der Patienten mit nachgewiesenem medullärem Karzinom oder C-Zellhyperplasie reichten von 34,5 pg/ml bis 7395 pg/ml (Durchschnitt 1499 ± 2007 pg/ml). Die pentagastrinstimulierten Werte schwankten zwischen 113 pg/ml und 74 680 pg/ml. Bei drei Patienten mit MTC wurde eine Ret-Protoonkogenmutation neu diagnostiziert. Alle Männer (n = 5) mit medullärem Karzinom hatten zusätzlich eine C-Zellhyperplasie, während dies nur bei drei von 13 Frauen der Fall war. Alle acht Patienten mit MTC und gleichzeitiger C-Zellhyperplasie zeigten eine positive immunhistochemische Reaktion auf monoklonale CEA Antikörper.

Bei Patienten, die kein MTC hatten, jedoch Träger einer C-Zellhyperplasie waren schwankten die pentagastrinstimulierten Calcitoninwerte zwischen 104 und 500 pg/ml. Eine Korrelation zwischen der Zahl der C-Zellen und den basalen oder stimulierten Calcitoninwerten bestand nicht.

In der Türkei untersuchten Özgen und Mitarbeiter [4] bei 773 Patienten mit nodöser Struma routinemäßig die Calcitoninspiegel (DSL-5200 Ultrasensitive calcitonin RIA Kit, Diagnostic System Laboratories, Inc. Webster, TX). Der Normalbereich dieses Assays wurde mit 3,5–30 pg/ml angegeben. Die Autoren fanden bei vier Patienten deutlich erhöhte Werte von 150 pg/ml und höher. Bei diesen Patienten bestätigte sich die Verdachtsdiagnose eines medullären Schilddrüsenkarzinoms (drei sporadische Karzinome und ein MEN 2A Fall). Über Patienten mit nur leichten Calcitoninerhöhungen oder die Ergebnisse von Pentagastrintests mit Ausnahme der beschriebenen vier Patienten wurden in der Arbeit keine Angaben gemacht [4].

Tabelle 2: Übersicht der Studienergebnisse zur Bedeutung des Calcitoninscreenings (nach Hahm [1])

Referenz	Land	Jahr	Patientenzahl	MTC		C-Zellhyperplasie	
				n	%	n	%
Pacini	Italien	1994	1385	8	0,58		
Rieu	Frankreich	1995	469	4	0,85		
Shong	Korea	1996	1048	2	0,19		
Henry	Frankreich	1996	2975	14	0,47		
Niccoli	Frankreich	1997	1167	16	1,37	9	0,77
Vierhapper	Österreich	1997	1062	6	0,56	6	0,56
Kaserer	Österreich	1998	667	19	2,85	11	1,65
Özgen	Türkei	1999	773	4	0,52		
Hahm	Korea	1999	1448	10	0,69		

Die dargestellten Studien zeigen sehr unterschiedliche Ergebnisse im Hinblick auf die Detektion von Patienten mit MTC durch das routinemäßige Screening von Patienten mit nodöser Struma. Leider sind die Untersuchungen nur sehr schwer miteinander zu vergleichen, da die Patienten zum Teil aus Spezialambulanzen stammen, in denen per se ein höherer Anteil an Patienten mit MTC gesehen wird. So schwanken die Raten erhöhter Calcitoninwerte zwischen 0,5 und 4,5 %. Die Prozentangaben detektierter MTC schwanken zwischen 0,19 und 2,85 %. Die Rate falsch positiver Calcitoninbestimmungen ist insgesamt gering, jedoch wurden in den zitierten Studien auch Patienten mit primär benignen Veränderungen (z. B. Hashimoto-Thyreoiditis) thyreoidektomiert. Dies stellt sicher eine Übertherapie dar und die möglichen negativen Folgen (höhere Rate an Rekurrenzparesen und Hypoparathyreoidismus) müssen dem möglichen Nutzen gegenübergestellt werden.

Ein weiteres und vermutlich größeres Problem stellen die unterschiedlichen Calcitoninassays dar. Deren Ergebnisse sind kaum miteinander zu vergleichen und allgemeingültige cut-off-Werte gibt es weder für basale Werte noch für die pentagastinstimulierten Ergebnisse. Die methodenspezifischen Probleme der Calcitoninbestimmung werden an anderer Stelle dieses Buches näher erläutert.

Eine Kosten/Nutzen-Analyse spricht volkswirtschaftlich und gesundheitspolitisch derzeit möglicherweise noch gegen ein regelmäßiges Screening von Patienten mit Knotenstruma, demgegenüber muß jedoch die Chance der vollständigen Heilung von Patienten mit MTC bei rechtzeitiger Diagnosestellung gehalten werden. Wird die Diagnose erst auf Grund von klinischen Symptomen gestellt, liegt meist schon ein lymphogen metastasierter T4 Tumor (besonders bei der sporadischen Form) vor. Dadurch wird die Prognose für die Patienten natürlich drastisch verschlechtert.

Literatur

[1] Hahm, J.R., Lee, M.S., Min, Y.K., Lee, M.K., Kim, K.W., Nam, S.J.: Routine measurement of serum calcitonin is useful for early detection of medullary thyroid carcinoma in patients with nodular thyroid diseases. Thyroid 11 (2001) 82-73

[2] Kaserer K, Scheuba, C., Neuhold, N., Weinhäusl, A., Vierhapper, H., Haas, O.A., Niederle, B.: C-Cell hyperplasia and medullary thyroid carcinoma in patients routinely screened for serum calcitonin. Am J Surg Pathol 22 (1998) 722-28

[3] Niccoli, P., Wion-Barbot, N., Caron, P., Henry, J-F., De Micco, C., Saint Andre, J-P., Bigorgne, J-C., Modigliani, E., Conte-Devoix, B., and the french medullary study group: Interest of routine measurement of serum calcitonin: study in a large series of thyroidectomized patients. J Clin Endocrinol Metab 82 (1997) 338-41

[4] Özgen, A.G., Hamulu, F., Bayraktar, F., Yilmaz, C., Tüzün, M., Yetkin, E., Tuncyürek, M., Kabalak, T.: Evaluation of routine basal serum calcitonin measurement for early diagnosis of medullary thyroid carcinoma in seven hundred seneaty-three patients with nodular goiter. Thyroid 9 (1999) 582-579

[5] Pacini, F., Fontanelli, M., Fugazzola, L., Elisei, R., Romei, C., Di Coscio, G., Miccoli, P., Pinchera, A.: Routine measurement of serum calcitonin in nodular thyroid diseases allows the preoperative diagnosis of unsuspected sporadic medullary thyroid carcinoma. JCE & Metab 78 (1994) 829-826

[6] Raue, F., Geiger, S., Buhr, H., Frank-Raue, K., Ziegler, R.: Prognostische Bedeutung des Calcitonin-Screenings beim familiären medullären Schilddrüsenkarzinom. Dtsch. med. Wschr. 118 (1993) 52-49

[7] Rieu, M., Lame, M.C., Richard, A., Lissak, B., Sambrot, B., Ngoc, P.V., Berrod, J.L., Fombeur, J.P.: Prevalence of sporadic medullary thyroid carcinoma: the importance of routine measurement of serum calcitonin in the diagnostic evaluation of thyroid nodules. Clinical Endocrinology 42 (1995) 460-45

[8] Vierhapper, H., Raber, W., Bieglmayer, C. et al.: Routine measurement of plasma calcitonin in nodular thyroid diseases. J Clin Endocrinol Metab 82 (1997) 1589–1593

Etablierte und experimentelle Therapieansätze des medullären Schilddrüsenkarzinoms

Chirurgische Therapie des medullären Schilddrüsenkarzinoms

C. Dotzenrath, P. E. Goretzki, I. Witte, D. Simon,
K. Cupisti, H. D. Röher

Einleitung

Das medulläre Schilddrüsenkarzinom oder C-Zellkarzinom tritt als sporadischer oder hereditärer Tumor auf. Die Chirurgie ist die Therapie der Wahl in der Behandlung des medullären Schilddrüsenkarzinoms. Ziel der Operation ist die radikale Tumorentfernung. Bei der Operationsplanung kann zwischen prophylaktischer Operation, Primäroperation bei nachgewiesenem Tumor, Lokalrezidiv, Metastasenchirurgie und Palliativoperation unterschieden werden. In der folgenden Diskussion werden wir anhand eigener Daten, Ergebnisse einer Umfrage und eines Literaturüberblickes das operative Vorgehen beim medullären Schilddrüsenkarzinom aufzeigen.

Patienten und Methoden

Von 1986 bis 1998 wurden an unserer Abteilung 179 Patienten mit einem medullären Schilddrüsenkarzinom operiert. Es handelte sich um 104 Patienten mit einem sporadischen und 75 Patienten mit einem hereditären Schilddrüsenkarzinom. 67 Patienten (68,4 %) mit sporadischem C-Zellkarzinom hatten zum Zeitpunkt der Operation bereits ein fortgeschrittenes Tumorstadium (Stadium III, Tab. 1). 23 Patienten (30 %) mit familiärem C-Zellkarzinom waren Indexpatienten, 32 (43 %) wurden durch ein biochemisches und 20 (27 %) durch ein genetisches Screening entdeckt.

Tabelle 1: Stadieneinteilung des medullären Schilddrüsenkarzinoms

Stadium	TNM	UICC Klassification
Stadium I	T1N0M0	Tumor 1 cm oder kleiner, auf die Schilddrüse begrenzt
Stadium II	T2-4N0M0	Tumor > 1 cm
Stadium III	T1-4N1a/bM0	alle Tumorgrößen, unilaterale, bilaterale oder mediastinale Lymphknotenmetastasen
Stadium IV	TxNxM1	alle Tumorgrößen, unilaterale, bilaterale oder mediastinale Lymphknotenmetastasen, Fernmetastasen

Primäroperation

Die Stadieneinteilung des medullären Schilddrüsenkarzinoms ist in Tabelle 1 dargestellt. In den von der Deutschen Gesellschaft für Chirurgie etablierten Leitlinien für die Therapie des

medullären Schilddrüsenkarzinoms gilt für das sporadische C-Zell-Karzinom die Thyreoidektomie mit Lymphknotendissection des zentralen und unilateralen Kompartments und für
das familiäre C-Zellkarzinom die Thyreoidektomie mit zentraler und beidseitiger lateraler
Lymphknotendissection als Standardverfahren [15]. Unter zentralem Lymphknoten-com-
partment versteht man die Lymphknoten, die der Schilddrüse unmittelbar anliegen, vom
oberen Schilddrüsenpol ausgehend bis ins Jugulum reichend; nach der UICC-Nomenklatur
von 1993 handelt es sich um submentale, submandibuläre, paratracheale, perithyreoidale,
perinervale, prälaryngeale und prätracheale Lymphknotengruppen. Das laterale Lymphkno-
tenkompartment beinhaltet die Lymphknoten entlang der Gefäßnervenscheide (V. jugularis),
ausgehend vom Kieferwinkel bis nach retroclavikular, die dorso-cervikale Lymphknotengruppe entlang des N. accessorius und die supraclavikuläre Lymphknotengruppe. Ein
weiteres Kompartment ist das mediastinale, das perithymische, infrabrachiocephale und
paratracheooesophageale Areal mit den darin beinhalteten Lymphknotengruppen.

Die Dissektion des zentralen Lymphknotenkompartments gehört obligatorisch zu jeder
Karzinomthyreoidektomie [7]. In der Regel wird sie zusammen mit der Thyreoidektomie en
bloc durchgeführt. Unverzichtbar ist die Darstellung des Nervus recurrens und der oberen
und unteren Nebenschilddrüsen. Die oberen Nebenschilddrüsen werden nach Möglichkeit
in situ belassen, wohingegen die unteren Nebenschilddrüsen häufig nicht geschont werden
können und in mehrere kleine Stückchen zerschnitten in den Musculus sternocleidomastoideus autotransplantiert werden müssen. Auch die Dissektion des lateralen Kompartments
besteht in einer en bloc Entfernung aller Lymphknoten mit dem umgebenen Fett-Bindege-
webe. Finden sich intraoperativ positive Grenzlymphknoten kaudal jugulär, so besteht eine
Indikation zur primären Sternotomie und Ausräumung des mediastinalen Kompartments,
vorausgesetzt, es besteht kein Hinweis auf Fernmetastasen (Abb. 1). Gleiches gilt, wenn
bereits präoperativ der Nachweis von mediastinalen Lymphomen gelingt.

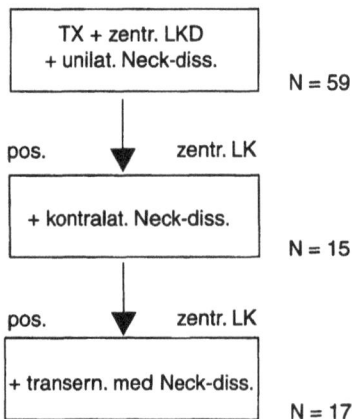

Abbildung 1: Chirurgisches Vorgehen beim sporadischen C-Zellkarzinom (N = 91)

Eine Umfrage bei 75 IAES-Mitgliedern (International Association of Endocrine Surgens) aus dem Jahre 1999 zeigte, daß bei T1-Tumoren ca. 50 % der Kollegen lediglich eine Thyreoidektomie mit zentraler Lymphknotendissection für die Therapie der Wahl hielten (Tab. 2). Eine Inzidenz von 30,9 bis 75 % Lymphknotenmetastasen bei T1-Tumoren läßt diese Vorgehensweise jedoch als fraglich adäquat erscheinen [3, 11, 19] (Tab. 3).

Tabelle 2: Chirurgische Therapie beim T1-medullären Schilddrüsenkarzinom (Umfrage bei 75 Mitgliedern der IAES)

	Spor. MTC	Fam. MTC
Subtotale Thyreoidektomie	1 %	0
Thyreoidektomie und zentrale Lymphknotendissection	53 %	49 %
Thyreoidektomie und einseitige Neck-dessection	27 %	17 %
Thyreoidektomie und beidseitige Neck-dessection	12 %	25 %
Thyreoidektomie und beidseitige und mediastinale Lymphknotendissection	7 %	8 %

Tabelle 3: Stadienbezogene Inzidenz von Lymphknotenmetastasen

Autor	T1 n	%	T2 n	%	T3 n	%
Grimm et al., 1998	3	33	15	53	3	100
Beressi et al., 1998	80	30,9				
Moley et al., 1999	12	75	19	72	9	100

Das Problem der Therapie von T1-Tumoren ist, daß zahlreiche sporadische Karzinome erst als Zufallsbefund postoperativ diagnostiziert werden. Definitionsgemäß handelt es sich damit um sogenannte „occulte" C-Zell-Karzinome. Die genetische Untersuchung eines jeden Patienten mit occultem C-Zellkarzinom ist unabdingbar. Handelt es sich um ein hereditäres C-Zellkarzinom, muß eine Komplettierungsoperation mit Restthyreoidektomie und beidseitiger modifiziert radikaler Neckdissection angeschlossen werden. Die beidseitige Neck-dissection ist nur dann verzichtbar, wenn bereits eine Thyreoidektomie vorausgegangen ist – z. B. bei Verdacht auf ein differenziertes Schilddrüsenkarzinom - und der postoperative Pentagastrintest negativ ist. In jedem Fall sollte eine Thyreoidektomie erfolgen, um alles C-Zellgewebe zu entfernen. Zusätzlich wird die Familie des betroffenen Patienten auf weitere betroffene Genträger untersucht. Anders verhält es sich beim zufällig entdeckten sporadischen C-Zellkarzinom. Hier kann auch nach weniger radikalen Primäreingriffen und negativem Pentagastrintest auf eine Restthyreoidektomie mit dem deutlich erhöhten Risiko einer Recurrensparese und/oder eines Hypoparathyreoidismus verzichtet werden. Nach eigenen Erfahrungen bei 9 Patienten mit postoperativ zufällig entdecktem sporadischen C-Zellkarzinomen, bei denen primär unterschiedliche Eingriffe durchgeführt worden waren, (subtotale Resektion ein- oder beidseits, Lobektomie) führten wir bei postoperativ negativem Pentagastrintest keine Komplettierungsoperation durch und haben bisher nach im Median 4,3 Jahren kein Rezidiv zu verzeichnen [6]. Zusammenfassend sind unsere Kri-

terien für eine eingeschränkte Radikalität des zufällig entdeckten sporadischen C-Zellkarzinoms die folgenden:

1. Zufallsbefund postoperativ mit normalem basalem und stimuliertem Calcitonin und normalem CEA
2. Ausschluß der Familiarität durch genetische Analyse
3. Möglichkeit des follow-up mit Calcitoninbestimmung und Pentgastrintest.

Abbildung 2 zeigt unsere Vorgehensweise beim occulten C-Zellkarzinom. Die Inzidenz
von zufällig entdeckten sporadischen C-Zellkarzinomen wird in der Literatur mit 0,6 bis
15 % beziffert, wobei die überwiegende Anzahl (36 bis 100 %) im Durchmesser kleiner
als 1 cm sind [2, 3, 21]. In 20 bis 25 % treten diese Tumoren multifokal auf [3, 21]. Die
10-Jahresüberlebensrate ist nach Literaturangaben > 95 % [2, 3] und eingriffsunabhängig.

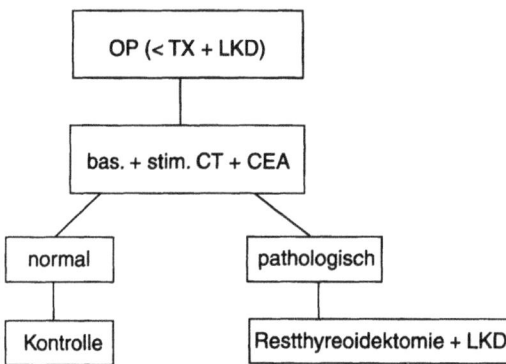

Abb. 2: Chirurgisches Vorgehen beim occulten medullären Schilddrüsenkarzinom

Unsere Umfrage bei 75 IAES-Mitgliedern zeigte, daß auch bei fortgeschritteneren Tumorstadien in der Praxis ein eingeschränktes Resektionsverfahren gewählt wird. 37 % bzw.
55 % der Kollegen bevorzugte ein weniger radikales Vorgehen als unser Standardverfahren.
Dies überrascht, da die Inzidenz von Lymphknotenmetastasen bei T2-Tumoren bereits mit
53–75 % und bei T3-Tumoren mit sogar 100 % angegeben wird [11, 19] (Tab. 4).

Tabelle 4: Chirurgische Therapie beim T2-4N0M0 - medullären Schilddrüsenkarzinom (Umfrage bei 75
Mitgliedern der IAES)

	Spor. MTC	Fam. MTC
Thyroidektomie und zentrale Lymphknotendissection	37 %	35 %
Thyreoidektomie und einseitige Neck-dissection	34 %	20 %
Thyreoidektomie und beidseitige Neck-dissection	17 %	33 %
Thyreoidektomie und beidseitige und mediastinale Lymphknotendissection	11 %	12 %

Komplikationen von Thyreoidektomie und Neck-dissection sind vornehmlich die Recurrensparese und der Hypoparathyreoidismus. Das Risiko einer Recurrensparese beim
Ersteingriff liegt bei 1–5 %. Das Risiko eines Hypoparathyreoidismus wird je nach Literaturangaben mit < 2 % beziffert. Unabhängig vom Tumorstadium wird eine Normalisierung

der Calcitoninwerte, d. h. eine biochemische Heilung nach Erstoperation nur bei 35 bis 56 % der Patienten erzielt [11, 16, 25]. Tabelle 5 zeigt eine stadienabhängige biochemische Heilungsrate im eigenen Patientengut bei Patienten mit sporadischem C-Zellkarzinom von 8–100 %. Das ist um so wichtiger, als Tumorgröße und postoperative Normalisierung der Calcitoninwerte entscheidende Prognosefaktoren darstellen .

Tabelle 5. Stadienabhängige Heilungsrate bei Patienten mit sporadischem C-Zellkarzinom (N = 99, 1986–1998)

Stadium	N	%	tumorfrei		Rezidiv	Tod	kein follow-up
I	4	4 %	4	100 %	0	0	0
II	15	15,3 %	11	73 %	2	0	2
III	67	68,4 %	14	21 %	35	6	12
IV	13	12,3 %	1	8 %	4	5	3

Die prophylaktische Operation

Das familiäre C-Zellkarzinom, das 25 % aller C-Zellkarzinome ausmacht, ist eine Erkrankung mit autosomal dominantem Erbgang, dem eine Mutation des Ret-Proto-Onkogens zugrunde liegt. Die Penetranz der Erkrankung wird auf bis zu 100 % geschätzt. Das Manifestationsalter ist variabel und hängt von der spezifischen Mutation des Ret-Protoonkogens ab. Es werden das familiäre C-Zellkarzinom (FMTC) und das mit einer multiplen endokrinen Neoplasie Typ 2a oder 2b (MEN 2a und MEN 2b) assoziierte C-Zellkarzinom unterschieden. Durch Screening-Untersuchungen von Familienmitgliedern eines Genträgers kann die Erkrankung im frühen, bzw. präsymptomatischen Stadium erkannt werden. Bei genetischem Nachweis einer familiären Prädisposition für ein FMTC oder ein MEN 2a assoziiertes C-Zellkarzinom ist die Indikation zur Thyreoidektomie und Ausräumung des zentralen Lymphknotenkompartments schon im Vorschulalter gegeben (Tab. 6). Ausnahmen hierzu können möglicherweise spezielle „late onset" Mutationen sein, die eine Opera-

Tabelle 6: Prophylaktische Operation bei Genträgern (FMTC, MEN 2a, MEN 2b)

bis 8–10 Jahre	Thyreoidektomie und zentrale Lymphknotendissection
ab 8–10 Jahre	Thyreoidektomie und zentrale Lymphknotendissection und modifiziert radikale Neck-dissection beidseits (Einschränkung: mutationabhängig)
MEN 2b	immer Thyreoidektomie und zentrale Lymphknotendisscetion und modifiziert radikale Neck-dissection beidseits

tion zu einem späteren Alter erlauben können. Bei Kindern, die älter als 8 bis 10 Jahre sind, sollte in der Regel gleichzeitig eine modifiziert radikale beidseitige Neck-dissection erfolgen. Auch hier gilt, daß bei speziellen Mutationen ausnahmsweise auch auf eine frühzeitige modifiziert radikale Neck-dissection verzichtet werden kann. Beim MEN 2b-Syndrom allerdings ist die frühzeitige Thyreoidektomie mit zentraler Lymphknotenausräumung und beidseitiger modifiziert radikaler Neck-dissection auch bei jungen Patienten der kleinstmögliche Eingriff [22]. Mittels der genetischen Untersuchung konnten 95 % unserer Patienten schon mit einer C-Zell-Hyperplasie oder T1-Tumor diagnostiziert werden, wohingegen nach biochemischem Screening 53 % der Patienten ein Karzinom im Stadium I, 31 % ein Karzinom im Stadium II und 16 % im Stadium III aufwiesen. Postoperativ normale Calcitoninwerte lagen bei 100 % der genetisch diagnostizierten Patienten vor, jedoch nur bei 60 % der biochemisch auffälligen Patienten und bei 17 % der Indexpatienten (Tab. 7). In einer schwedischen Langzeituntersuchung von Patienten mit medullären Schilddrüsenkarzinomen, die von 1951 bis 1981 operiert worden waren, errechnete sich eine 10-Jahresüberlebensrate beim sporadischen C-Zellkarzinomen von 69 %, für Indexpatienten mit familiären C-Zellkarzinom von 75% und für Patienten mit familiärem C-Zellkarzinom, entdeckt durch biochemische Screening von 100% [2]. Diese Arbeitsgruppe identifizierten 3 Patientengruppen, deren Überleben sich von der schwedischen Normalbevölkerung nicht unterschied: Patienten, deren C-Zellkarzinom durch Screening entdeckt wurde, Patienten mit einer Tumorgröße von <1 cm und Patienten mit einem niedrigen Tumorstadium.

Tabelle 7: Familiäres C-Zellkarzinom: postoperative Calcitoninwerte (N = 75, 1986-1998)

	N	CT normal	CT erhöht	verstorben
Indexpatient	23	4 (17 %)	17 (74 %)	2 (9 %)
Biochemisches Screening	32	18 (60 %)	11 (37 %)	1 (3 %)
Genetisches Screening	20	20 (100 %)	0	0

Das lokoregionäre Rezidiv

Eine biochemische Heilung nach Erstoperation wird nur bei 35 bis 56% der Patienten erzielt [11, 16, 25]. Dies erklärt sich durch die Tatsache, daß die Mehrheit der Karzinome in einem höheren Tumorstadium entdeckt wird. Bei erhöhten Calcitoninwerten nach Erstoperation stellt sich zunächst die Frage, ob der Primäreingriff adäquat war, daß heißt den o. g. Richtlinien entsprochen hat. Sollte dies nicht der Fall sein, so ist auch ohne Nachweis von vergrößerten Lymphknoten eine zervikale Komplettierungsoperation indiziert. Wurde jedoch bereits eine Thyreoidektomie und modifiziert radikale Neck-dissection durchgeführt, und ist jegliche Lokalisationsdiagnostik negativ, sehen wir die Indikation zur Reoperation als nicht gegeben. Diese Meinung vertritt auch die Mehrheit der an unserer Umfrage beteiligten Kollegen (Tab. 8). Demgegenüber propagieren Tisell et al. [25] und Gimm et al. [12] eine Mikrodissektion aller 4 Lymphknoten-Compartimente en principe, erzielten aber mit 36 bzw. 22 % keine höheren Heilungsraten als diejenigen Autoren, die ein stadienadaptiertes von der Lokalisationsdiagnostik abhängiges Vorgehen wählen (Tab. 9) [16, 20]. Gimm et al. [11] nehmen bei diesem radikalen Vorgehen eine Hypoparathyreoidismusrate von 16 % und eine permanente Recurrenspareserate von 8 % in Kauf, abgesehen von der Tatsache, daß bei 25 % der Patienten, die sich einem solchen Rezidiveingriff unterzogen, bereits Fernmetastasen vorlagen. Ein Gegner dieses radikalen Vorgehens ist van Heerden et al. [13], der darauf hinweist, dass 86 % der Patienten mit persistierender Calcitoninerhöhung nach 15 Jahren noch leben. In Anbetracht dieser Ergebnisse empfehlen wir eine Reoperation bei positiver Lokalisationsdiagnostik, sofern Fernmetastasen ausgeschlossen

Tabelle 8: Umfrage bei 75 IAES-Mitgliedern: Wie gehen Sie vor, wenn Calcitoninwerte nach einer Thyreoidektomie mit modifiziert radikaler Neck-dissection erhöht sind und die Lokalisationsdiagnostik negativ ist?

	stimuliertes Calcitonin erhöht		basales Calcitonin < 500 pg/ml		basales Calcitonin > 500 pg/ml	
	T1-4 N0M0	T1-4 N1a/bM0	T1-4 N0M0	T1-4 N1a/bM0	T1-4 N0M0	T1-4 N1a/bM0
Reoperation Hals	4 %	1 %	5 %	3 %	4 %	3 %
Mediast. LK dis.	0	4 %	1 %	4 %	7 %	11 %
Reperation Hals u. Mediast. LK dis.	9 %	8 %	16 %	18 %	21 %	19 %
keine Reoperation	86 %	86 %	78 %	74 %	68 %	68 %

N = 74, LK = Lymphknoten, mediast. = mediastinal, dis. = dissection

Tabelle 9: Ergebnisse von Rezidiveingriffen beim medullären Schilddrüsenkarzinom

	Strategie	N	CT normal
Tisell et al., 86	4-Kompartment Mikrodissektion	27	36 %
Kallinowski et al., 93	stadien- oder lokalisationsadaptiert	40	25 %
Moley et al., 97	stadien- oder lokalisationsadaptiert	45	38 %
Gimm et al., 98	4-Kompartment Mikrodissektion	37	22 %

sind. Als Lokalisationsdiagnostik bei persistierender Calcitoninerhöhung hat sich in unseren Untersuchungen die Sonographie als das sensitivste und kostengünstigste Verfahren zum Nachweis von Restgewebe im Schilddrüsenlager oder vergrößerten zervikalen Lymphknoten erwiesen [9]. Für den Nachweis von mediastinalen Lymphomen bevorzugen wir ein Spiral-CT des Thorax [14]. Gelingt kein Tumornachweis, folgen ein MRT von Hals und Mediastinum, ein selektiver Etagenkatheter zur Gradientenbestimmung, ein Oktreotidszintigramm und als letztes kostenintensivstes Verfahren die Positronenemissionstomographie [1, 5, 10, 17, 18, 23]. Die besten Ergebnisse zum Nachweis von Lebermetastasen erzielten wir mit dem arterioportalen Angio-CT und einem Endorem-MRT sowie der Laparoskopie [26].

Metastasenchirurgie und Palliativoperationen

Die Resektion von Lebermetastasen ist indiziert:

1. bei vereinzelten Metastasen in kurativer Intention
2. bei Ausschluß eines Lokalrezidivs
3. bei tumorassoziierten Symptomen.

Im eigenen Patientengut führten wir 4 Leberresektionen bei Metastasierung durch. Bei 3 dieser Patienten wurde der Eingriff in kurativer Intention durchgeführt. Trotz makroskopischer Tumorfreiheit konnte bei keinem Patienten eine biochemische Heilung erzielt werden. Bei einer Patientin mit schwerer Diarrhö erfolgte der operative Eingriff als Kombinationseingriff mit einer rechtsseitigen Adrenalektomie bei Phäochromozytom. Diese Patientin war postoperativ beschwerdefrei.

Auch bei Patienten mit einer ausgedehnten Fernmetastasierung kann eine Reoperation indiziert sein, sofern sie den Patienten von tumorassoziierten Symptomen befreit. Es ist außerdem bekannt, daß Patienten mit Fernmetastasen zum Teil noch eine Überlebenszeit von vielen Jahren haben [8, 13].

Chen et al. [4] führten bei 16 Patienten mit disseminiertem medullären Schilddrüsenkarzinom und den unterschiedlichsten Beschwerden (wie Luftnot, Kachexie und Diarrhö) eine oder mehrere Palliativoperationen durch. Es handelte sich unter anderem um eine Trachealwandresektion, Reoperationen an Hals und Mediastinum, Leberresektionen, eine Ösophagektomie, eine Sigmaresektion und eine Resektion des Plexus brachialis. Sie erreichten ein symptomfreies Überleben im Median von 8,3 Jahren. Tabelle 10 zeigt unterschiedliche Palliativoperationen und ihre Indikationen. Da es zum jetzigen Zeitpunkt keine anderen therapeutischen Optionen für Patienten im Stadium IV der Erkrankung gibt, ist die Palliativoperation bei symptomatischen Patienten die Therapie der Wahl.

Tabelle 10: Palliativoperationen und ihre Indikationen

Autor	N	Symptome	OP
Tiede et al., 1995	1	Cholestase	Re-OP Hals
Moley et al., 1997	7	Luftnot, Kachexie	Re-OP Hals/Mediastinum
Chen et al., 1998	16	Luftnot, Kachexie, Dysphagie, Diarrhoe, obere Einflußstauung	Re-OP Hals/Mediastinum, Ösophagektomie, Laryngektomie, Trisegmentektomie der Leber

Zusammenfassung

Anhand eigener Ergebnisse bei 179 Patienten mit medullärem Schilddrüsenkarzinom und Daten aus der Literatur wurde das operative Vorgehen beim medullären Schilddrüsenkarzinom untersucht und mit dem bevorzugten Vorgehen ausgewiesener endokriner Chirurgen verglichen. Unbestritten ist die Chirurgie das Verfahren der Wahl in der Behandlung des medullären Schilddrüsenkarzinoms. Standardverfahren beim Ersteingriff ist die Thyreoidektomie mit unilateraler Neck-dissection beim sporadischen und mit bilateraler Neck-dissection beim hereditären C-Zellkarzinom. Die biochemische Heilungsrate beim Ersteingriff beträgt 35 bis 56 %. Bei genetischem Nachweis einer familiären Prädisposition für ein FMTC oder ein MEN 2a und MEN 2b-Syndrom ist die prophylaktische Thyreoidektomie indiziert, mutationsabhängig meist im Vorschulalter. Die Indikation zur Reoperation nach Thyreoidektomie und Neck-dissection ist bei positiver Lokalisationsdiagnostik gegeben, die Heilungschance beträgt hierbei 22 bis 36 %. Auch ausgedehnte Palliativoperationen sind indiziert, wenn sie den Patienten von tumorassoziierten Symptomen befreien.

Literatur

[1] Abdelmoumene, N., Schlumberger, M., Gardet, P., Roche, A., Travagli, J. P., Francese, C., Parmentier, C.: Selective venous sampling catheterization for localisation of persisting medullary thyroid carcinoma. Br J Cancer 69 (1994) 141–144

[2] Bergholm, U., Adami, H. O., Bergström, R., Johansson, H.: Clinical characteristics in sporadic and familial medullary thyroid cancer. Cancer 63 (1989) 1196–1204

[3] Beressi, N., Campos, J. M., Beressi, J. P., Franc, B., Niccoli-Sire, P., Conte-Delvox, B., Murat, A., Caron, P., Baldet, L., Kraimps, J. L., Cohen, R., Bigorgne, J. C., Chabre, O., Lecomte, P., Modigliani, E.: Sporadic medullary thyroid microcarcinoma of the thyroid: A retrospective analysis of eighty cases. Thyroid 8 (1998) 1039–1044

[4] Chen, H., Roberts, J. R., Ball, D. W., Eisele, D. W., Baylin, B. B., Udelsman, R., Bulkley, G. B.: Effective longterm palliation of symptomatic incurable metastatic medullary thyroid cancer by operative resection. Ann Surg 227 (1998) 887–895

[5] Cupisti, K., Simon, D., Dotzenrath, C., Goretzki, P. E., Röher, H. D.: Ergebnisse des selektiven venösen Etagenkatheters (SVK) beim okkulten C-Zell-Karzinom der Schilddrüse. Langenbecks Arch Chir 382 (1997) 295–301

[6] Cupisti, K., Simon, D., Wolf, A., Dotzenrath, C., Goretzki, P., Witte, J., Röher, H. D.: Surgical strategy in small sporadic C-Cell carcinoma. Langenbecks Arch Surg (eingereicht)

[7] Dralle, H., Grimm, O.: Lymphadenektomie beim Schilddrüsenkarzinom. Chirurg 67 (1996) 788–806

[8] Ellenhorn, J. D., Shah, J. P., Brennan, M. F.: Impact of therapeutic regional lymphnode dissection for medullary thyroid carcinoma of the thyroid gland. Surgery 114 (1993) 1078–1081

[9] Frank, K., Raue, F., Lorenz, D., Herfarth, C., Ziegler, R.: Importance of ultrasound examination for the follow-up of medullary thyroid carcinoma: comparision with other localization methods. Henry Ford Hosp Med J 35 (1987) 122–123

[10] Frank-Raue, K., Raue, F., Buhr, H. J., Baldauf, G., Lorenz, D., Ziegler, R.: Localization of occult persisting medullary thyroid carcinoma before microsurgical reoperation: high sensitivity of selective venous catheterization. Thyroid 2 (1992) 113–117

[11] Gimm, O., Ukkat, J., Dralle, H.: Determinative factors ofbiochemical cure after primary and reoperative surgery for sporadic medullary thyroid carcinoma. World J Surg 22 (1998) 562–568

[12] Gimm, O., Dralle, H.: Reoperation in metastasizing medullary thyroid carcinoma: Is a tumor stage-oriented approach justified? Surgery 122 (1997) 1124–1131

[13] van Heerden, J. A., Grant, C. S., Gharib, H., Hay, I. D., Ilstrup, D. M.: Long term course of patients with persistent hypercalcitoninemia after apparent curative primary surgery for medullary thyroid carcinoma. Ann Surg 212 (1990) 395–401

[14] Heshamati, H. M., Gharib, H., van Heerden, J. A.: Advances and controversies in the diagnosis and management of medullary thyroid carcinoma. Am J Med 103 (1997) 60–69

[15] Junginger, T., et al.: Leitlinien der Chirurgie maligner Schilddrüsentumoren. In: Deutsche Gesellschaft für Chirurgie (Hrsg.), Grundlagen der Chirurgie, G 70. Demeter Verlag, Balingen 1996

[16] Kallinowski, F., Buhr, H. J., Meybier, H., Eberhardt, M., Herfarth, C.: Medullary carcinoma ofthe thyroid-therapeutic strategy derived from fifteen years of experience. Surgery 114 (1993) 491–496

[17] Kwekkeboom, D. J., Lamberts, S. W. J., Habbema, J. D. F., Krenning, E. P.: Cost-effectiveness analysis of somatostatin receptor scintigraphy. J Nucl Med 37 (1996) 886–892

[18] Mrad, M. D. B., Gardet, P., Roche, A., Rougier, P., Calmettes, C., Motte, P., Parmentier, C.: Value of venous catheterization and calcitonin studies in the treatment and management of clinically inapparent medullary thyroid carcinoma. Cancer 63 (1989) 133–138

[19] Moley, J. F., DeBenedetti, M. K.: Patterns of nodal metastases in palpable medullary thyroid cancer. Ann Surg 229 (1999) 880–888

[20] Moley, J. F., Dilley, W. G., DeBenedetti, M. K.: Improved results of cervical reoperation for medullary thyroid carcinoma. Ann Surg 225 (1997) 734–743

[21] Pacini, F., Fontanelli, M., Fugazzola, L., Elisei, R., Romei, C., Di Cosceio, G., Miccoli, P., Pinchera, A.: Routine mesurement ofserum calcitonin (CT). Study in a large series of thyreoidectomized patients. J Clin Endocrinol Metab 82 (1994) 338–341

[22] Röher, H. D., Simon, D., Goretzki, P. E., Höppner, W., Lederbogen, S., Seppel, T.: Die prophylaktische Radi-
kaloperation des C-Zellkarzinoms beim MEN II-Syndrom auf der Grundlage des genetischen Screenings.
Chirurg 66 (1995) 1196–1202

[23] Simon, G. H., Nitsche, E. U., Laubenberger, J. J., Einert, A., Moser, E.: PET imaging of recurrent medullary
thyroid cancer. Nuklearmedizin 35 (1996) 102–104

[24] Tiede, D. J., Tefferi, A., Kochhar, R., Thompson, G. B., Hay, I. D.: Paraneoplasic cholestasis and hyperco-
agulability associated with medullary carcinoma of the thyroid. Cancer 73 (1994) 702–705

[25] Tisell, L. E., Hansson, G., Jansson, S., Salander, H.: Reoperation in the treatment of medulary thyroid carcinoma. Surgery 99 (1986) 60–66

[26] Tung, W. S., Vesely, T. M., Moley, J. F.: Laparoscopic detection of hepatic metastases in patients with residual
or recurrent medullary thyroid cancer. Surgery 118 (1995) 1024–1030

Strahlentherapie beim metastasierten medullären Schilddrüsenkarzinom

H. Pape

Die therapeutischen Optionen bei der Therapie des MTC richten sich nach dem Ausbreitungsgrad der Erkrankung und hängen davon ab, ob ein sporadisches oder familiäres MTC (MEN 2 und FMTC) vorliegt.

Prognosekriterien

Die Prognose der Patienten mit einem medullären Schilddrüsenkarzinom wird im wesentlichen vom Alter, dem Geschlecht und dem klinischen Ausbreitungsstadium geprägt.

In einer univariaten Analyse konnten diese Prognoseparameter bestätigt werden. In einer multifaktoriellen Überprüfung, aber zeigten sich nur zwei Faktoren als unabhängige prognoistische Kriterien:

Die hereditäre Formen werden engmaschig überprüft und werden damit häufig im Frühstadium diagnostiziert. Sie haben eine niedrigere Inzidenz zervikaler Lymphknoteninfiltrationen und werden in nahezu 95 % geheilt [3]. Patienten mit einer sporadischen Form präsentieren sich erst im Stadium einer klinischen Manifestation, überwiegend in metastasiertem Stadium, 33 % von ihnen sterben innerhalb von 5 Jahren [3].

In einer univariaten Analyse erwiesen sich Alter, Geschlecht, Tumorstadium, sporadische oder hereditäre Erkrankung, Ausdehnung der Operation und das Vorhandensein von Metastasen als prognostisch signifikant [3, 5]. In der anschließenden multivariaten Analyse aber behielten nur Alter und Ausbreitungsstadium eine Relevanz [3].

Therapie

Therapeutisch steht das operative Vorgehen eindeutig im Vordergrund. Problematisch jedoch wird die Therapie bei fortgeschrittenen, diffus metastasierten oder primär inoperablen Tumoren. Das eigentliche Zielgewebe, die C-Zelle, scheint nicht sehr radiosensibel zu sein.

Die Rolle der perkutanen Strahlentherapie ist umstritten. In Ermangelung prospektiv randomisierter Studien ist die Datenlage unsicher. In retrospektiven Analysen mit kleinen Fallzahlen werden z. T. widersprüchliche Aussagen gemacht.

Besonders in frühen Arbeiten wurde die externe Strahlentherapie als effektiv beschrieben. Rougier und Mitarbeiter kamen 1983 zu dem Ergebnis, dass die externe Bestrahlung effektiv, die Tumorregression aber sehr langsam ist und lange Nachbeobachtungszeiten kalkuliert werden müssen [6].

Diese Arbeitsgruppe aus dem Institut Gustav Roussy untersuchte 75 Patienten aus dem Zeitraum von 1932 bis 1979. 62/75 Patienten hatten eine lokoregionär, auf den Hals begrenzte Erkrankung, 13/75 Patienten hatten Fernmetastasen .

6/75 Patienten hatten eine primär definitive Bestrahlung, 56/75 wurden operiert, davon 29 Patienten postoperativ bestrahlt. 25 dieser 29 Patienten hatten eine Infiltration der zervikalen Lymphknoten und 12/29 hatten eine Lymphknoteninfiltration und/oder inkomplette Resektion.

Bestrahlt wurde im Zeitraum von 1932 bis 1955 mit konventionellen Röntgenstrahlen bis 32 Gy oder mit Radium-Moulagen bis 30 Gy. Nach 1956 wurde ^{60}Co eingesetzt. Von 1955 bis 1979 wurden 26/ 35 Patienten bis 52 Gy in 25 Fraktionen in 5 Wochen mit ^{60}Co bestrahlt.

In das Zielvolumen einbezogen wurde das Schilddrüsenbett sowie die Lymphknoten des Mediastinums und der Zervikalregion.

Bei den 6 Patienten mit einer primären definitiven Strahlentherapie hatten 4/ 6 Patienten eine partielle Remission erreicht, 3 der 6 Patienten lebten 4, 7, und 10 Jahre. Bemerkenswert in dieser Gruppe war die langsame Tumorrückbildung.

Tabelle 1: Effekt nach primär definitiver externer Strahlentherapie bei medullärem Schilddrüsenkarzinom [6]

Primär definitive externe Strahlentherapie	Partielle Remission	Überlebenszeiten
6 Patienten	4/6 (= 66,6 %)	4, 7 und 10 Jahre

Die Überlebenswahrscheinlichkeit wurde wesentlich vom Vorhandensein von Fernmetastasen beeinflusst. Sie war in der Gruppe mit postoperativer Bestrahlung (N = 29) tendenziell besser aber ohne statistische Relevanz.

Ähnliche Ergebnisse wurden in früheren Analysen beschrieben, leider mit geringen Patientenzahlen in fortgeschrittenen Stadien und letztendlich unsicherer Datenlage [1, 8, 9].

Samaan und Mitarbeiter kamen 1988 zu einem kontroversen Ergebnis. In einer retrospektiven Analyse untersuchten sie 202 Patienten mit medullärem Schilddrüsenkarzinom. Die Patienten waren in der Zeit zwischen 1943 und 1987 behandelt worden, 57 Patienten hatten eine postoperative und 147 Patienten hatten keine Strahlentherapie erhalten.

Als Indikation zur postoperativen Bestrahlung galt, wenn mikroskopisch residuelle Erkrankung (R1) angenommen werden musste. Die Patienten erhielten 45 bis 60 Gy in 5 Wochen. Patienten, die keine postoperative Bestrahlung erhalten hatten, lebten signifikant länger. Zur differenzierteren Analyse wurden Patienten mit gleichen Tumorstadien miteinander verglichen. 30 Patienten mit Infiltration der Schilddrüse und der angrenzenden Lymphknoten, die postoperativ bestrahlt wurden, wurden verglichen mit 115 Patienten mit vergleichbarer Tumorausdehnung ohne postoperativer Bestrahlung. Wiederum war die Prognose der nicht bestrahlten Patienten signifikant besser (p = 0,001). Verglich man 27 Patienten, die im fortgeschrittenen metastasierten Tumorstadium bestrahlt worden waren mit 28 Patienten in vergleichbaren Stadien aber ohne Strahlentherapie, so war die Überlebenswahrscheinlichkeit in beiden Gruppen gleich.

Die Autoren schlossen aus dieser retrospektiven Analyse, dass die Strahlentherapie keinen therapeutischen Nutzen bei medullären Schilddrüsenkarzinome habe [4].

Retrospektive Analysen aber bergen immer das Risiko unvergleichbarer Patientenkohorten mit Bias, die die Aussage beeinflussen. Hier sind in der nicht bestrahlten Patientengruppe deutlich weniger Patienten mit der prognostisch ungünstigen Gruppe der sporadischen Erkrankung (Tab. 1). Also auch hier wiederum eine unsichere Datenlage.

Tabelle 2: Vergleich der Patientengruppen mit postoperativer Bestrahlung und Patienten ohne postoperative Bestrahlung [4]

202 Patienten wurden analysiert 152 Patienten sporadisch; 39 Patienten MEN 2A; 11 Patienten MEN 2B	
145/202 wurden nicht bestrahlt	57/202 wurden postoperativ bestrahlt
100 Pat. (69 %) sporadisch; 35 Pat. (24,1 %) MEN 2A; 10 (6,9 %) MEN 2B	52 Pat.(91,2 %) sporadisch, 4 Pat.(7 %) MEN 2A; 1 Pat.(1,8 %) MEN 2B

Andere Autoren sehen der Wert der perkutanen, postoperativen Strahlentherapie in der Vermeidung von Lokalrezidiven [4]. Die französische Arbeitsgruppe hatte 59 Patienten retrospektiv analysiert. Alle Patienten hatten eine postoperative Bestrahlung erhalten. 55/59 Patienten hatten eine totale Thyreoidektomie, bei 11 Patienten war residualer Tumor postoperativ verblieben, 44/59 hatten eine lokale Lymphknoteninfiltration. 18/59 Patienten (= 30 %) hatten ein Lokalrezidiv. Verglichen mit einer großen Serie aus der Mayo Clinic [2], die bei Lymphknoteninfiltration eine Rezidivrate von 59 % sahen, ist dieses Ergebnis gut. Nguyen und Mitarbeiter schließen daraus, dass die externe perkutane Bestrahlung die Lokalrezidive verhindern kann, die Überlebenschance aber wurde bei diesen Patienten nicht verbessert. Die Arbeitsgruppe weist daraufhin, dass die Prognose der Patienten generell gut ist und daher radiogene Spätreaktionen möglichst zu vermeiden sind.

Zusammenfassung

Die Rolle der perkutanen, externen Strahlentherapie in der Behandlung der medullären Schilddrüsenkarzinome bleibt kontrovers. Da die Erkrankung selten ist und statistisch relevante Aussagen aus randomisierten Studien nicht zu erhalten sind, bleibt die Datenlage zunächst auch weiterhin noch unsicher. Retrospektive Analysen haben bisher zu widersprüchliche Aussagen geführt. Die Überlebenswarscheinlichkeit scheint durch die Strahlentherapie nicht verbessert zu werden. Lokalrezidive scheinen durch die postoperative Bestrahlung vermindert zu sein. In der Palliation wird die perkutanen Bestrahlung heute allgemein bei fortgeschrittenen, inoperablen Tumoren eingesetzt. Die Dosis sollte 50 Gy dabei nicht unterschreiten.

Literatur

[1] Halnan, K. E.: The non-surgical treatment in thyroid cancer. Br J Surg 62 (1975) 769
[2] Harmer, C. L.: External beam radiotherapy for thyroid cancer Ann Radiol 20 (1977) 791–800
[3] Kebebew, E., Ituarte, Ph. H. G., Siperstein, A. E., Duh, Qu.-Y., Clark, O.: Medullary thyroid carcinoma. Cancer 88 (2000) 1139–1148
[4] Nguyen, T. D., Chassard, J. L., Lagarde, P., Cutuli, B., Le Fur, R., Reme-Saumon, M., Prevost, B., Panis, P., Verelle, P., Chaplain, G.: Results of postoperative radiation therapy in medullary carcinoma of the thyroid: A retrospective study by the French Federation of Cancer Institutes-The Radiotherpy cooperative Group. Radiotherapy Oncology 23 (1992) 1–5
[5] Raue, F., Kotzerke, J., Reinwein, D., Schröder, S., Röher, H. D., Deckart, H., Höfer, R., Ritter, M., Seif, F., Buhr, H., Beyer, J., Schober, O., Becker, W., Neumann, H., Calvi, J., Winter, J., Vogt, H., the German Medullary Thyroid Carcinoma Study Group: Prognostic factors in medullary thyroid carcinoma: evaluation of 741 patients from the German Medullary Thyroid Carcinoma register. Clin Investig 71 (1993) 7–12
[6] Rougier, P. H., Parmentier, C., Laplanche, A., Lefervre, M., Travagli, J. P., Caillou, B., Schlumberger, M., Lacour, J., Tubiana, M.: Medullary thyroid carcinoma: Prognostic factors and treatment. Int J Radiation Biol Phys 9 (1983) 161–169
[7] Samaan, N., Schultz, P. N., Hickey, R. C.: Medullary thyroidcarcinoma: Prognosis of familial versus sporadic disease and the role of radiotherapy. J Clin Endocrinol Metab 67 (1988) 801–805
[8] Simpson, W. J. K.: Radiotherapy in thyroid cancer CMAJ 113 (1975) 115
[9] Steinfeld, A. D.: The role of radiation therapy in medullary carcinoma of the thyroid. Radiology 123 (1977) 745

Medikamentöse Therapie
beim medullären Schilddrüsenkarzinom

K. Frank-Raue, F. Raue

Einleitung

Die Indikation zur Chemotherapie beim medullären Schilddrüsenkarzinom (MTC) ist nur selten gegeben. Die aktuelle Analyse des Registers für das medulläre Schilddrüsenkarzinom in Deutschland [20] belegt die insgesamt gute Prognose des MTC: die Analyse der Daten von 1217 Patienten zeigt eine 5 Jahre Überlebensrate von 87 % und eine 10 Jahre Überlebensrate von 76 %. Lediglich 8 % der Patienten befanden sich zum Zeitpunkt der Diagnosestellung im Stadium IV, wurden also mit Fernmetastasen diagnostiziert. Auch die 10 Jahres Überlebenszeit mit Fernmetastasen liegt bei 46 %. Für eine Chemotherapie kommen Patienten in Frage, bei denen chirurgische Maßnahmen ausgeschöpft sind und bei denen das medulläre Schilddrüsenkarzinom im Stadium der fortgeschrittenen Metastasierung progredient ist [19].

Zytostatikatherapie beim fortgeschrittenen Schilddrüsenkarzinom

Da die meisten Studien zur Chemotherapie, zumindest die der Anfangsjahre, aufgrund der geringen Fallzahlen alle Arten des Schilddrüsenkarzinoms berücksichtigten, wird im ersten Teil dieses Abschnitts nicht zwischen den verschiedenen Formen des Schilddrüsenkarzinoms unterschieden, erst im 2. Teil wird dann speziell auf das MTC eingegangen.

Erste ermutigende Ergebnisse zur Chemotherapie des Schilddrüsenkarzinoms wurden Anfang und Mitte der siebziger Jahre veröffentlicht [8, 10]. So beobachteten Gottlieb und Hill 10 partielle Remissionen (Reduktion der Tumormasse um mehr als 50 %) bei 30 Schilddrüsenkarzinompatienten die mit Adriamycin (45–75 mg/m^2) behandelt wurden. Erwähnenswert ist bei dieser Studie zudem die hohe Ansprechrate von 60 % bei den 5 Patienten mit medullärem Schilddrüsenkarzinom. Leider wurden diese günstigen Ergebnisse von anderen Autoren später nicht bestätigt [11, 26]. Vielmehr berichteten die Studien der letzten Jahre von objektiven Remissionsraten von etwa 20 % oder weniger für die Adriamycin-Monotherapie (Tab. 1). Eine vergleichbare Remissionsrate von 22 % wurde auch für die Aclarubicin-Monotherapie veröffentlicht [22]. Ein möglicher Grund für die günstigen früheren Ergebnisse könnten falsche histologische Einordnungen von Schilddrüsenmalignomen gewesen sein; die Abgrenzung eines Lymphoms der Schilddrüse von einem anaplastischen Schilddrüsenkarzinom ist schwierig.

Shimaoka und Mitarbeiter veröffentlichten 1985 [26] die bisher einzige zweiarmige und prospektive Studie, in der die zuvor meist angewandte Adriamycin-Monotherapie mit einer

Tabelle 1: Monochemotherapie beim Schilddrüsenkarzinom

Autor/Jahr	Substanz	Dosis in mg/m²	Pat. n	Remission n	%
Gottlieb 1974	Doxorubicin	45–75 i.v. 3 Wo	30	11	37
Benker 1983	Doxorubicin	75 i.v. 3 Wo	47	16	34
Shimaoka 1985	Doxorubicin	45–60 i.v. 3 Wo	41	7	17
Droz 1990	Doxorubicin	60 i.v. 4 Wo	21	2	10
Samonigg 1988	Aclarubicin	25–30 T1-4 3 Wo	23	5	22
Droz 1990	Cisplatin	90 i.v. 4 Wo	17	0	0

Kombinationschemotherapie aus Adriamycin und Cisplatin verglichen wurde. Die Studie beinhaltete 84 auswertbare Patienten. Die objektive Remissionsrate betrug 17 % in der Monotherapie- und 26 % in der Kombinationschemotherapiegruppe. Die Remissionsraten waren ebenso wie die Remissionsdauer und Überlebenszeit der beiden Gruppen statistisch nicht signifikant unterschiedlich. Zieht man die niedrigeren objektiven Remissionsraten anderer Autoren in Betracht, so ist auch bei der Kombinationschemotherapie von Adriamycin mit Cisplatin von Remissionsraten unter 20 % auszugehen. Unsere eigenen Beobachtungen zur Kombinationschemotherapie aus Adriamycin, Cisplatin und Vindesin bei 18 Patienten mit differenziertem Schilddrüsenkarzinom zeigten eine partielle und drei „minor responses" (Tumormassenreduktion von > 25 % aber weniger als 50 %) [24]. Die Polychemotherapie aus Adriamycin und Cisplatin und andere Kombinationen erwiesen sich der Monotherapie mit Adriamycin nicht überlegen.

Die Adriamycin-Monotherapie, evt. auch die Modifikation als Aclarubicin-Monotherapie, kann weiterhin als die Standardchemotherapie des Schilddrüsenkarzinoms gelten.

Eine Alternative, speziell beim medullären Schilddrüsenkarzinom, ist das CVD-Schema (Cyclophosphamid 750 mg/m² Tag 1, Vincristin 1,4 mg/m² Tag 1, Dacarbazin 600 mg/m² Tag 1 und 2) das sehr gut tolerabel ist und ambulant durchgeführt werden kann [28]. 2 von 7 Patienten zeigten eine partielle Remission welche 14 und 29 Monate anhielt. Ähnliche Ergebnisse konnten [25] bei 20 Patienten mit medullärem Schilddrüsenkarzinom durch eine Kombinationstherapie mit 5-Fluorouracil (5-FU) (400 mg/m² für 5 Tage) und Streptozocin (500 mg/m² für 5 Tage) im Wechsel mit 5-FU und Dacarbazin (DTIC) (200 mg/m² für 5 Tage) alle 3 Wochen erreicht werden, es wurden drei partielle Remissionen und 11 „no change" Zustände bei geringer Toxizität beobachtet. Ähnlich günstig war das Ansprechen auf 5 FU (450 mg/m² für 5 Tage) und DTIC (250 mg/m² für 5 Tage) alle 4 Wochen gegeben bei fünf Patienten mit medullärem Schilddrüsenkarzinom [18] (Tab. 2).

Das Problem aller Chemotherapiestudien des Schilddrüsenkarzinoms sind die geringen Fallzahlen aufgrund der Seltenheit des Tumors, das breite Spektrum der Tumorbiologie mit zum Teil günstigem Spontanverlauf der Erkrankung selbst im fortgeschrittenen Stadium und das geringe Ansprechen auf Chemotherapie: Nur selten werden Vollremissionen erzielt. Teilremissionen halten meist nur wenige Monate an und sind für die Patienten oftmals mit

Tabelle 2: Kombinationschemotherapie beim Schilddrüsenkarzinom

Autor/Jahr	Substanz	Dosis mg/m²	Pat. n	Remission n	%
Shimaoka 1985	Doxorubicin + Cisplatin	45–60 iv 40 iv	43	11	26
Droz 1990	Doxorubicin + Cisplatin	60 iv 90 iv	7	0	0
Williams 1986	Doxorubicin + Cisplatin	60–75 iv 60–75 iv	22	2	9
De Besi 1991	Doxorubicin + Cisplaton + Bleomycin	60 iv 60 iv 30 iv	21	9	42
Scherübl 1990	Doxorubicin + Cisplatin + Vindesin	50 iv 60 iv 3	18	1	6
Schlumberger 1995	5-FU + Dacarbacin oder Streptozocin	400 iv 200 iv 500 iv	20	3	15
Wu 1994	Cyclophosphamid + Vincristin + Dacarbacin	750 iv 1,4 iv 600 iv	7	2	29

eingeschränkter Lebensqualität als Folge der Chemotherapie verbunden. Keine dieser Studien belegt eine lebensverlängernde Wirkung der Chemotherapie.

Die Chemotherapie des Schilddrüsenkarzinoms hat nur palliativen Charakter.

Kommt es nach 3 Therapiezyklen zu keinem Ansprechen, sollte die Therapie abgebrochen werden.

Somatostatin-Therapie beim medullären Schilddrüsenkarzinom

Somatostatin (Somatotropin-release inhibiting factor = SRIF) ist ein Peptid mit 14 Aminosäuren, das ursprünglich als Substanz, welche die Wachstumshormonfreisetzung aus der Hypophyse inhibiert, isoliert wurde. Im weiteren Verlauf stellte sich heraus, daß Somatostatin nahezu ubiquitär in endokrinen, neuronalen und gastrointestinalen Zellen produziert wird und auf parakrine oder autokrine Weise wirkt [13]. Auch die C-Zelle der Schilddrüse synthetisiert und sezerniert SRIF. SRIF beeinflusst wiederum die Calcitoninsekretion aus der C-Zelle. Dies konnte durch in vitro Untersuchungen an C-Zell-Karzinomzellinien gezeigt werden konnte [23, 29]. Darüber hinaus haben Patienten mit medullärem Schilddrüsenkarzinom sowohl immunhistologisch im Tumorgewebe als auch im Blut erhöhte Somatostatinspiegel [16, 21]. Bei Patienten mit MTC lässt sich mit Hilfe des Somatostatin-

Rezeptor-Szintigramms Tumorgewebe lokalisieren [7]. Pharmakologische Gaben des synthetischen Somatostatin-Analogons SMS 201-995 (Octreotide) führen zu einer Hemmung der Sekretion verschiedener Hormone; dies wird klinisch bei der Akromegalie oder dem Karzinoid-Syndrom, ausgenutzt. Neben der Hemmung der Hormonsekretion hat Somatostatin auch einen wachstumshemmenden Effekt auf endokrine Tumoren (z. B. wachstumshormonproduzierendes Hypophysenadenom, Karzinoid) [13]. Der Effekt von Somatostatin auf die Calcitoninsekretion bei Patienten mit medullärem Schilddrüsenkarzinom ist widersprüchlich. Unter 0,4 bis 2,0 mg SMS kommt es bei der Mehrzahl der Patienten zu einer 40- bis 70 %igen Reduktion der basalen und der Pentagastrin-stimulierten Calcitoninsekretion, während Dosen von 0,05 bis 0,1 mg keinen Effekt zeigen (Tab. 3) [6]. Bezüglich eines Langzeiteffektes ist die Wirkung von Somatostatin nur bei wenigen Patienten nachweisbar. Es kommt zu einer Besserung der Diarrhö und der Flush-Symptomatik, ohne daß die Calcitoninspiegel beeinflußt werden müssen [15]. Gelegentlich findet sich auch ein Stillstand des Tumorwachstums [16]. Ob dadurch eine Verlängerung der Überlebenszeit dieser Patienten zu erreichen ist, bleibt abzuwarten.

Im experimentellen Stadium befinden sich noch die Radioimmuntherapien mit radioaktiv markiertem Somatostatin, Anti-CEA oder CCK-B/Gastrin Rezeptor Liganden.

Tabelle 3: Somatostatin (Octreotide)-Therapie beim medullären Schilddrüsenkarzinom

Autor/Jahr	Pat.	Dosis	Therapiedauer	Effekt (Remission) auf		
	n	ug/d	Monate	Tumormarker	Klinik	Tumorgröße
Geelhoed 1986	1	200	3	0/1	1/1	0/1
Jerkins 1987	1	100	7	0/		0/1
Maler 1990	3	600–2000	3–17	3/3	3/3	0/3
Modigliani 1992	14	500	3	4/4	8/14	0/14
Frank-Raue 1995	7	200–1000	3–19	2/7	1/7	1/7
Raue 1998	8	1500	3–22	3/8	0/8	0/8

Interferontherapie des medullären Schilddrüsenkarzinoms

Die Wirkung von verschiedenen Cytokinen und Wachstumsfaktoren auf das Schilddrüsengewebe in vitro ist bekannt. Sowohl Interleukin 1 als auch Tumornekrosefaktor α hemmen das Wachstum von Schilddrüsenkarzinomen in vitro, können aber wegen der großen Nebenwirkungen in vivo nicht eingesetzt werden. Anders dagegen das Interferon α (IFN α), das z. B. beim Karzinoid zu einer vorübergehenden Besserung der endokrinen Aktivität und damit zum Rückgang der klinischen Beschwerden führen kann [17]. In einer größeren Studie an Patienten mit neuroendokrinen Tumoren wurde IFN α 2a (6 Mill. E/m^2/Tag) auch bei 7 Patienten mit einem medullären Schilddrüsenkarzinom eingesetzt [1]. Ein Patient zeigte eine komplette Remission eines mediastinalen Lymphknotens. Die Behandlung mit IFN α 2b (2,5 Mill. E/Tag) führte bei 2 der behandelten Patienten mit medullärem Schilddrüsenkarzinom zu einem „no-change" Zustand [3]. Auch diese Therapie ist z. T. durch Nebenwirkungen wie Fieber, Gewichtsabnahme und Leukopenie limitiert. Die Kombination von Interferon α 2b mit einem Somatostatin-Analogon führte bei 2 von 8 Patienten zu einem Rückgang des Calcitoninspiegels um mehr als 50 %, 5 von 7 Patienten mit ausgeprägter Diarrhö oder Flush hatten eine Verbesserung, bei keinem Patienten nahm die Tumorgröße ab [14].

Zusammenfassung

Die Indikation zur Chemotherapie beim MTC ist nur bei wenigen Patienten gegeben. Sie kommt zum Einsatz, wenn chirurgische Maßnahmen nicht mehr durchführbar sind. Dazu gehören das MTC im fortgeschrittenen Tumorstadium mit symptomatischem Lokalrezidiv oder progrediente Fernmetastasen. Zum Einsatz kommen Adriamycin als Monotherapie oder in einer Kombinationstherapie. Da keine gesicherte lebensverlängernde Wirkung der Chemotherapie nachgewiesen wurde, muß die Indikation unter Abwägung von Nutzen und Risiken für jeden Patienten individuell gestellt werden. Neuere Entwicklungen wie Somatostatin und Interferon haben experimentellen Charakter und sollten nur im Rahmen von Studien zum Einsatz kommen.

Literatur

[1] Bajetta, E., Zilembo, N., DiBartolomeo, M., DiLeo, A., Pilotti, S., Bochicchio, A. M., Castellani, R., Buzzoni, R., Celio, L., Dogliotti, L., Pinotti, G., Aitini, E., Labianca, R., Fornasiero, A., Riva, P., Schieppati, G., Nelli, P., Mariani, L.: Treatment of metastatic carcinoids and other neuroendocrine tumors with recombinant interferon-alpha-2a. Cancer 72 (1993) 3099–3105

[2] Benker, G., Reinwein, D.: Ergebnisse der Chemotherapie des Schilddrüsencarcinoms. Dtsch Med Wochenschr 108 (1983) 403–406

[3] Biesma, B., Willemse, P. H. B., Mulder, N. H., Verschueren, R. C. J., Kema, I. P., deBruijn, H. W. A., Postmus, P. E., Sleijfer, D. T., deVies, E. G. E.: Recombinant interferon alpha-2b in patients with metastatic apudomas: effect on tumours and tumour markers. Cancer 66 (1992) 850–855

[4] De Besi, P., Busnardo, B., Toso, S., Girelli, M. E., Nacamulli, D., Simioni, N., Casara, D., Zorat, P., Fiorentiono, M. V.: Combined chemotherapy with bleomycin, adriamycin, and platinum in advanced thyroid cancer. J Endocrinol Invest 14 (1991) 475–480

[5] Droz, J. P., Schlumberger, M., Rougier, P., Ghosu, M., Gardet, P., Parmentier, C.: Chemotherapy in metastatic nonanaplastic thyroid cancer: experience at the Institut Gustave-Roussy. Tumorii 76 (1990) 480–483

[6] Frank-Raue, K., Raue, F., Ziegler, R.: Therapie des metastasierten medullären Schilddrüsenkarzinoms mit dem Somatostatinanalogon Octreotide. Med Klinik 90 (1995) 63–66

[7] Frank-Raue, K., Bihl, H., Dörr, U., Buhr, H., Ziegler, R., Raue, F.: Somatostatin receptor imaging in persistent medullary thyroid carcinoma. Clinical Endocrinology 42 (1995) 31–37

[8] Gottlieb, J. A., Hill, C. S.: Chemotherapy of thyroid cancer with adriamycin N Engl J Med 290 (1974) 193–197

[9] Geelhoed, G. W., Bass, B. L., Mertz, S. L., Becker, K. L.: Somatostatin analog: effects on hypergastrinemia and hypercalcitoninemia. Surgery 100 (1986) 962–970

[10] Harada, T., Nishikawa, Y., Suzuki, T., Ito, K., Baba, S.: Bleomycin treatment for cancer of the thyroid. Am J Surg 122 (1971) 53–57

[11] Husain, M., Alsever, R. N., Lock, J. P., George, W. F., Katz, F. H.: Failure of medullary carcinoma of the thyroid to respond to doxorubin therapy. Hormone Res 9 (1978) 22–25

[12] Jerkins, T. W., Sacks, H. S., O'Dorisio, T. M., Tuttle, S., Solomon, S. S.: Medullary carcinoma of the thyroid, pancreatic nesidioblastosis and microadenosis, and pancreatic polypeptide hypersecretion. A new association

and clinical and hormonal responses to long-acting somatostatin analog SMS 201-995. J Clin EndocrMetab 64 (1987) 1313–1319

[13] Lamberts, S. W. J., Krenning, E. P., Reubi, J.-C.: The role of somatostatin and its analogs in the diagnosis and treatment of tumors. Endocrine Rev 12 (1991) 450–482

[14] Lupoli, G., Cascone, E., Arlotta, F., Vitale, L., Celentano, G., Salvatore, M., Lombardi, G.: Treatment of advanced medullary thyroid carcinoma with a combination of recombinant interferon alpha-2b and octreotide. Cancer 78 (1996) 1114–1118

[15] Mahler, C., Verhelst, J., De Longueville, M., Harris, A.: Long-term treatment of metastatic medullary thyroid carcinoma with the somatostatin analogue octreotide. Clin Endocrinol 33 (1990) 261–269

[16] Modigliani, E., Cohen, R., Joannidis, S., Siame-Mourot, C., Guliana, J. M., Charpentier, G., Cassuto, D., Bentata Pessayre, M., Tabarin, A., Roger, P., Caron, P. Guillausseau, J., Lalau, J. D., Tourniaire, J., Bayard, F., Aufévre, P., James-Daidier, A., Calmettes, C.: Results of long-term continuous subcutaneous octreotide administration in 14 patients with medullary thyroid carcinoma. Clin Endocrinol 36 (1992) 183–186

[17] Öberg, K.: Chemotherapy and biotherapy in neuroendocrine tumors. Curr Opin Oncol 5 (1993) 110–120

[18] Orlandi, F., Caraci, P., Berruti, A., Puligheddu, B., Pivano, G., Dogliotti, L., Angeli, A.: Chemotherapy with dacarbazine and 5-fluorouracil in advanced medullary thyroid cancer. Annals Oncol 5 (1994) 763–765

[19] Raue, F.: Chemotherapie bei Schilddrüsenkarzinomen: Indikation und Ergebnisse. Der Onkologe 3 (1997) 55–58

[20] Raue, F.: German medullary thyroid carcinoma / multiple endocrine neoplasia registry. Langenbecks Arch Surg 383 (1998) 334–336

[21] Raue, F., Zink, A., Scherübl, H.: Wirkung von Somatostatin auf zellulärer Ebene. Med Klinik 88 (1993) 492–495.

[22] Samonigg, H., Hossfeld, D. K., Spehn, J., Fill, H., Leb, G.: Aclarubicin in advanced thyroid cancer: a phase II study. Eur J Cancer Clin Oncol 24 (1988) 1271–1275

[23] Scherübl, H., Hescheler, J., Schultz, G., Kliemann, D., Zink, A., Ziegler, R., Raue, F.: Inhibition of Ca2+-induced calcitonin secretion by somatostatin: Roles of voltage-dependent Ca2+ channels and G-proteins. Cell Signal 4 (1992) 77–85

[24] Scherübl, H., Raue, F., Ziegler, R.: Combination chemotherpy of advanced medullary and differentiated thyroid cancer. J Cancer Res Clin Oncol 116 (1990) 21–23

[25] Schlumberger, M., Abdelmoumene, N., Delisle, M. J., Couette, J. E.: Treatment of advanced medullary thyroid cancer with an alternating combination of 5 FU-streptozocin and 5 FU-dacarbazine. Brit J Cancer 71 (1995) 363–365

[26] Shimaoka, K., Schoenfeld, D. A., Dewys, W. D., Creech, R. H., Deconti, R.: A randomized trial of doxorubicin versus doxorubicin plus cisplatin in patients with advanced thyroid carcinoma. Cancer 56 (1985) 2155–2160

[27] Williams, S. D., Birch, R., Einhorn, L. H.: Phase II evaluation of doxorubicin plus cisplatin in advanced thyroid cancer: a southeastern cancer study group trial. Cancer Treat Rep 70 (1986) 405–407

[28] Wu, L.-T., Averbuch, S. D., Ball, D. W., deBustros, A., Baylin, S. B., McGuire, W. P.: Treatment of advanced medullary thyroid carcinoma with a combination of cyclophosphamide, vincristine, and dacarbazine. Cancer 73 (1994) 432–436

[29] Zink, A., Scherübl, H., Kliemann, D., Höflich, M., Ziegler, R., Raue, F.: Inhibitory effect of somatostatin on cAMP accumulation and calcitonin secretion in C-cells: involvement of pertussis toxin-sensitive G-proteins. Molec Cell Endocrin 86 (1992) 213–219

Diagnose und Therapie des medullären Schilddrüsenkarzinoms mit radioaktiv markierten Cholecystokinin (CCK)-B/Gastrin-Rezeptorliganden

T. M. Behr, M. Béhé

Einleitung

Die Entwicklung regulatorischer Peptide als Werkzeuge zur Visualisierung und kürzlich auch zur Therapie maligner Tumoren ist über die vergangenen Jahre in den Mittelpunkt des Interesses gerückt [23, 26, 30]. Die erfolgreiche Entwicklung ausreichend stabiler radioaktiv markierter Somatostatin-Analoga, wie zum Beispiel ^{123}I-Tyr^3 oder ^{111}In-DTPA-*D*-Phe^1-Octreotid zu diagnostischen Zwecken [23, 30] und die Einführung von ^{161}Tb-DTPA- oder ^{90}Y-DOTA-Konjugaten für therapeutische Anwendungen, hat neue Horizonte in der Nuklearonkologie eröffnet [16, 17, 26]. Kürzlich stellten sich andere regulatorische Peptide sowie das vasoaktive intestinale Polypeptid (VIP) [40], Substanz P [20] oder Gastrin Releasing Peptide/Bombesin-Derivate [36] als potentiell nützliche Kandidaten zu *In-vivo*-Szintigraphie und Radiopeptid-Therapie heraus.

Während die Somatostatin-Rezeptorszintigraphie sich als wertvolles Werkzeug im Staging gastroenteropankreatischer Tumoren (zum Beispiel Karzinoide) erwiesen hat, ist ihre Sensitivität und diagnostische Treffsicherheit bei anderen Neoplasien wie zum Beispiel dem medullären Schilddrüsenkarzinom oder dem kleinzelligen Bronchialkarzinom äußerst limitiert [3, 4, 37]. Aufgrund der hervorragenden diagnostischen Treffsicherheit des Pentagastrintests bei der Detektion maligner C-Zellen (Erstdiagnose, Persistenz und Rezidiv), unter Umständen sogar deutlich unter einer durch konventionelle morphologische Bildgebungsverfahren detektierbaren Größe, postulierten wir die Expression des entsprechenden Rezeptortyps bei humanen medullären Schilddrüsenkarzinomen [5] (Abb. 1). Tatsächlich zeigten rezeptorautoradiographische Studien durch Reubi et al. die Expression und die Anwesenheit von Cholezystokinin-B-Rezeptoren nicht nur in mehr als 90 % der medullären Schilddrüsenkarzinome [31], sondern in einem ausgesprochen hohen Prozentsatz anderer Tumortypen, wie zum Beispiel kleinzelligen Bronchialkarzinomen, Stroma-Ovarial-Karzinomen und Astrozytomen [32]. Frühere Studien hatten ein sogar noch weiter verbreitetes Vorkommen von Gastrinrezeptoren in Kolon-, Pankreas- und Magenkarzinomen postuliert [38]. Deshalb unternahmen wir präklinische Pilotexperimente in Nacktmäusen, die humane C-Zell-Karzinom-Xenotransplantate trugen, und konnten die Eignung von radioaktiv markiertem Gastrin-I zum Targeting von CCK-B-Rezeptor exprimierenden Tumoren zeigen sowie auch zum Targeting von CCK-B-Rezeptor-Normalorganen, wie zum Beispiel dem Magen [5].

Dennoch blieb eine Vielzahl von Problemen offen, zum Beispiel die molekularen Charakteristika, die ein Peptid zum optimalen Kandidaten für ein *In-vivo*-Targeting von CCK-B-Rezeptor exprimierenden Tumoren macht, insbesondere im Hinblick auf die Stabilität,

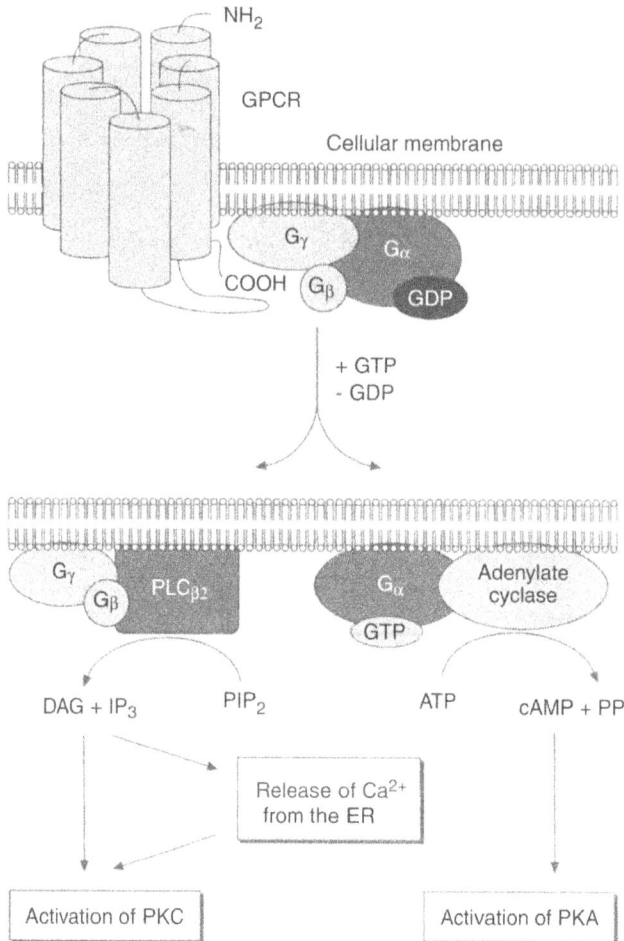

Abbildung 1: Schematische Darstellung eines G-Protein-assoziierten Rezeptors (GPCR) mit seinen sieben Transmembran-Domänen; Bildung intrazellulärer second-messengers via den Adenylat-Cyclase oder Phopholipase-C-Weg.

Affinität und Selektivität für den CCK-B-Rezeptor oder die potentiell ungünstige Akkumulation in Normalorganen wie Leber, Darm oder Niere. Das Ziel unserer weiteren Arbeiten war deshalb in einem präklinischen Modell wie auch in einer klinischen Pilotstudie geeignete Radioliganden für das Targeting von CCK-Rezeptoren in vivo zu entwickeln und zu optimieren.

Material und Methoden

Peptide und deren Radiojodierung

Eine Vielzahl von Peptiden, wie in Tabelle 1 gelistet, wurden untersucht. Diese gehören entweder zur Gastrin- oder Cholecystokinin-„Superfamilie" oder besitzen Charakteristika von beiden [24]. Beide Familien unterscheiden sich durch die Stellung ihres Tyrosinrestes, mit entweder einer Aminosäure in der Gastrin-Familie (üblicherweise Gly) oder zwei Aminosäuren in der CCK-Familie (Met-Gly oder Thr-Gly) zwischen diesem Tyrosinrest und der C-terminalen Rezeptorbindungssequenz Trp-Met-Asp-PheNH$_2$. Cionin kann phylogenetisch als Vorfahre von beiden, der Cholecystokinin- und Gastrin-Familie, gelten, da es zwei Tyrosinreste trägt (eine in jeder Position). Schließlich sind die Strukturen von des-BOC-Pentagastrin und des CCK-Fragments 30–33 („CCK-4") auf die Rezeptorbindungssequenz, die beiden Familien gemeinsam ist, beschränkt. Zwei Peptide wurden untersucht, die dieses komplette Rezeptorbindetetrapeptid nicht aufwiesen; diese dienten als irrelevante Kontrollen: Gastrin-Fragment 1–14 und [Tyr(SO$_3$H)^{27}]CCK 26-29 (vgl. Tabelle 1).

Die Peptide wurden kommerziell erworben (Sigma Chemie, Deisenhofen, ICN Biomedicals, Eschwege, oder Bachem Biochemica, Heidelberg), wohingegen [Gln$_5$$^{6-10}$]-Gastrin-I, [Gln$_5$$^{2-6}$]-Minigastrin, D-Leu^1-Minigastrin und Gastrin-I Fragment 11- 17 durch Genosys Biotechnologies (Cambridge, UK) synthetisiert wurden. Die Peptide wurden tiefgefroren als lyophilisiertes Pulver bei –20 °C aufbewahrt. Sie wurden unmittelbar vor Gebrauch in 0,05 molarer wässriger NH$_4$OH in Konzentrationen zwischen 1 und 10 mg/ml gelöst.

Jod-131 und Jod-125 wurden als Natriumjodid in 0,1 molarer NaOH (New England Nuclear DuPont, Brüssel, Belgien) bezogen. Die Radiojodierung erfolgte nach der Jodogen-Methode wie früher beschrieben [5], auf einem spezifischen Aktivitätsniveau von bis zu 7,4 bis 9,3 GBq (200 bis 250 mCi) pro Milligramm Peptid (korrespondierend zu molaren Verhältnissen des Radiojodes zum Peptid zwischen 0,2 und 1,0). Die Reinigung von nicht reagiertem Jod erfolgte mittels Gelfiltrationschromatographie [5]. Die radiochemische Reinheit wurde durch HPLC gezeigt.

Radiojodierung durch die Bolton-Hunter-Methode wurde nach leichten Modifikationen der Originalmethode durchgeführt [15]. 2,5 mg kristalliner Succcinimidyl-3-(4-hydroxyphenyl)-Propionsäure (Sigma Chemie, Deisenhofen) wurden in 10 ml 0,25 molaren PBS-Puffers bei einem pH von 7,5 gelöst. 100 µl dieser Lösung wurden mit 370 MBq (10 mCi) des Radiojodes in 400 µl 0,25 molarem PBS pH 7,5 und 2 mg Chloramin-T (Sigma Chemie Deisenhofen) gemischt. Die Reaktion wurde nach 10 Sekunden durch Zugabe von 1,2 mg Natriummetabisulfid in 600 µl 0,05 molaren PBS pH 7,5 gestoppt. Nach Zugabe

Tabelle 1: Strukturen und Abschätzung der IC_{50} – Werte der getesteten Radio-Peptide

Peptid	Kettenlänge	Aminosäure-Sequenz[1]	Markierung[2]	IC_{50}
Gastrin-Derivate				
Big-Gastrin	34	pGlu-Leu-Gly-Pro-Gln-Gly-Pro-Pro-His-Leu-Val-Ala-Asp-Pro-Ser-Lys*-Lys*- -Gln-Gly-Pro-Trp-Leu-Glu-Glu-Glu-Glu-Glu-Ala-Tyrˣ-Glyˣ-Gly-**Trp-Met-Asp-PheNH₂**	Iˣ, BHᴵ⁽*⁾	~0.5×10⁻⁸M
Gastrin-I	17	pGlu-Gly-Pro-Trp-Leu-Glu-Glu-Glu-Glu-Glu-Ala-Tyrˣ-Gly-**Trp-Met-Asp-PheNH₂**	Iˣ	~10⁻⁹M
[Leu¹⁵]-Gastrin-I	17	pGlu-Gly-Pro-Trp-Leu-Glu-Glu-Glu-Glu-Glu-Ala-Tyrˣ-Gly-**Trp-Met-Asp-PheNH₂**	Iˣ	~10⁻⁹M
[Gln₅⁶⁻¹⁰]-Gastrin-I	17	pGlu-Gly-Pro-Trp-Leu-Gln-Gln-Gln-Gln-Gln-Ala-Tyrˣ-Gly-**Trp-Leu-Asp-PheNH₂**	Iˣ	~10⁻⁸M
Minigastrin	13	*Leu-Glu-Glu-Glu-Glu-Glu-Ala-Tyrˣ-Gly-**Trp-Met-Asp-PheNH₂**	Iˣ, BHᴵ⁽*⁾	~10⁻⁹M
[D-Leu¹]-Minigastrin	13	*D-Leu-Glu-Glu-Glu-Glu-Glu-Ala-Tyrˣ-Gly-**Trp-Met-Asp-PheNH₂**	Iˣ	~10⁻⁹M
[Gln₅²⁻⁶]-Minigastrin	13	Leu-Gln-Gln-Gln-Gln-Gln-Ala-Tyrˣ-Gly-**Trp-Met-Asp-PheNH₂**	Iˣ	~10⁻⁸M
Gastrin-I Fragm. 11-17	7	Ala-Tyrˣ-Gly-**Trp-Met-Asp-PheNH₂**	Iˣ	~10⁻⁸M
Gastrin-I Fragment 1-14	14	pGlu-Gly-Pro-Trp-Leu-Glu-Glu-Glu-Glu-Glu-Ala-Tyrˣ-Gly-**Trp**	Iˣ	>10⁻⁴M
Cholecystokinin-Derivate				
Caerulein	10	pGlu-Gln-Asp-Tyrˣ-Thr-Gly-**Trp-Met-Asp-PheNH₂**	Iˣ	~10⁻⁸M
[Thr²⁸,Nle³¹]-sCCK-25-33	9	*Arg-Asp-Tyr(SO₃⁻)-Thr-Gly-**Trp-Nle-Asp-PheNH₂**	BHᴵ⁽*⁾	~0.5×10⁻⁹M
sCCK-8	8	*Asp-Tyr(SO₃⁻)-Met-Gly-**Trp-Met-Asp-PheNH₂**	BHᴵ⁽*⁾	~0.5×10⁻⁹M
nsCCK-8	8	*Asp-Tyrˣ-Met-Gly-**Trp-Met-Asp-PheNH₂**	Iˣ, BHᴵ⁽*⁾	~10⁻⁸M
[Tyr(SO₃H)²⁷] CCK 26-29	4	*Asp-Tyr(SO₃⁻)-Met-GlyNH₂	BHᴵ⁽*⁾	>10⁻⁴M
Peptide mit gemeinsamen Eigenschaften beider Familien, Gastrin und CCK				
Cionin	8	*Asn-Tyr(SO₃⁻)-Tyr(SO₃⁻)-Gly-**Trp-Met-Asp-PheNH₂**	BHᴵ⁽*⁾	~0.5×10⁻⁹M
Des-BOC-pentagastrin	5	*β-Ala-**Trp-Met-Asp-PheNH₂**	BHᴵ⁽*⁾	~0.5×10⁻⁷M
CCK fragm. 30-33 (CCK-4)	4	***Trp-Met-Asp-PheNH₂**	BHᴵ⁽*⁾	~10⁻⁷M
Radiometall-Chelat-Derivate				
DTPA-Minigastrin or its [D-Leu¹] analog	13	DTPA-Leu-Glu-Glu-Glu-Glu-Glu-Ala-Tyr-Gly-**Trp-Met-Asp-PheNH₂**	¹¹¹In³⁺	~10⁻⁹M
DTPA-[D-Glu¹]-Minigastrin	13	DTPA-D-Glu-Glu-Glu-Glu-Glu-Glu-Ala-Tyr-Gly-**Trp-Met-Asp-PheNH₂**	¹¹¹In³⁺, ⁹⁰Y³⁺	~10⁻⁹M

[1] * potentielle Bindungsstelle des radiojodierten Bolton-Hunter-Reagens, ˣ Tyrosin-Reste, die nach dem Jodogen-Verfahren radiojodierbar sind.

[2] I = Iodogen, BH = Bolton-Hunter Radiojodierung.

von 200 μl Dimethylformamid wurde das radiojodierte Bolton-Hunter-Reagens mit zwei 500-μl-Portionen extrahiert und durch Verdampfen des Lösungsmittels unter einem Stickstoffstrom dargestellt. Das Peptid (100 μg) wurde in 200 μl 0,1 molaren Natriumboratpuffers pH 8,5 in einem Eisbad zugegeben. Nachdem diese Mischung für 15 Minuten in einem Eisbad gemixt wurde, wurde sie über eine Sephadex G-25 Superfeinsäule (1 × 55 cm) getrennt. Die radiochemische Reinheit wurde wiederum wie oben beschrieben durch HPLC demonstriert.

Synthese von DTPA-Derivaten und deren Markierung mit [111]In

5 mg Minigastrin (Bachem Biochemica Heidelberg) oder seines [D-Leu[1]]-Derivats (Genosys Cambridge, UK) wurden in 1 ml 0,05 molarer wässriger NH_4OH-Lösung gelöst. 200 μl einer zweimolaren $NaHCO_3$ wurden zugegeben und der pH wurde mit einmolarer HCl auf 8 eingestellt. Das zyklische DTPA-Anhydrid (Sigma Chemie Deisenhofen) wurde als Trockenpulver [21] in zehnfachem molarem Überschuss über das Peptid zugegeben (das heißt 12 mg). Nachdem der Reaktionsansatz 60 Minuten bei Raumtemperatur inkubiert worden war, wurde er mit Wasser auf 10 ml verdünnt. Diese Lösung wurde auf eine DEAE-Sephadex A-50 schwach basische Anionen-Austauschersäule mit den Dimensionen 1 × 20 cm bei 4 °C aufgetragen. Diese Säule war mit 10 Bettvolumina gesättigter, dann zweimolarer, dann 0,05 molarer NH_4HCO_3 prääquilibriert worden. Die Säule wurde bei 4 °C mit 30 ml 0,05 molarer NH_4HCO_3 eluiert, gefolgt von einem linearen Gradienten von 0,05 molarer versus 2 molarer NH_4HCO_3 (jeweils 150 ml) [19]. Die Elution des Peptids wurde durch Bestimmung der Absorption bei 280 nm und durch ein modifiziertes Bicinchoninsäureverfahren (Micro BCA Assay, Pierce, Rockford, IL) bestimmt. Die Fraktionen, die das DTPA-derivatisierte Peptid enthielten, wurden vereint und gefriergetrocknet. Die Peptide wurden bei –20 °C in 0,5 molarer NH_4OAc/0,05 molarem Ammoniumascorbatpuffer bei einem pH von 5,5 in einer Konzentration von 5 mg/ml aufgehoben. Unmittelbar vor deren Gebrauch wurden die Peptide aufgetaut, [111]Indiumchlorid (Mallinckrodt, Petten, Niederlande) wurde in 100 μl 0,5 molarem NH_4OAc pH 5,5 zugesetzt, um eine spezifische Aktivität von bis zu 15 MBq (400 μCi) pro μg Peptid zu erhalten. Die radiochemische Reinheit wurde durch HPLC gezeigt, wie oben beschrieben.

Serumstabilitätstestung in vitro

Zur Bestimmung der Serumstabilität der verschiedenen radioaktiv markierten Peptide *in vitro* wurden die Radiopeptide (tyischerweise 200 μCi, 1 μg) zu 2 ml Serum eines gesunden Donors bei 2 °C zugefügt. Konventionelle Niedrigdruck-Gelfiltrationschromatographie auf einer Sephacryl S-300-HR-Säule (Sigma Chemie Deisenhofen, Dimension 1 × 100 cm) oder Ausschluss HPLC (Bio-Sil SEC-250-Säule 300 × 7,8 mm, Bio-Rad Laboratorien Richmond, Californien) wurde unmittelbar nach der Serumzugabe oder nach Inkubationszeiten von einer, vier und 24 Stunden bei 2 °C oder einer, vier und 24 Stunden bei 37 °C durchgeführt [7].

Für Redox-Experimente wurden die markierten Peptide für eine Stunde bei 37 °C in 1 molarem H_2O_2 oder für 48 Stunden 1 molarem Dithiotreit inkubiert [1]. Die nachfolgende HPLC-Analyse wurde durchgeführt wie oben beschrieben (Nucleosil 120-3 C_{18}, 250 × 4 mm, Marchery-Nagel).

Affinitäts-IC_{50}-Bestimmungen

Die IC_{50}-Werte der verschiedenen radioaktiv markierten Peptide wurden in Zellsuspension bestimmt. Einzelzellsuspensionen von TT-Zellen in Ham's F12-Medium (ICN Biomedical, Eschwege, Deutschland) versetzt mit 0,1 % NaN_3 wurden für eine Stunde in Polyäthylen-Cups bei Raumtemperatur mit ^{125}Jod-Gastrin-I bei einer Konzentration von 50 pmol/l und verschiedenen steigenden Konzentrationen des jeweiligen nicht radioaktiven Peptides inkubiert, um kompetitive Inhibitionskurven zu erzeugen. Natriumazid wurde zugegeben, um jegliche Entfernung rezeptorgebundener Liganden aus dem Gleichgewicht durch Internalisierung zu vermeiden. Nach 60 Minuten wurden die Proben zentrifugiert, und die Pellets wurden dreimal mit eiskaltem Ham's F12 unter Zusatz von 0,1 % NaN_3 gewaschen und in einem Szintillationszähler gemessen. Die Daten wurden als Peptidkonzentrationen *versus* spezifische Bindung graphisch dargestellt und die IC_{50}-Werte abgeleitet.

Humanes medulläres Schilddrüsenkarzinommodell in Nacktmäusen

Die humane medulläre Schilddrüsenkarzinom-Zelllinie TT (Amercan Type Culture Collection, Rockville, Maryland) wurde bei 37 °C in Ham's F12 medium (ICN Biomedicals Eschwege, Deutschland) gezüchtet. Das Medium wurde mit 10 % fötalem Kälberserum (Sigma Chemie, Deisenhofen) supplementiert, so wie früher in mehr Detail beschrieben [8, 42]. TT ist ein heterozygoter Träger einer Mutation in Codon 634 des Exons 11 des RET-Proto-onkogens (TGC → TGG, was einem Aminosäureaustausch Cys → Trp entspricht) [23].

Etwa 10^7 bis 10^8 Zellen wurden subcutan in weibliche Nacktmäuse, 19 bis 23 g schwer und 4 bis 5 Wochen alt (Charles River, Sulzfeld, Deutschland), inokuliert. Nachfolgend wurden die Tumoren seriell propagiert. Nach etwa drei bis vier Wochen zeigten mehr als 90 % der Tiere Tumoren von etwa 100 bis 200 mg Größe.

Biodistributionsstudien

Tumortragende Tiere wurden intravenös in die Schwanzvene mit ^{131}I-, ^{125}I- oder ^{111}In-markierten Peptiden (740–1480 kBq [20–40 µCi], 0,5–1,0 µg) injiziert. Die Tiere wurden nach 10 Minuten, 1, 3, 5 und 24 Stunden getötet. Blutentnahme erfolgte durch retroorbitale Punktion und nach zervikaler Dislokation wurden die Tiere disseziert. Zur Bestimmung der Ganzkörperretention wurden ganze Tiere in einem Bohrloch gemessen. Die Menge der Aktivität im Tumor und Geweben (Lunge, Leber, Milz, Niere, Magen, Pankreas, Gallenblase, Darm, Gehirn, Nebennieren, Muskel, Knochen und Blut) wurde durch Gammaszintillationsmessung unter Bezug auf einen Injektionsstandard bestimmt [8, 9]. Die Anzahl der Tiere, die für jede Studie verwendet wurde, war typischerweise fünf pro Gruppe und Zeit. In mehreren Studien wurden die Tiere mit einer Mischung aus [131]I- und ^{125}I-markierten Peptiden injiziert. In diesen Fällen wurde eine Korrektur für Counts aus dem Compton-Kontinuum des jeweils höher energetischen Nuklides korrigiert. Um die Spezifität der Rezeptorbindung zu untersuchen, wurden parallele Gruppen von Mäusen entweder mit 1 µg radioaktiv markierten Peptides allein oder 1 µg des markierten Peptides supplementiert mit 1 mg unmarkierten Peptides injiziert.

Experimentelle Radiopeptidtherapie

Die Tumorgrößen wurden durch Schublehrenmessungen in drei Dimensionen unmittelbar vor der Therapie und in wöchentlichen Intervallen nachbestimmt. Die Tumorvolumina wurden abgeschätzt durch Multiplikation des Produkts der drei aufeinander senkrecht stehenden Durchmesser mit 0,5 unter Annahme einer elliptischen Geometrie [8]. Die Tumoren wurden entweder unbehandelt belassen (Kontrollen), sie wurden mit unmarkiertem Gastrin-I oder einer Einzeldosis ^{131}I-markiertem Gastrin-I oder seines Fragments 1–14 injiziert. Zehn bis 20 Tiere wurden in jeder Gruppe untersucht. Das Körpergewicht wurde wöchentlich gemessen und das Überleben der Tiere gemonitort [8, 9]. Die maximal tolerierbaren Aktivitäten wurden als höchstmögliche Aktivität unter den entsprechenden Bedingungen definiert, die nicht in irgendwelchen Todesfällen resultierten, wobei das nächste 10 bis 20 % höhere Dosisniveau in einer mindestens 10 %igen Letalität mündete [8, 9]. Blutbild und Differentialblutbild wurden am Tag der Therapie und danach in wöchentlichen Intervallen bestimmt. 75 µl heparinisierte Blutproben wurden durch retroorbitale Punktion gewonnen. Die Proben wurden in einem Technicon-H3-Analyzer (Bayer-Diagnostik München) analysiert. Harnstoff, Stickstoff und Kreatinin als Indikator der Nierenfunktion sowie Glutamat-Oxalat-Transaminase (GOT) und alkalische Phosphatase (AP) als Leberfunktionsparameter wurden zu den gleichen Zeitpunkten bestimmt. Mittelwerte ± Standardabweichungen wurden für jede Gruppe berechnet [8, 9].

Initiale klinische Evaluierung von [131]Jod-markiertem Gastrin-I und ^{111}In-DTPA-Minigastrin, initiale klinische Therapiestudien

Nach Prämedikation mit Omeprazol (20 mg peroral, gegeben 2 Stunden vor dem Radiopeptid) und radiojodierter Peptide mit Kaliumjodid (200 mg pro Tag über 3 Tage) wurden vier Patienten mit metastasiertem C-Zell-Karzinom über eine 10-Minuten-Periode mit 370 MBq (10 mCi) ^{131}I-markiertem Gastrin-I (N = 1) oder 130 bis 170 MBq (3,5–4,6 mCi) ^{111}In-markiertem DTPA-Minigastrin (N = 3) (etwa 0,5 µg/kg Körpergewicht) injiziert. Ganzkörperscans und SPECT von Thorax und Abdomen wurden über einen 48-Stunden-Zeitraum auf einer Picker Prism 2000 Doppelkopf-Gammakamera aquiriert [4, 5].

In der nachfolgenden klinischen Phase-I/II-Studie wurden insgesamt 35 Patienten mit metastasiertem MTC untersucht. Alle waren mittels Sonographie, CT, MRT, Somatostatin-Rezeptor- und Skelettszintigraphie gestaget worden. 19 litten unter bekannt, 16 unter okult metastasiertem MTC. Die CCK-B-Rezeptor-Szintigraphie erfolgte mit ca. 5 mCi ^{111}In-DTPA^0-D-Glu^1-Minigastrin. Ganzkörperszintigramme wurden nach 10 min, 1, 4 und 24 h p. i. angefertigt, SPECT erfolgte nach 4 und 24 h p. i.

Acht Patienten mit fortgeschritten metastasierter Erkrankung wurden mittels therapeutischen Dosen von ^{90}Y-D-Glu^1-Minigastrin behandelt (30–50 mCi/m^2 pro Einzelgabe für maximal 4 Injektionen in mindestens vierwöchigem Abstand).

Ergebnisse

Stabilität und Affinität der verschiedenen Peptide *in vitro*

Die Peptide, wie gelistet in Tabelle 1, wurden radiojodiert durch die Jodogen- oder Bolton-Hunter-Verfahren, so wie in der Tabelle angegeben, und zwar in Abhängigkeit von der Verfügbarkeit eines nichtsubstituierten Tyrosinrestes (Jodogen) oder einer freien Aminogruppe (Bolton-Hunter-Verfahren). Die HPLC-Analyse der radiojodierten Peptide zeigte einen einzelnen Peak mit mehr als 95 % der Gesamtaktivität, für die Bolton-Hunter-markierten Peptide im Gegensatz zu mehreren (bis zu 4) nahe beieinander eluierenden Peaks bei der jodogenen Methode. Frühere Studien hatten gezeigt, dass die Methioninreste der CCK- oder Gastrin-Derivate leicht oxidierbar sind sogar unter den relativ milden Oxidationsbedingungen – wie sie bei der jodogenen Radiojodierung auftreten. Im Einklang damit führte die Jodierung von [Leu^{15}]-Gastrin-I, das keinerlei Methionin-Reste enthält, zu einem einzigen radiodierten Peptid ($\geq$ 95 % der Gesamtaktivität).

Um weiterhin die Rolle der Methioninoxidation zu untersuchen, wurden Redoxexperimente unternommen, indem die markierten Peptide über eine Stunde bei 37 °C in 1 molarem H$_2$O$_2$ oder über 48 Stunden in 1 molarem Dithiothreit inkubiert wurden [1]. Die HPLC-Analyse zeigte nahezu komplette Umwandlung der verschiedenen Peptid-Peaks in ein homogenes Produkt unter den jeweiligen experimentellen Bedingungen. Jedoch zeigten Pilotstudien zur Rezeptorbindung keinen größeren Einfluss der Methionin-Oxidation auf die Rezeptorbindungsaffinitäten (Daten hier nicht gezeigt), was im Einklang mit früheren Berichten steht [29]. Weiterhin zeigten Pilotstudien zur Bioverteilung von Big-Gastrin, Minigastrin oder nicht sulfatiertem CCK-8, jodiert nach der Jodogen-Methode im Vergleich zu den nach Bolton-Hunter markierten Analoga keine signifikanten Unterschiede im biologischen Verhalten beider Markierungen (Daten hier nicht gezeigt). Deshalb wurden die radioaktiv markierten Peptide für die weiteren Studien verwendet, ohne auf die partiell oxidierten Methioninreste weiterhin Rücksicht zu nehmen.

Die rechte Spalte von Tabelle 1 zeigt die IC$_{50}$-Werte der radiojodierten Peptide, wie sie von den Zellbindungsstudien erhalten wurden. Sulfatiertes CCK und Cionin-Analoga hatten die höchsten Affinitäten ($\leq$ nanomolar), wohingegen die Desulfatierung oder das komplette Entfernen der N-terminal lokalisierten tyrosinhaltigen Teile des Peptides, wie dies zum Beispiel bei Des-BOC-Pentagastrin oder CCK-4 der Fall ist, zu einem Affinitätsverlust von mehreren Größenordnungen führte. Weiterhin erwies sich die Anwesenheit einer intakten C-terminalen Tetrapeptidsequenz Trp-Met-Asp-PheNH$_2$ als essentiell für die Rezeptorbindung, wohingegen Methionin durch Leucin oder Norleucin ersetzt werden kann. Ähnlich hohe Affinitäten, so wie sie für die sulfatierten CCK-Analoga beobachtet worden waren, wurden für einige nicht-sulfatierte Mitglieder der Gastrin-Familie gemessen.

Stabilitätstestung der verschiedenen Peptide wurde in Humanserum durchgeführt. Bei 37 °C hatten alle Peptide *In-vitro*-Halbwertszeit von mehreren Stunden, aber diejenigen Peptide, die N-terminale Pyroglutamatreste (pGlu) tragen, zeigten signifikant längere Halbwertszeiten (≥ 24 Stunden bei 37 °C) als solche mit einer freien N-terminalen Aminogruppe (Daten hier nicht gezeigt).

Bei der HPLC-Analyse shiftete ein kleiner Anteil der Peptide (≤10%) zu einer höheren Molekulargewichtsfraktion bei nur sehr kurzer Seruminkubation bei 2 °C, was eine Bindung an Serumproteine nahe legt, wohingegen der größte Prozentsatz weiterhin als freies Peptid vorlag. Inkubation bei 37 °C führte zu Metaboliten niedrigen Molekulargewichts, die mit Di-, Tri- oder Tetrapeptiden oder Monojodotyrosin koeluierten. Ein deutlich schnellerer metabolischer Abbau von Minigastrin wurde im Vergleich zum Pyroglutamat-geschützten Gastrin-I beobachtet. Zusätzlich zeigte auch der Ersatz des L-Leu[1]-Restes im Minigastrin durch sein D-isomer eine verbesserte Serumstabilität (Halbwertszeit 8 Stunden versus 45 Minuten bei 37 °C Seruminkubation *in vitro*).

Biodistributionsstudien in humane C-Zell-Karzinom-Xenotransplantate tragenden Nacktmäusen

Bioverteilungsstudien der verschiedenen Peptide wurden in TT-Xenotransplantat-tragenden Nacktmäusen durchgeführt. Der Vergleich des 1-Stunden-Uptakes von nicht-sulfatiertem CCK-8 und nichtsulfatiertem Caerulein mit demjenigen der Peptide, die sich im wesentlichen auf die Rezeptorbindungsregion beschränken, zum Beispiel Des-BOC-Pentagastrin und CCK-4, zeigen kaum einen Magen- oder Tumoruptake, was im scharfen Gegensatz zum niedrigen, aber dennoch signifikant höheren Uptake (p < 0,05) von nsCCK-8 und Caerulein in diesen Geweben steht.

Das Bioverteilungsbild typischer sulfatierter Mitglieder der Cholecystokininfamilie, als auch von bisulfatiertem Cionin als Beispiel eines Peptides mit Charakteristika beider, der CCK- und der Gastrinfamilien, zeigt signifikant höheren Uptake und längere Retentionszeiten als mit nichtsulfatierten Analoga im Tumor, Magen, Gallenblase und Pankreas, was auch durch eine bessere externe szintigraphische Visualisierung dieser Gewebe illustriert wird. Trotzdem kam es zu Leber- und Darmuptake, wohingegen die renale Aufnahme von sulfatierten Peptiden signifikant niedriger war als mit ihren nichtsulfatierten Analoga. Alle drei sulfatierten Komponenten, die das C-terminale Tetrapeptid Trp-Met-Asp-PheNH$_2$ oder sein Norleucin-Analagon enthalten (sCCK-8, [Thr[28], Nle[31]]-sCCK-25-33 und Cionin), hatten sehr ähnliche Bioverteilungsmuster, wohingegen die Uptake-Werte von [Tyr(SO$_3$H)[27]]-CCK-26-29, das dieses rezeptorbindende Tetrapeptid nicht enthält, in den CCK-B-Rezeptor-exprimierenden Geweben signifikant niedriger war (z. B. Tumor, Magen und Pankreas; p ≤ 0,02); dasselbe gilt für Gallenblase und Darm.

Ähnlich zu den sulfatierten Cholecystokininderivaten wurde mit radioaktiv markierten Mitgliedern der Gastrin-Familie ein über die erste Stunde zunehmender Uptake im Tumor und Magen beobachtet. Im Gegensatz zu den sulfatierten CCK-Analoga ist der Leberuptake signifikant niedriger (p < 0,02), wohingegen der Nierenuptake und die Retention in diesem Organ signifikant höher war. Keine signifikanten Unterschiede wurden in den Bioverteilungsmustern von Gastrin-I, seinem Leu[15]-Analog und Minigastrin mit Ausnahme der Niere beobachtet, wo die Retention des letzteren signifikant niedriger war als mit Gastrin-I oder seinem Leu[15]-Analogon beobachtet wurde. Im Gegensatz dazu zeigte Big-Gastrin signifikant niedrigeren Uptake im Tumor, Magen oder anderen potentiell CCK-B-Rezeptor-exprimierenden Geweben, wohingegen seine Blutclearance niedriger und sein Nierenuptake ca. viermal höher war als mit jedem anderen betrachteten Gastrinanalogon.

Nachdem hohe Affinität zum CCK-B-Rezeptor- und guter Targetorgan- (z. B. Magen und Tumor) Uptake mit beiden, sowohl den sulfatierten CCK als auch die anionische Pentaglutamatsequenz enthaltenen Gastrin-Analoga, beobachtet worden war, hypothetisierten wir, dass diese negativen Ladungen bei der Rezeptorbindung und Affinität involviert sein können. Deshalb untersuchten wir die Bioverteilung von ähnlich polaren, aber neutralen Gastrinanaloga, nämlich Gln_5^{6-10}-Gastrin-I und Gln_5^{2-6} Minigastrin. Tatsächlich waren Tumor- und Magenuptakes signifikant (p < 0,03) niedriger als mit Gastrin-I oder Minigastrin, dasselbe war für den Nierenuptake der Fall. Wiederum wurden keine signifikanten Unterschiede beobachtet zwischen der Bioverteilung beider Gln_5-Peptide. Wohingegen mit Mitgliedern der Gastrin-Familie eine ausgezeichnete Visualisierung des Tumors und normaler CCK-B-rezeptorexprimierender Gewebe beobachtet wurde, führte der Ersatz der Pentaglutamatsequenz so wie in Gln56-10-Gastrin-I zu einem signifikant erniedrigtem CCK-B-Rezeptor-mediierten Tumor- und Magenuptake. Die besten Magen-zu-Normalorgan-Verhältnisse wurden mit sulfatierten CCK- und Cionin-Derivaten beobachtet (Tab. 2). Jedoch aufgrund deren niedrigerer Aufnahme in CCK-exprimierenden abdominellen Organen wurden die besten Tumor-zu-Nichttumor-Verhältnisse bei Mitgliedern der Gastrin-Familie, speziell Gastrin-I oder seinem Leu[15]-Analogon oder Minigastrin, beobachtet (Tab. 2).

Die Spezifität des rezeptorvermittelnden Uptakes in unterschiedlichen Gewebe wurde durch den Vergleich der Bioverteilung von 1 µg radiojodierten Gastrins-I mit der tausendfach höheren Peptidmenge durch Ko-Injektion von 1 mg unmarkiertem Gastrin-I untersucht. Der Uptake in Tumor, Magen und Pankreas war mit der 1-mg-Sättigungsdosis signifikant niedriger. Interessanterweise war der Gallenblasenuptake trotz dieser Rezeptorblockade immer noch ziemlich substanziell, was anzeigt, dass dieser Uptake tatsächlich hauptsächlich durch unspezifische biliäre Exkretion bedingt sein kann. Überraschenderweise wurde der Nierenuptake unter Rezeptorsättigungsbedingungen ebenfalls reduziert (p < 0,05), wohingegen die Blutclearance unter hohen Peptiddosen geringfügig verlängert wurde. Keine signifikanten Unterschiede wurden in Lungen-, Leber-, Milz-, Darm-, Gehirn-, Nebennieren-, Muskel- und Knochenuptake beobachtet. Zusätzlich zeigt die Biodistribution von Fragment 1–14, dem ein intaktes C-terminales für die Rezeptorbindung so wesentliches Tetrapeptid fehlt, untersucht, wiederum wurde ein signifikant niedrigerer Uptake dieses Peptides in

Tabelle 2: Mittlere Ziel/Hintergrund-Verhältnisse nach 1 h p. i. für die wichtigsten CCK-B-Rezeptor-exprimierenden Gewebe für die verschiedenen radiojodierten Peptide

Peptid (Familie)	Tumor							Magen						
	Blut	Lunge	Leber	Pancr.	Gallenbl.	Darm	Niere	Blut	Lunge	Leber	Pancr.	Gallenbl.	Darm	Niere
Gastrin-Derivate														
Big-gastrin	1,2	1,4	1,2	1,1	0,4	4,7	0,1	2,1	2,0	3,0	2,8	1,2	12,2	0,2
Gastrin-I	4,9	2,8	5,8	1,7	0,1	4,4	0,4	9,8	5,3	11,5	3,4	0,2	8,9	0,9
[Leu15]-Gastrin-I	3,7	3,0	7,0	2,5	0,1	4,4	0,4	8,5	8,1	22,0	6,7	0,2	16,9	1,5
[Gln56-10]-Gastrin-I	1,1	1,2	0,7	1,3	0,2	1,3	0,7	6,5	3,4	1,9	4,0	0,5	2,9	2,3
Minigastrin	5,1	2,6	6,2	2,7	0,1	7,5	1,4	10,4	5,2	6,1	5,5	0,3	15,1	2,8
[Gln52-6]Minigastrin	1,2	1,2	0,8	1,5	0,2	1,4	0,7	6,9	3,5	2,5	4,5	0,5	4,0	2,0
Gastrin-I Fragment 11-17	2,0	2,3	3,8	4,9	0,2	2,4	0,6	3,1	4,3	6,4	8,3	0,4	4,4	1,2
Gastrin-I Fragment 1-14	1,1	1,0	1,9	0,8	0,1	2,1	0,2	2,9	2,8	5,2	2,2	0,1	5,9	0,5
Cholecystokinin Derivate														
Caerulein	1,6	1,5	3,1	1,7	0,2	3,5	0,5	2,9	2,7	5,7	3,0	0,3	6,4	0,9
[Thr28,Nle31]-sCCK-25-33	2,4	7,2	1,2	1,1	< 0,1	1,1	3,0	11,3	34,2	5,5	5,3	0,2	5,1	14,2
sCCK-8	2,7	8,5	1,4	1,5	< 0,1	1,2	2,5	10,5	35,9	6,0	6,3	0,1	5,3	10,5
nsCCK-8	2,5	2,1	3,6	5,0	0,2	2,3	0,6	6,3	5,1	8,4	11,6	0,5	5,4	1,4
[Tyr(SO3H)27] CCK 26-29	1,3	4,3	0,6	1,5	0,1	1,2	1,2	2,6	8,7	1,2	2,9	0,2	2,3	2,4
Peptide mit den Gastrin- und CCK-Familien gemeinsamen Eigenschaften														
Cionin	3,6	8,3	1,3	1,4	0,1	1,3	2,6	17,8	28,0	6,2	4,6	0,4	6,2	12,4
des-BOC-Pentagastrin	1,5	1,0	1,9	1,2	0,1	0,9	0,9	3,6	2,5	4,8	2,9	0,2	2,3	0,5
CCK Fragm. 30-33 (CCK-4)	1,1	0,7	1,7	0,9	0,1	1,1	0,2	2,4	1,5	3,6	2,0	0,2	2,3	0,4

Tumor, Magen und Pankreas beobachtet ($p < 0,01$), wohingegen kein Unterschied bei dem renalen Uptake gegenüber Gastrin-I beobachtet wurde.

Initiale Therapieexperimente mit [131]J-markierten Gastrinanaloga

Aufgrund der sehr ermutigen „diagnostischen" Ergebnisse der CCK-B-rezeptorspezifischen Peptide unternahmen wir initiale Experimente, um zu untersuchen, ob radioaktiv markiertes Gastrin therapeutisch nützlich sein könnte. Um die maximal tolerierbaren Dosen und dosislimitierenden Organe zu bestimmen, wurden verschiedene Mengen von Gastrin-I oder seinem Fragment 1–14 in Gruppen von je zehn Tieren injiziert, wobei die Initialaktivität 74 MBq (2 mCi) betrug und weitere Gruppen von Tieren in 10- bis 20 %-Schritten ansteigende Aktivitäten injiziert bekamen. Myelotoxizität zeigte sich als dosislimitierend (Minimum der peripheren Blutzellzahlen ein bis zwei Wochen nach Injektion, vollständige Erholung binnen zwei bis drei Wochen) mit beiden [131]Jod-markierten Peptiden und die maximal tolerierbare Aktivität wurde bei 170 MBq (4,5 mCi) erreicht, was einer Blutdosis von etwa 3,5 Gy entspricht [5]. Keine Zweitorgantoxizitäten wurden beobachtet; die Werte für Harnstoff, Stickstoff, Kreatinin und Leberenzyme blieben innerhalb normaler Grenzen. Das steht im klaren Gegensatz zu Biggastrin, wo deutliche Zeichen von Strahlennephritis beobachtet wurden (steigende Harnstoff-, Stickstoff- und Kreatininspiegel, Daten nicht gezeigt), was im Einklang mit seinem deutlich höheren renalen Uptake und verlängerter Retention steht. Das Tumorwachstum wurde signifikant ($p = 0,03$) durch [131]Jod-Gastrin-I verzögert, und zwar im Vergleich zu unbehandelten Kontrollen oder im Vergleich zu Tieren, die die gleiche Menge unmarkierten Peptides erhielten oder auch im Vergleich zu Tieren, die mit dem [131]Jod-markierten irrelevanten Fragmenten 1–14 „therapiert" worden waren.

Entwicklung eines ^{111}In-markierten CCK-B-rezeptorbindenden Peptides

Basierend auf den soweit dargestellten Ergebnissen scheinen Gastrinanaloga, die die hochgradig anionisch geladene Glu_5-Sequenz zusammen mit dem rezeptorbindenden C-terminalen Tetrapeptid Trp-Asp-PheNH$_2$ besitzen, hohe Affinität zum und Selektivität für den CCK-B-Rezeptor zu kombinieren. Zusätzlich weisen diese einen relativ niedrigen Nierenuptake auf. Deshalb wurden Minigastrin und sein [D-Leu^1]-Analogon ausgewählt, um auf deren Basis ein ^{111}In-markiertes CCK-B-rezeptorbindendes Peptid für potentielle klinische Zwecke zu entwickeln. Wie im Material- und Methodenteil näher beschrieben, wurde ein DTPA-Derivat synthetisiert. Dessen HPLC-Analyse zeigte ein einzelnes Peptid, das mit ^{111}In mit spezifischen Aktivitäten von $\geq 0,5$ mCi/µg mit > 98 % radiochemischer Reinheit markiert werden konnte, ohne dass eine zusätzliche Reinigung nach der Markierung notwendig gewesen wäre. ^{111}In-DTPA-Minigastrin in TT-tragenden Nacktmäusen zeigte einen maximalen Tumoruptake von 5 % $\pm$ 1,2 % der injizierten Dosis pro Gramm und einen Magenuptake von 9,4 $\pm$ 2,7 % der injizierten Dosis pro Gramm zum Zeitpunkt eine Stunde p. i. Es zeigte eine rasche Clearance aus dem Blut und den Blutpoolorganen (Lunge, Leber, Milz, Muskel und Knochen) mit hauptsächlich renaler (maximaler Nierenuptake 45 % der injizierten Dosis pro Gramm) und ein wenig biliärer Exkretion (transienter Gallenblasenuptake mit Transfer der Aktivität in den Darm). Im Gegensatz zum radiojodierten Minigastrin zeigte sich eine prolongierte Retention in den Nebennieren mit diesem ^{111}In-markierten Derivat. Keine signifikanten Unterschiede wurden ^{111}In-DTPA-Minigastrin und seinem [D-Leu[1]]-Analogon beobachtet (Daten nicht gezeigt).

Klinische Pilotevaluierung von [131]Jod-markiertem Gastrin-I und ^{111}In-DTPA-Minigastrin

Vier Patienten mit bekannt oder okkult metastasiertem C-Zell-Karzinom wurden entweder mit [131]Jod-markiertem Gastrin-I (1 Patient) oder ^{111}In-DTPA-Minigastrin (3 Patienten) untersucht (Tab. 3). Drei Patienten zeigten bekannte Läsionen, ein Patient litt unter okkult metastasiertem C-Zell-Karzinom, wie durch pathologisch erhöhte CEA- und Calcitonin-Werte ohne radiologische Evidenz der Erkrankungslokalisation definiert war. Alle Patienten waren zuvor mittels Somatostatin-Rezeptoren und Anti-CEA-Immunszintigraphie binnen drei Monaten untersucht worden. Eine Peptidmenge von 0,5 μg/kg Körpergewicht wurde langsam intravenös injiziert, was bei zwei Patienten ohne Nebenwirkungen toleriert wurde, wohingegen zwei andere Patienten eine kurze Episode pentagastrinstimulationstestartiger Symptome verspürten (Übelkeit, Hustenreiz, „merkwürdiges Gefühl" im ganzen Körper), die jedoch nur für wenige Minuten andauerten und spontan sistierten. Im Einklang mit den präklinischen Ergebnissen wurde ein guter rezeptorvermittelnder Uptake bei allen vier Patienten in den physiologischen CCK-B-rezeptorexprimierenden Geweben, insbesondere dem Magen, als auch in allen bekannten metastatischen Läsionen beobachtet (Tab. 3).

Weitere klinische Studien erfolgten bei 35 Patienten mit DTPA[0]-D-Glu[1]-Minigastrin (Abb. 2). Der Normal-Organ-Uptake des Radiopeptides beschränkt sich auf den Magen als das Organ mit der höchsten physiologischen CCK-B-Rezeptor-Expression sowie auf die Nieren als Exkretionsorgan. Kein anderes Organ (z. B. Leber, Milz) wies einen physiologischen Uptake auf (Abb. 3). Alle aus konventionellen bildgebenden Verfahren bekannten Tumor-manifestationen kamen bereits 1 h p. i. zur Darstellung (mit über die Zeit zunehmenden Tumor/Background-Verhältnissen) (Abb. 4). Mindestens eine Läsion ließ sich bei 15/16 okkulten Patienten nachweisen (patientenbasierte Sensitivität 94 %; 8 Patienten operativ-histologisch bestätigt, 7 mangels histologischer Abklärung „unconfirmed positive").

Acht Patienten mit fortgeschritter metastasierter Erkrankung wurden mittels therapeuti-schen Dosen von ^{90}Y-D-Glu[1]-Minigastrin behandelt (30–50 mCi/m[2] pro Einzelgabe für maximal 4 Injektionen in mindestens vierwöchigem Abstand). Obwohl die maximal tole-rierbare Dosis von ^{90}Y-D-Glu[1]-Minigastrin noch nicht erreicht wurde, zeigten zwei Patien-ten objektives Ansprechen (partielle Remission) (Abb. 5).

Tabelle 3: Patienten-Characteristika der Pilot-Studie mit 131I-markiertem Gastrin-I und 111In-DTPA-Minigastrin

Patient, Alter, Geschlecht	Anamnese	bekannte Läsionen at the time of presentation	Tumormarker		mit Gastrin-Analoga	Szintigraphische Diagnose
(1) 71 y, m	spontanes MTC (pT4 pN1 M1) vor 3 Monaten	bilaterale hiläre Lymphknoten- u. Lungenmetastasen	CEA Calcitonin	95,9 ng/ml 4417 ng/l		10 mCi 131I-Gastrin-I: bilaterale hiläre Lymphknoten und Lungen-Metastasen
(2) 50 y, m	spontanes MTC (pT3 pN1 M0) vor 7 Jahren	keine (okkult met. MTC)	CEA Calcitonin	18,3 ng/ml 6582 ng/l		3,5 mCi 111In-DTPA-Mini-gastrin: Leber-Metastasen, fragliche Milzbeteiligung
(3) 43 y, m	MEN IIA Syndrom MTC (TNM?) vor 14 Jahren	links hiläre LK-Beteiligung	CEA Calcitonin	65,6 ng/ml 11502 ng/l		3,6 mCi 111In-DTPA-Mini-gastrin: Leber-Metastasen, fragliche Milzbeteiligung
(4) 33 y, m	MEN IIB Syndrom MTC (TNM?) vor 7 Jahren	zervikale LK und Lungen-Metastasen	CEA Calcitonin	296,8 ng/ml 34508 ng/l		4,6 mCi 111In-DTPA-Mini-gastrin: zervikale und mediastinale LK, Lungen-, Leber, ossäre Metastasen

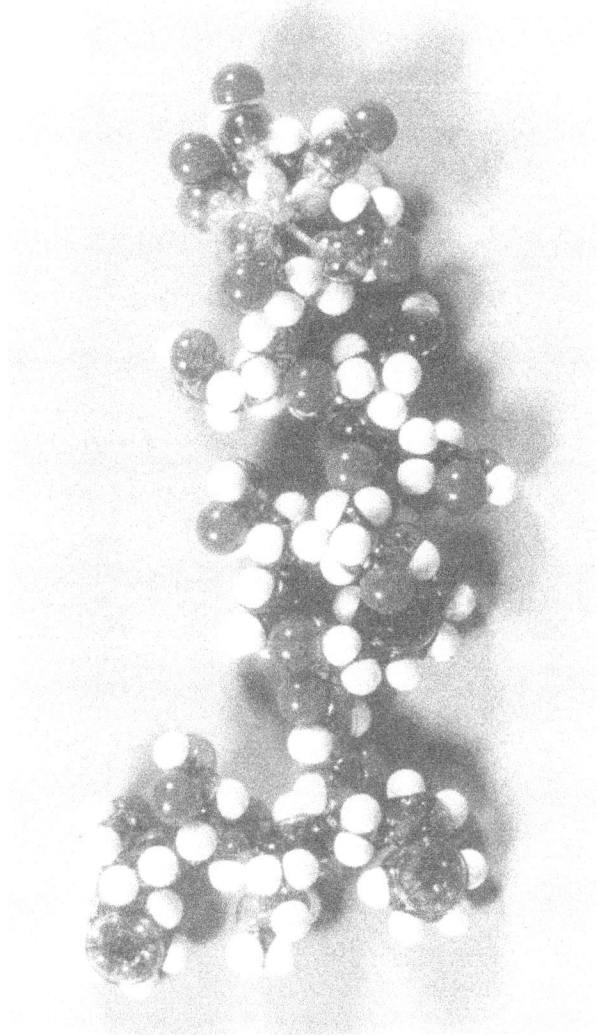

Abbildung 2: Molekülmodell (Kalottenmodell) von 111 In oder 90Y-DTPA0-[D-Glu1]-Minigastrin mit seiner für die Rezeptorbindung besonders wichtigen C-terminalen Tetrapeptid-Sequenz -Trp-Met-Asp-PheNH2 (unten im Bild), seiner Pentaglutamat-Sequenz (etwa in Bildmitte) und dem für Radiometallchelierung besonders stabilen Chelator DTPA-Glu (oben im Bild).

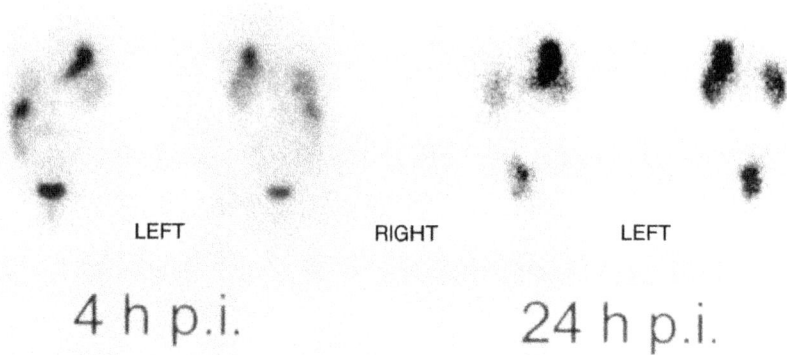

Abbildung 3: Ganzkörper-szintigraphische Normalverteilung von ^{111}In-DTPA0-[D-Glu1]-Minigastrin in einem gesunden Individuum (dem Erstautor dieses Kapitels) nach 4 und 24 Stunden: Darstellung physiologischer CCK-B/Gastrin-Rezeptoren in Magen(-Schleimhaut) und Gallenblase, teilweise tubulärer renaler Stapelung des glomerulär filtrierten Peptides, sowie Ausscheidung in die Blase (und zum geringen Teil biliär in den Darm).

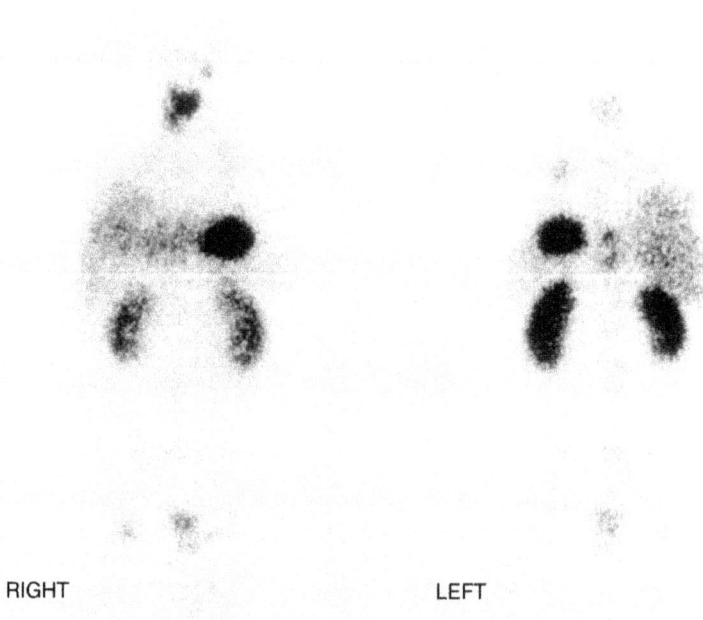

Abbildung 4: Ganzkörper-szintigraphischer Nachweis multipler lymphogener, ossärer, pulmonaler und hepatischer Metastasen zusätzlich zum Primärtumor in situ bei einem Patienten mit fortgeschritten metastasiertem C-Zell-Karzinom (24 Stunden nach Injektion von 5 mCi ^{111}In-DTPA0-[D-Glu1]-Minigastrin).

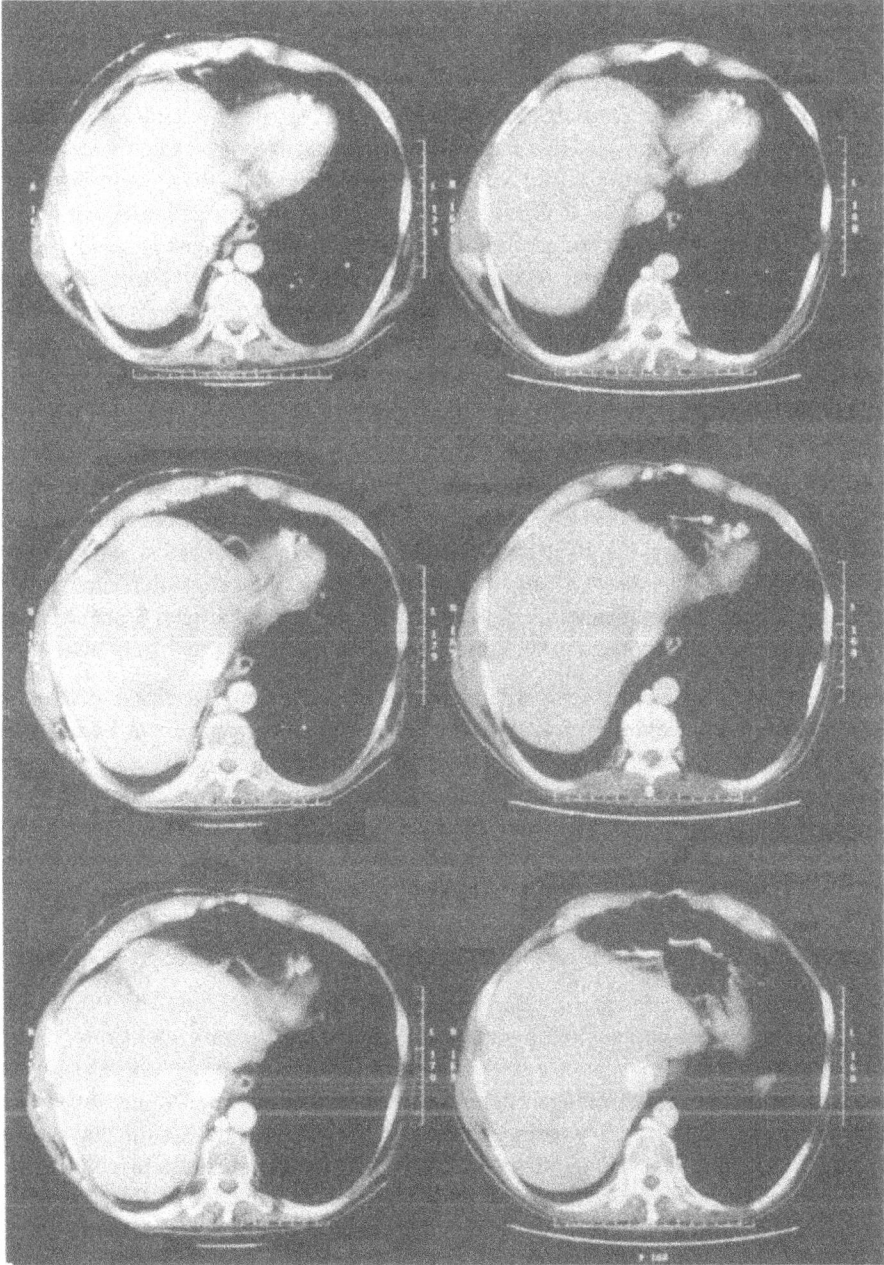

Abbildung 5: Therapeutisches Ansprechen einer Lebermetastase eines metastasierten C-Zell-Karzinoms unter Therapie mit 90Y-DTPA0-[D-Glu1]-Minigastrin.

Diskussion

Die ausgezeichnete Sensitivität des Pentagastrins in der Detektion der Existenz maligner C-Zellen legt die Expression des entsprechenden Rezeptortyps bei humanen medullären Schilddrüsenkarzinomen nahe [2]. Tatsächlich zeigten rezeptorautoradiographische Studien von Reubi et al. die Anwesenheit von Cholecystokinin (CCK)-B-Gastrin-Rezeptoren in mehr als 90 % der medullären Schilddrüsenkarzinome und zusätzlich einem hohen Prozentsatz anderer wichtiger Tumortypen, so wie z. B. kleinzelliger Bronchialkarzinome, Stroma-Ovarialkarzinome und Astrozytome [31, 32]. Obwohl die Expression relevanter Mengen von CCK-B-Rezeptoren in typischen Adenokarzinomen des Gastrointestinaltraktes umstritten ist, konnten manche Untersucher diesen Rezeptortyp in Kolon-, Magen- und Pankreaskarzinomen nachweisen und charakterisieren [38]. Demnach gibt es eine Reihe von Gründen, CCK-B-Rezeptoren als ein attraktives Ziel für radioaktiv markierte Peptide zu Diagnostik und Therapie zu betrachten.

Obwohl wir in einer früheren Studie in der Lage waren, die Eignung radioaktiv markierten Gastrins-I zum Targeting von CCK-B-rezeptorexprimierenden Geweben in Tieren und Patienten zu demonstrieren [5], blieb eine Vielzahl von Problemen ungelöst, um einen optimalen Kandidaten für das *In-vivo*-Targeting von CCK-B-rezeptorexprimierenden Tumoren in größeren klinischen Studien zu identifizieren. Ziel der gegenwärtigen Studie war deshalb, einen geeigneten Radioliganden für diesen Zweck zu entwickeln und zu optimieren.

Frühere Studien hatten Hinweise auf eine ungewöhnliche Empfindlichkeit der Methionin-Reste von Cholecystokinin- und Gastrinderivaten gegenüber oxidativen Bedingungen, so wie sie zum Beispiel bei der Radiojodierung vorherrschen, gezeigt. Unsere Daten scheinen diese Sensibilität zu bestätigen, aber immer im Einklang mit früheren Studien [29] scheinen diese ebenso zu bestätigen, dass eine zumindest partielle Oxidation dieser Methioninreste (zum Beispiel zu Methioninsulfoxid) die Rezeptorbindungseigenschaften dieser radiojodierten Peptide nicht wesentlich zu verändern scheinen. Dementsprechend wurden keine signifikanten Unterschiede bei der Bioverteilung festgestellt, und zwar ungeachtet, ob diese Peptide nach dem Bolton-Hunter- oder dem Jodogen-Verfahren markiert worden waren.

Nachdem Standardmethoden zur Bestimmung der Bindungsaffinität von Peptiden entweder quantitative Rezeptorautoradiographie in Gefrierschnitttechnik oder Cortex-Membran-Präparationen benutzen, können unsere Daten, die auf eine andere Art und Weise gewonnen wurden, nur grobe Abschätzungen liefern. Dies ist der Grund, warum nur ungefähre Größenordnungen in Tabelle 1 wiedergegeben sind. Trotzdem sind die erhaltenen Werte in guter Übereinstimmung mit publizierten Daten [27, 39]. Unsere Affinitäts-IC_{50}-Ergebnisse zeigen, dass wichtige Voraussetzungen für hohe Affinität zum CCK-B-Rezeptor die Anwesenheit der C-terminalen Tetrapeptidsequenz Trp-Met-Asp-$PheNH_2$ sind, wobei Met durch Nle oder Leu ersetzt werden kann. Weitere Voraussetzung ist entweder ein sulfatierter Tyrosinrest, so wie dies in den sulfatierten CCK-Derivaten der Fall ist, oder die Anwesenheit einer Pentaglutamatsequenz in Nachbarschaft zu einem nichtsulfatierten Tyrosinrest, so wie dies in der Gastrin-Familie der Fall ist. Im Gegensatz zeigen nichtsulfatierte Analoga wesentlich verringerte Rezeptoraffinität.

Im Gegensatz zur Mehrzahl regulatorischer Peptide scheinen CCK- oder Gastrinderivate ausgesprochen stabil im Serum zu sein. Der hauptsächliche biologische Inaktivierungsweg verläuft über renale Filtrationen mit enzymatischer Degradation [18]. Mit *In-vitro*-Serum-Halbwertszeiten von mehreren Stunden schien es nicht notwendig, speziell stabilisierende Funktionen oder molekulare Modifikationen einzuführen, wie dies bei der Entwicklung von Somatostatinanaloga unabdinglich war [22]. Der protektive Effekt N-terminaler Pyroglut-amatreste gegenüber der Wirkung von Serumpeptidasen ist ein wohlbekanntes Phänomen [22] und konnte in dieser Studie ebenfalls belegt werden. Obwohl gastrinbindende Proteine im Serum bekannt sind [28], zeigen unsere Daten klar, dass ein Großteil von CCK- und Gastrinanaloga als freies Peptid zirkuliert, was eine wichtige Voraussetzung für ein rasches Rezeptortargeting und eine ebenso rasche Background-Clearance darstellt.

Wie von der Inter-Spezies-Ähnlichkeit der Peptide der Cholecystokinin-/Gastrin-Familien und deren Rezeptor zu erwarten war [27, 39], zeigen die Bioverteilungsstudien von huma-nem Gastrin in Nacktmäusen spezifische Bindungen an den Tumor und die meisten Organe, die für ihre CCK-B-Rezeptorexpression bekannt sind. Das Fehlen von Gehirnuptake trotz der dort wohlbekannten Anwesenheit von CCK-B-Rezeptoren ist leicht durch die Unfä-higkeit der hydrophilen Peptide erklärbar, die intakte Blut-Hirn-Schranke zu überwinden. Weiterhin zeigen die Bioverteilungsstudien in Nacktmäusen, die medulläre Schilddrüsen-karzinom-Xenotransplantate tragen, dass die Voraussetzungen für ein Peptid, um einen einigermaßen guten Uptake in CCK-B-rezeptorexprimierenden Geweben, sind und um zusätzlich genügend hohe Ziel-zu-Background-Verhältnisse zu liefern: C-terminal die Tetrapeptidsequenz Trp-Met-Asp-NH$_2$ zu tragen, wobei Methionin durch Norleucin oder Leucin ersetzt sein kann, und entweder einen sulfatierten Tyrosin-Rest oder eine hochgra-dig anionisch geladene Oligo-(Penta?)-Glutamatsequenz in ihrer N-terminalen Nachbar-schaft zu tragen. Es ist ein wohlbekanntes Phänomen, dass sulfatierte Tyrosinreste eine wichtige Voraussetzung für die Affinität eines Peptides zum CCK-A-Rezeptor darstellt, wohingegen im Falle der CCK-B-Rezeptoren sulfatierte und nichtsulfatierte Gastrin-Deri-vate ähnliche Affinitäten besitzen [27, 39]. Unsere Hypothese von der Wichtigkeit der Pentaglutamatsequenz in den gastrinverwandten Peptiden für ihre Rezeptorbinneneigen-schaften wird unterstützt durch die relativ vergleichsweise niedrige Affinität und das schlechte Rezeptortargeting der beiden synthetischen Peptide, in denen die anionischen Glutaminsäurereste durch ähnlich polare aber ungeladene Glutaminreste ersetzt wurden [Gln$_5$$^{6-10}$]-Gastrin-I und [Gln$_5$$^{2-6}$]-Minigastrin. Das vergleichsweise schwache Abschneiden von Big-Gastrin kann auf die Anwesenheit von zwei Lysinresten zurückzuführen sein, die auf der einen Seite möglicherweise die negativen Ladungen der Pentaglutamatsequenz par-tiell intramolekular zu neutralisieren in der Lage sind und auf der anderen Seite die dafür bekannt sind, zur renalen tubulären Rückresorption von Peptiden und niedermolekularen Proteinen einen wesentlichen Beitrag zu leisten [10, 11].

Im Einklang mit ihrer hohen Affinität zum CCK-A-Rezeptor, der fast ubiquitär im Gastro-intestinaltrakt vorhanden ist (speziell in den pankreatischen Acini und Inseln, der Gallen-blase, Neuronen und glatter Muskulatur im ganzen Darm, sowie in der Magenmukosa) [41] zeigten die sulfatierten CCK-Analoga nicht nur hohen Uptake im Magen sondern auch im Darm, Pankreas, Leber und Gallenblase. Deshalb postulieren wir, dass für die hohe Affinität zum und die Selektivität für den CCK-B-Rezeptor, nichtsulfatierte Gastrinderivate den CCK-Analoga überlegen zu sein scheinen.

Der Hauptexkretionsweg von Gastrin- und CCK-verwandten Peptiden scheint renale Filtration und zu einem geringeren Ausmaß biliäre Exkretion zu sein. Interessanterweise wird die molekulare Struktur der verschiedenen Peptide durch ihre renale „Behandlung" ebenfalls reflektiert. Der höchste renale Uptake wurde mit Biggastrin beobachtet, welches das einzige untersuchte Peptid ist, das positiv geladene Lysinreste trägt. Letztere sind wohlbekannt dafür, dass sie in die renale tubuläre Rückresorption involviert [10, 11] sind. Im Gegensatz zeigten die sulfatierten und demnach stark anionischen CCK-Derivate den niedrigsten Nierenuptake aller untersuchten Peptide. Auf der anderen Seite scheinen N-terminale Pyroglutamatreste nicht nur von Serumpeptidaseverdauung sondern auch von lysosomaler Degradation in den renalen Tubuli zu schützen, nachdem diejenigen Peptide, die N-terminale Pyroglutamatreste tragen, längere Aktivitätsretention in den Nieren als ihre offenkettigen Analoga zeigten.

Da diese Daten die Aminosäuresequenz ...-$(Glu)_n$-X-Tyr-$(Y,Z)_{1-2}$-Trp-Met-Asp-PheNH$_2$ als die Basisstruktur zu identifizieren scheinen, welche hohe Selektivität für und hohe Affinität zum CCK-B-Rezeptor bedingen (X,Y und Z könne jegliche neutrale Aminosäure sowie Ala, Gly oder Thr sein, Met kann durch Leu oder Nle ersetzt werden) entwickelten wir CCK-B-rezeptorbindende Peptide, welche für die Markierung mit Radiometallen, zum Beispiel ^{111}In geeignet scheinen. Solch ein Peptid erscheint weit besser für klinische Zwecke geeignet aufgrund seiner günstigeren physikalischen Bildgebungseigenschaften von Indium verglichen mit Jod und zusätzlich aufgrund der erwarteten leichteren Markierbarkeit. Zusätzlich kann man erwarten, dass residualisierende Markierungen, zum Beispiel Radiometalle, die Tumor-Background-Verhältnisse über rasche metabolisch freigesetzte Markierungen, wie zum Beispiel Radiojod [19], Vorteile besitzen, da starke Hinweise für die Internalisierung von CCK-B-Rezeptorliganden existieren [25]. Das in dieser Studie getestete DTPA-Derivat von Minigastrin bzw. [D-Glu^1]-Minigastrin scheint all diese Voraussetzungen zu erfüllen; die Bioverteilungsdaten in Tieren zeigen guten Uptake in CCKB-rezeptorexprimierenden Geweben (insbesondere Tumor und Magen) und eine prolongierte Retention der Aktivität in diesen Geweben als mit Radiojod beobachtet. Interessanterweise scheint ^{111}In-DTPA-Minigastrin im Gegensatz zu unseren Beobachtungen mit radiojodierten Gastrin-Analoga einen verstärkten Uptake in Nebennieren aufzuweisen. Künftige Studien werden zu untersuchen haben, ob dies auf rezeptorspezifische Bindung oder unspezifische Prozesse zurückzuführen ist. Hier können auch Speziesunterschiede vorliegen, so wie dies auch für Somatostatinanaloga in Nagern verglichen mit Primaten gezeigt werden konnte.

Im Einklang mit diesen präklinischen Daten über die sehr günstigen Bildgebungseigenschaften von ^{111}In-DTPA-Minigastrin bzw. seinem [D-Glu^1]-Derivat zeigen unsere klinischen Pilotdaten, dass dieses Peptid in der Lage ist physiologische (zum Beispiel Magen) als auch pathologische (Tumor) CCK-B-rezeptorexprimierende Gewebe darzustellen. Dies ist im Einklang mit früheren Daten, die zeigten, dass die phylogenetischen Unterschiede im Hinblick auf die Rezeptoraffinität des humanen Gastrin-I zumindest zwischen Säugetierspezies minimal sind [27, 39]. Interessanterweise scheint der Leberuptake von ^{111}In-DTPA-

Minigastrin wesentlich niedriger zu sein als mit ^{111}In-DTPA Pentetreotid beobachtet, was die Detektion von Lebermetastasen klar favorisiert. Die klinischen Daten legen nahe, dass CCK-B-Rezeptorliganden eine vielversprechende Klasse von regulatorischen Peptiden darstellt. In der Diagnostik scheinen sie den bislang üblichen Staging-Methoden beim MTC überlegen zu sein. Weitere klinische Studien sind notwendig, um zu zeigen, ob radioaktiv markierte CCK-B-Rezeptorliganden das Staging von medullären Schilddrüsen- und kleinzelligen Bronchialkarzinomen oder anderen CCK-B-rezeptorexprimierenden Tumortypen verbessern können.

Zusammenfassend scheinen CCK-/Gastrin-Analoga eine nützliche neue Klasse rezeptorbindender Peptide zu Diagnose und Therapie von CCK-B-rezeptorexprimierenden Tumoren, wie im medullären Schilddrüsenkarzinom oder kleinzelligen Bronchialkarzinom, zu sein, insbesondere da es keinen Zusammenhang zwischen der quantitativen Rezeptorexpression und dem Ausmaß der Tumordifferenzierung für CCK-B-Rezeptoren zu geben scheint. Dies steht in klarem Gegensatz zu Somatostatinrezeptoren, wo im Einklang mit früheren in-vitro-Daten [35] wir in der Lage waren zu zeigen, dass dedifferenzierte und klinisch aggressivere Formen medullärer Schilddrüsenkarzinome ihren Somatostatin-Rezeptorbesatz in vivo verlieren [3]. Ähnliche Beobachtungen wurden über den Verlust von Somatostatin-Rezeptoren in metastatischen kleinzelligen Bronchialkarzinomen berichtet [14, 37]. Nichtsulfatierte Gastrin-Derivate scheinen für szintigraphische Zwecke gegenüber CCK-Derivaten bevorzugenswert zu sein, da diese CCK-B-Rezeptoren selektiv sind und daher einen niedrigeren Uptake in normalen CCK-rezeptorexprimierenden Organen des Gastrointestinaltrakts zu besitzen scheinen. Das Fehlen eines physiologischen Uptakes in lymphatischen Geweben, zum Beispiel der Milz, scheint von Vorteil bei der therapeutischen Applikation von CCK-B-Rezeptorliganden, verglichen mit Somatostatin-Rezeptorliganden. Weitere präklinische wie klinische Studien [12, 13] mit radiometallmarkierten Gastrin-Analoga werden unternommen.

Danksagung

Die Autoren bedanken sich bei allen an der Entwicklung von klinisch einsetzbaren CCK-B-Rezeptor-Liganden beteiligten Doktoranden, insbesondere Herrn Dr. med. Sven Radetzky, Herrn Dr. med. N. Jenner, Herrn cand. med. M. Stiehler und Herrn cand. med. G. Kluge. Weiterhin wollen wir unseren Dank an unsere langjährige technische Mitarbeiterin, Frau Christa Angerstein, M. A., aussprechen, ohne deren unermüdliches experimentelles Geschick, deren Fleiß und deren Einsatzbereitschaft diese Entwicklung nicht mit dieser Geschwindigkeit möglich gewesen wäre. Meiner (TMB) Mutter, Frau Dr. phil. G. Behr, und Herrn Dr. jur. des. B. von Garmissen gilt meine besondere Dankbarkeit für ihre Ermutigung, auch ungewöhnlich-unkonventionelle Wege zu beschreiten. Schließlich gilt unser Dank, last but not least, Frau Angela Pekrul für ihren unermüdlichen Einsatz bei der Erstellung des Manuskriptes.

Der Deutschen Forschungsgemeinschaft und der Deutschen Krebshilfe gebührt Dank für die finanzielle und ideelle Förderung wesentlicher Aspekte dieser in diesem Kapitel beschriebenen Entwicklungen.

Literatur

[1] Bacarese-Hamilton, A. J., Adrian, T. E., Bloom, S. R.: Prevention of cholecystokinin oxidation during tissue extraction. In: Vanderhagen, J. J., Crawley, J. N., (Hrsg.): Neuronal Cholecystokinin. New York: Ann New York Acad Sci 448 (1985) 571–572

[2] Ball, D. W., Baylin, S. B., de Bustros, A. C.: Medullary thyroid carcinoma. In: Braverman, L. E., Utiger, R. D., (Hrsg.): Werner and Ingbar's The Thyroid - A Fundamental and Clinical Text, S. 946–960. 7th edition. Lippincott-Raven, Philadelphia/New York 1996

[3] Behr, T. M., Gratz, S., Markus, P. M., et al.: Enhanced bilateral somatostatin receptor expression in mediastinal lymph nodes ("chimney sign") in occult metastatic medullary thyroid cancer: a typical site of tumor manifestation ? Eur J Nucl Med 24 (1997) 184–191

[4] Behr, T. M., Gratz, S., Markus, P. M., et al.: Anti-carcinoembryonic antigen antibodies versus somatostatin analogs in the detection of metastatic medullary thyroid carcinoma: are carcinoembryonic antigen and somatostatin receptor expression prognostic factors ? Cancer 80 (1997) 2436–2457

[5] Behr, T. M., Jenner, N., Radetzky, S., et al.: Targeting of cholecystokinin-B/gastrin receptors in vivo: preclinical and initial clinical evaluation of the diagnostic and therapeutic potential of radiolabeled gastrin. Eur J Nucl Med 25 (1998) 424–430

[6] Behr, T., Fischer, W., Peter-Katalinic, J., Egge, H.: The structure of pneumococcal lipoteichoic acid. Improved preparation, chemical and mass spectrometric studies. Eur J Biochem 207 (1992) 1063–1075

[7] Behr, T., Becker, W., Hannappel, E., Goldenberg, D. M., Wolf, F.: Targeting of liver metastases of colorectal cancer with IgG, F(ab')$_2$, and Fab' anti-CEA antibodies labeled with ^{99m}Tc: the role of metabolism and kinetics. Cancer Res 55 (1995) 5777–5785

[8] Behr, T. M., Wulst, E., Radetzky, S., et al.: Improved treatment of medullary thyroid cancer in a nude mouse model by combined radioimmunochemotherapy: doxorubicin potentiates the therapeutic efficacy of radiolabeled antibodies in a radioresistant tumor type. Cancer Res 57 (1997) 5309–5319

[9] Behr, T. M., Memtsoudis, S., Sharkey, R. M., et al.: Experimental studies on the role of antibody fragments in cancer radioimmunotherapy: Influence of radiation dose and dose rate on toxicity and anti-tumor efficacy. Int J Cancer **77** (1998) 787–795

[10] Behr, T. M., Sharkey, R. M., Juweid, M. E., et al.: Reduction of the renal uptake of radiolabeled monoclonal antibody fragments by cationic amino acids and their derivatives. Cancer Res 55 (1995) 3825–3834

[11] Behr, T. M., Becker, W. S., Sharkey, R. M., et al.: Reduction of the renal uptake of monoclonal antibody fragments by amino acid infusion. J Nucl Med 37 (1996) 829–833

[12] Behr, T. M., Jenner, N., Behe, M., Angerstein, C., Gratz, S., Raue, F., Becker, W.: Radiolabeled peptides for targeting cholecystokinin-B/gastrin receptor-expressing tumors. J Nucl Med 40 (1999) 1029–1044

[13] Behr, T. M., Behe, M., Angerstein, C., Gratz, S., Mach, R., Hagemann, L., Jenner, N., Stiehler, M., Frank-Raue, K., Raue, F., Becker, W.: Cholecystokinin-B/gastrin receptor binding peptides: preclinical development and evaluation of their diagnostic and therapeutic potential. Clin Cancer Res 5 (1999) 3124–3138

[14] Bohuslavizki, K. H., Brenner, W., Günther, M., et al.: Somatostatin receptor scintigraphy in the staging of small cell lung cancer. Nucl Med Commun 17 (1996) 191–196

[15] Bolton, A. E., Hunter, W. M.: The labelling of proteins to high specific radioactivities by conjugation to a ^{125}I-containing acylating agent. Biochem J 133 (1973) 529–539

[16] DeJong, M., Breeman, W. A., Bernard, B. F., et al.: Evaluation in vitro and in rats of ^{161}Tb-DTPA-octreotide, a somatostatin analogue with potential for intraoperative scanning and radiotherapy. Eur J Nucl Med 22 (1995) 608–616

[17] DeJong, M., Bakker, W. H., Krenning, E. P., et al. Yttrium-90 and indium-111 labelling, receptor binding and biodistribution of [DOTA^0,D-Phe^1,Tyr^3]octreotide, a promising somatostatin analogue for radionuclide therapy. Eur J Nucl Med 24 (1997) 368–371

[18] Deschodt-Lanckman, M.: Enzymatic degradation of cholecystokinin in the central nervous system. In: Vanderhagen, J. J., Crawley, J. N., (Hrsg.): Neuronal Cholecystokinin. New York: Ann New York Acad Sci 448 (1985) 87–98

[19] Duncan, J. R., Behr, T. M., DeNardo, S. J.: Intracellular fate of radiometals. J Nucl Med 38 (1997) 829

[20] van Hagen, P. M., Breeman, W. A. P., Reubi, J. C., et al.: Visualization of the thymus by substance P receptor scintigraphy in man. Eur J Nucl Med 23 (1996) 1508–1513

[21] Hnatowich, D. J., Layne, W. W., Childs, R. L., et al.: Radioactive labeling of antibody: a simple and efficient method. Science 220 (1983) 613–615

[22] Jakubke, H. D. : Peptide - Chemie und Biologie. Spektrum Akademischer Verlag, Heidelberg 1996

[23] Krenning, E. P., Kwekkeboom, D. J., Pauwels, S., Kvols, L. K., Reubi, J. C.: Somatostatin receptor scintigraphy. In: Freeman, L. M., (Hrsg.): Nuclear Medicine Annual, S. 1–50. Raven Press, New York 1995

[24] Mutt, V.: Historical perspectives on cholecystokinin research. In: Reeve, J. R. Jr., Eysselein, V., Solomon, T. E., Go, V. L.W., (Hrsg.): Cholecystokinin. New York: Ann New York Acad Sci, 713 (1994) 1–10

[25] Nouel, D., Faure, M., St. Pierre, J., Alonso, R., Quirion, R., Beaudet, A.: Differential binding profile and internalization process of neurotensin via neuronal and glial receptors. J Neurosci 17 (1997) 1795–1803

[26] Otte, A., Mueller-Brand, J., Dellas, S., Nitzsche, E. U., Herrmann, R., Maecke, H. R.: Yttrium-90-labelled somatostatin-analogue for cancer treatment. Lancet 351 (1998) 417–418

[27] Reeve Jr., J. R., Eysselein, V., Solomon, T. E., Go, V. L. W., (Hrsg.): Cholecystokinin. New York: Ann New York Acad Sci 713 (1994)

[28] Reeve, J. R., Eysselein, V. E., Ho, F. J., et al.: Natural and synthetic CCK-58 - Novel reagents for studying cholecystokinin physiology. In: Reeve, J. R. Jr., Eysselein, V., Solomon, T. E., Go, V. L. W., (Hrsg.): Cholecystokinin. New York: Ann New York Acad Sci. 713 (1994) 11–21

[29] Rehfeld, J. F., Hansen, H. F., Marley, P. D., Stengaard-Pedersen, K.: Molecular forms of cholecystokinin in the brain and the relationship to neuronal gastrins. In: Vanderhagen, J. J., Crawley, J. N., (Hrsg.): Neuronal Cholecystokinin. New York: Ann New York Acad Sci. 448 (1985) 11–23

[30] Reubi, J. C.: Regulatory peptide receptors as molecular targets for cancer diagnosis and therapy. Q J Nucl Med 41 (1997) 63–70

[31] Reubi, J. C., Waser, B.: Unexpected high incidence of cholecystokinin/gastrin receptors in human medullary thyroid carcinomas. Int J Cancer 67 (1996) 644–647

[32] Reubi, J. C., Schaer, J. C., Waser, B.: Cholecystokinin(CCK)-A and CCK-B/gastrin receptors in human tumors. Cancer Res 57 (1997) 1377–1386

[33] Reubi, J. C., Waser, B., Läderach, U., et al.: Localization of cholecystokinin A and cholecystokinin B - gastrin receptors in the human stomach. Gastroenterology 112 (1997) 1197–1205

[34] Reubi, J. C., Waser, B., Schaer, J. C., et al.: Unsulfated DTPA- and DOTA-CCK analogs as specific high-affinity ligands for CCK-B receptor-expressing human and rat tissues in vitro and in vivo. Eur J Nucl Med 25 (1998) 481–490

[35] Reubi, J. C., Chayvialle, J. A., Franc, B., Cohen, R., Calmettes, C., Modigliani, E.: Somatostatin receptors and somatostatin content in medullary thyroid carcinomas. Lab Invest 64 (1991) 567–573

[36] Safavy, A., Khazaeli, M. B., Qin, H., Buchsbaum, D. J.: Synthesis of bombesin analogues for radiolabeling with rhenium-188. Cancer 80 (1997) 2354–2359

[37] Seregni, E., Chiti, A., Bombardieri, E.: Radionuclide imaging of neuroendocrine tumours: biological basis and diagnostic results. Eur J Nucl Med 25 (1998) 639–658

[38] Smith, J. P., Stock, E. A., Wotring, M. G., McLaughlin, P. J., Zagon, I. S.: Characterization of the CCK-B/gastrin-like receptor in human colon cancer. Am J Physiol 271 (1996) R797–R805

[39] Vanderhagen, J. J., Crawley, J. N., (Hrsg.): Neuronal Cholecystokinin. New York: Ann New York Acad Sci 448 (1985)

[40] Virgolini, I., Raderer, M., Kurtaran, A., et al.: Vasoactive intestinal peptide-receptor imaging for the localization of intestinal adenocarcinomas and endocrine tumors. N Engl J Med 331 (1994) 1116–1121

[41] Wank, S. A., Pisegna, J. R., DeWeerth, A.: Cholecystokinin receptor family: molecular cloning, structure, and functional expression in rat, guinea pig, and human. In: Reeve, J. R. Jr., Eysselein, V., Solomon, T. E., Go, V. L. W., (Hrsg.): Cholecystokinin. New York: Ann New York Acad Sci. 713 (1994) 49–66

[42] Zabel, M., Grzeszkoviek, F.: Characterization of thyroid medullary carcinoma TT cell line. Histol Histopathol 12 (1997) 283–289

Tumorimmuntherapie mit dendritischen Zellen beim metastasierten medullären Schilddrüsenkarzinom

M. Schott, J. Seißler, W. A. Scherbaum, J. Feldkamp

Einleitung

Auf Grund der niedrigen Radio- und Chemosensibilität sind die meisten endokrinen Karzinome einschließlich des medullären Schilddrüsenkarzinoms durch eine konventionelle Therapie nicht oder nur eingeschränkt therapierbar. Es ist daher von besonderem Interesse, neue Behandlungsansätze zu entwickeln. Ein neues Therapiekonzept könnte z. B. eine Behandlung mit dendritischen Zellen (DCs) darstellen. Diese Zellen gelten derzeit als die effektivsten Stimulatoren einer immunologischen Antitumorantwort. Das seltene Vorkommen im peripheren Blut hatte initial nur ein geringes Interesse zur Untersuchung möglicher immunologischer Prozesse geweckt. Nachdem es nun möglich wurde, große Mengen dieser Zellen herzustellen, konnten diese Zellen hinsichtlich ihrer *In-vitro-* und *In-vivo*-Aktivität zur Induktion und Brechung einer immunologischen Toleranz untersucht werden. Im folgenden wird die Rolle der dendritischen Zellen innerhalb des Immunsystems sowie bisher durchgeführte Vakzinierungsstrategien bei verschiedenen Karzinomen einschließlich des medullären Schilddrüsenkarzinoms beleuchtet.

Dendritische Zellen und Immunität

Für viele Jahre hatte sich die immunologische Forschung hauptsächlich auf Antigene sowie T-Lymphozyten und B-Zellen konzentriert. Mittlerweile scheint evident, daß die DCs im System der Antigen-präsentierenden Zellen (APC) eine Schlüsselrolle als Initiator und Modulator einer Immunantwort spielen. Zu erst im Jahre 1868 als Langerhans-Zellen der Haut identifiziert, begann die detaillierte Charakterisierung der DCs erst vor etwa 2 Jahrzehnten. Die DCs sind effiziente Stimulatoren von B- und T-Lymphozyten. Für B-Lymphozyten ist bekannt, daß diese native Antigene durch ihre B-Zell-Rezeptoren, d. h. Antikörper erkennen können. Um eine T-Zell-Antwort auszulösen, ist es jedoch notwendig, daß Antigene durch APC prozessiert und nachfolgend auf der Oberfläche präsentiert werden. Die T-Zellen erkennen dann durch ihre T-Zell-Rezeptoren (TCR) Fragmente der Antigene, die an Histokompatibilitätsmolekülen (MHC) auf der Oberfläche der APC dargeboten werden. Die MHC-Moleküle, MHC-Klasse I und MHC-Klasse II, können zytotoxische T-Zellen (CTL) sowie T-Helfer-Zellen stimulieren. Intrazelluläre Antigene werden im Zytosol der APC in Peptide aufgetrennt, binden nachfolgend an MHC-Klasse I-Moleküle und können dann von CTL´s erkannt werden, die nachfolgend eine Zielzelle zerstören können. Extrazelluläre Antigene werden hingegen von den APC prozessiert und normalerweise durch

MHC-Klasse II-Moleküle den T-Helfer-Zellen präsentiert, die entweder eine Th1- oder eine Th2-Immunantwort auslösen können.

Trotz intensiver Forschung gelang es bisher nicht, ein DC-spezifisches Molekül zu identifizieren, das die hohe Effektivität dieser Zellen bezüglich einer T-Zell-Aktivierung erklären könnte. Die charakteristischen Effekte scheinen allein auf quantitativen Aspekten einzelner Oberflächenmarker und deren Regulationen zu beruhen. So konnte z. B. nachgewiesen werden, dass MHC-Moleküle 10- bis 100-fach häufiger auf DCs gegenüber herkömmlichen APC's, wie z. B. Monozyten, exprimiert werden [11]. Die DC exprimieren außerdem eine Vielzahl von Signalmolekülen, die mit Rezeptoren auf T-Zellen interagieren [5, 28], wie z. B. LFA-3/CD58, ICAM-1/CD54, B7-2/CD86. Es ist außerdem bekannt, dass DCs den suppressiven Effekten von Interleukin-10 (IL-10) entgegenwirken, zugleich aber auch größere Mengen IL-12 synthetisieren können, die die angeborene (NK-Zellen) und die erworbene Immunität (B- und T-Zellen) verstärken [12, 24].

Seit vielen Jahren ist es nun möglich, ausreichend hohe Zahlen dendritischer Zellen herzustellen und diese für *In-vitro* und *In-vivo*-Arbeiten zu nutzen [4, 10, 21, 22, 23]. Ausgangszellen können zum einen Stammzellen des Knochenmarks, aber auch Monozyten des peripheren Blutes sein. Nach Kultivierung mit GM-CSF sowie IL-4 können hieraus DCs hergestellt werden, wobei eine weitere Ausreifung z. B. durch eine zusätzliche Inkubation mit TNF-α erreicht wird [19, 22]. Diese Zellen zeigen eine noch stärkere immunmodulatorische Wirkung gegenüber unreifen DCs und sind daher exzellente Kandidaten zur Etablierung und Optimierung einer antiviralen oder auch Antitumorimmunität.

In der Vergangenheit wurden verschiedene Strategien zur Induktion einer tumorspezifischen Immunreaktion verfolgt. Im Mittelpunkt standen hierbei adeno- und retroviraltransfizierte DCs, Peptid- und tumorlysatgepulste DCs sowie Tumorzell/DC-fusionierte Zellhybride [2, 3, 30]. Die Effektivität der einzelnen Wege unterscheidet sich erheblich. Im folgenden werden verschiedene Protokolle im Hinblick auf schon durchgeführte Vakzinierungstherapien vorgestellt.

Bisher durchgeführte Tumorimmuntherapien mit dendritischen Zellen

Verschiedene *in vivo* Studien haben gezeigt, dass eine klinisch effektive zytotoxische Immunantwort durch die Therapie mit antigenbeladenen DCs möglich ist. Die erste *in vivo* Studie wurde bei Patienten mit multiplem Myelom durchgeführt. Alle 4 behandelten Patienten zeigten eine spezifische zelluläre Immunreaktion, demonstriert durch eine *in vitro* T-Zell-Proliferation, wobei ein Patient eine vollständige Remission und ein zweiter Patient eine partielle Remission erreichte [9].

Die zweite größere Studie wurde bei Patienten mit metastasiertem Melanom durchgeführt. Für die Immunisierung wurde HLA-restringierte Tumorpeptide bzw. Tumorlysat genutzt [18]. Die induzierte Immunantwort wurde u. a. anhand der Typ IV-Hautreaktion dokumentiert, die mit ihrem Auftreten die Induktion spezifischer T-Gedächtniszellen beweist. Von 12 mit Peptid-gepulsten DCs behandelten Patienten zeigten 9 Patienten eine Typ IV-Hautreaktion, wobei ein Patient eine Komplettremission und zwei Patienten eine partielle Remission entwickelten. Von 4 Patienten, die mit Tumorlysat-gepulsten DCs behandelt wurden, entwickelte ebenfalls jeweils 1 Patient eine Komplett-Remission bzw. eine partielle Remission. Kürzlich erschienene Studien bestätigten diese Resultate [14, 22].

Bei gleichem Therapieansatz wurden ähnlich erfolgversprechende Resultate von Tjoa und Mitarbeitern für das metastasierte Prostata-Karzinom gezeigt [31]. In der Phase-1-Studie entwickelten 9 von 33 Patienten eine klinische Antwort mit Rückgang der Metastasierung. Auch diese Resultate konnten im Verlauf bestätigt werden [16, 31], wobei ebenfalls gezeigt wurde, daß ähnlich gute Resultate auch bei weniger häufigen Immunisierungen erreicht werden können [16]. Weitere erfolgversprechende Studien wurden für das metastasierte Nierenzellkarzinom durchgeführt. Eine Pilotstudie aus dem Jahre 1998 hat nach Immunisierung mit tumorlysatgepulsten DCs eine klinisch nachweisbare Tumorreduktion bei 1 von 4 Patienten und fehlende Tumorprogression bei weiteren 2 Patienten gezeigt [7, 8, 20].

Im Gegensatz zu den beschriebenen Arbeiten hat eine Studie von Kugler und Mitarbeitern eine völlig neue Strategie verfolgt. Es wurden mehrere Patienten mit Zellhybriden bestehend aus autologen Tumorzellen und allogenen DCs immunisiert [13]. Der HLA-Mismatch der DCs könnte möglicherweise die Ursache für den erfolgreichen Verlauf der Studie darstellen. Vier der 17 Patienten entwickelten eine vollständige Remission und 2 Patienten zeigten einen Tumorrückgang von mehr als 50%. Eine Tumorantigen-spezifische Immunreaktion mit deutlicher Ansammlung CD8-positiven Lymphozyten innerhalb der Typ-IV-Hautreaktion konnte bewiesen werden. Ähnlich erfolgversprechende Resultate wurden mittlerweile für das metastasierte Melanom gezeigt [33]. Diese Daten zeigen, daß Immunisierungen mit Zellhybriden, bestehend aus Tumorzellen und DCs ein erfolgversprechender Ansatz für verschiedene Karzinome darstellen könnten.

Bei allen Studien sind keine wesentlichen Nebenwirkungen aufgetreten. Die Typ-IV-Hautreaktion, die mit einer Rötung, Induration, Schwellung und leichter Überwärmung einhergeht, ist eine gewollte Nebenwirkung, die zugleich die Induktion von T-Gedächtniszellen beweist. Relevante Autoimmunreaktionen konnten ausgeschlossen werden.

Immuntherapie mit dendritischen Zellen bei endokrinen Karzinomen

Immuntherapie beim Nebenschilddrüsenkarzinom

In einer Pilotstudie wurde eine Patientin mit weit fortgeschrittenem, metastasierten Nebenschilddrüsenkarzinom mit einer Tumorimmuntherapie mit autologen DCs behandelt. Aufgrund bisher nicht identifizierter Tumorantigene erhielt die Patientin in der ersten Studienphase Tumorlysat-gepulste DCs. Eine detaillierte Analyse der *In-vitro* und *In-vivo*-Reaktion ergab eine konzentrationsabhängige, antigenspezifischen T-Zell-Proliferation sowie eine Typ-IV-Hautreaktion mit bioptischem Nachweis CD4- und CD8-positiver Lymphozyten. Diese Ergebnisse waren jedoch nicht mit einem Rückgang der Tumormarker verbunden

[25, 26]. Aus diesem Grund wurde die Behandlung auf eine Therapie mit Parathormon-Peptid-gepulsten DCs umgestellt. Unter dieser Therapie kam es zu einem signifikanten Abfall des Parathormons bei jedoch weiterhin erhöhten Calciumwerten. Eine mögliche Erklärung hierfür könnte die Bildung komplementfixierender Autoantikörper sein, wobei die biologische Aktivität des Hormons nicht beeinträchtigt wurde. Die Patientin verstarb bei weiterhin sehr schlechtem Allgemeinzustand an einer Pneumonie.

Tumorimmuntherapie mit dendritischen Zellen bei neuroendokrinem Pankreaskarzinom

In einer weiteren Studie wurde ein Patient mit metastasiertem neuroendokrinen Pankreaskarzinom mit histologisch deutlicher Positivität für Chromogranin A und einem diskreten Insulinnachweis (ohne klinische Zeichen eines Insulinoms) behandelt. Aufgrund bisher fehlender Tumorantigene erhielt auch dieser Patient eine Immuntherapie mit Tumorlysat-behandelten DCs [27]. Die immunhistochemische Analyse der Typ-IV-Hautreaktion zeigte wiederum eine starke Infiltration CD4-positiver und CD8-positiver T-Lymphozyten. Ebenfalls nachweisbar war eine dosisabhängige, Tumorantigen-spezifische (Tumorlysat) T-Zell-Proliferation. Parallel hierzu fiel der Chromogranin-A-Serumwert unterhalb der Nachweisgrenze. Eine zuvor sonographisch dokumentierte Lebermetastase war deutlich größenregredient.

Tumorimmuntherapie mit dendritischen Zellen beim metastasierten medullären Schilddrüsenkarzinom

Die beschriebenen Vorarbeiten haben gezeigt, dass DC-basierte Immuntherapien auch bei endokrinen Karzinomen eine zytotoxische Immunantwort mit klinisch messbaren Tumorregressionen induzieren können. Aufgrund der erfolgversprechenden Resultate wurde dieser Therapieansatz auf metastasierte medulläre Schilddrüsenkarzinome (MTC) übertragen. Mögliche Zielantigene hierfür könnten das carcinoembryonale Antigen (CEA) als auch das C-Zell-spezifische Calcitonin darstellen. Für das CEA ist jedoch festzustellen, dass eine Generierung einer Immunantwort sich in verschiedenen Vorversuchen schwierig gestaltete [15, 34]. Mögliche Erklärungen für eine Toleranzinduktion ist z. B. die CEA-Expression während der Embryonalentwicklung oder auch der CEA-Nachweis in der adulten Kolonmukosa. Durch eine effektive Antigenpräsentation mittels hochpotenter antigenpräsentierender Zellen (wie z. B. dendritische Zellen) könnte die immunologische Toleranzinduktion jedoch durchbrochen werden [1, 17]. Das zweite Zielantigen, das Calcitonin, stellt insofern ein ideales Target dar, als das es einzig von C-Zellen gebildet wird und somit eine zellspezifische Immunreaktion ausgelöst werden könnte. Im Mausmodell konnte gezeigt werden, dass nach cDNA-Vakzinierung mit Präprocalcitonin, nicht nur eine humorale, sondern auch eine zelluläre, antigenspezifische Immunantwort induziert werden konnte [6].

Patienten und Methoden

Patienten

In die Studie wurden insgesamt 7 Patienten mit einem metastasierten medullären Schilddrüsenkarzinom eingeschlossen. Tabelle 1 zeigt die Patientencharakteristika einschließlich des Alters, des HLA-Typs, des Tumortyps, vorherige Therapien, Tumormarker und der durchgeführten Bildgebungen. Es wurden Patienten mit einem sporadischen C-Zell-Karzinom und mit einer multiplen endokrinen Neoplasie Typ 2 (MEN 2) eingeschlossen. Weitere Einschlusskriterien waren ein Alter zwischen 18 und 70 Jahren. Das Studienprotokoll wurde von der Ethikkommission genehmigt, die Patienten mussten ihr schriftliches Einverständnis erteilen.

Tabelle 1: Patientencharakteristika

Nr.	Alter	Geschl.	HLA Typ	Tumorart	Bisherige Therapien	Status vor Therapiebeginn		
						Calcitonin (pg/ml)	CEA (µg/l)	Metastasen
1	53	f	A1,2;B7,8 DRB1	S	TE,ND	16800	285.0	Leber
2	62	m	A1,30;B8,13 DRB1	S	TE,ND	1068	7.0	n.d.
3	37	m	A2,11;B35,44 DRB1	MEN 2	C	8895	208.7	Leber, Lunge, Haut
4	32	f	A2,-;B44,62 DRB1	S	TE,ND, MLNE	217	1.8	n.d.
5	58	f	A1,2;B44,62 DRB1	MEN 2	TE,ND, MLNE	1697	26.4	liver
6	31	m	A2,11;B44,62 DRB1	MEN 2	TE,ND	174	2.3	n.d.
7	38	f	A2,26;B38,39 DRB1	S	TE,ND, MLNE	4900	14.6	liver

Tumorart: S: sporadisches MTC; H: MEN 2, multiple endokrine Neoplasia Typ 2
Bisherige Therapien: TE: Thyroidektomie; ND: neck dissection; MLNE: mediastinale Lymphknotenexstirpation; C, Chemotherapie

Aufbereitung der dentritischen Zellen

Ausgereifte DCs wurden analog eines zuvor beschriebenen Protokolls hergestellt [25]). Die mononukleären Zellen des peripheren Blutes (100 ml) wurden über einen Ficoll-Hypaque-Gradienten extrahiert. Mittels eines Adhäsionsschrittes konnten die Monozyten separiert und diese für 6 Tage mit GM-CSF (800 U/ml) und IL-4 (500 U/ml) kultiviert werden. Am 6. Tag wurden unreife DCs gewaschen und nachfolgend mit GM-CSF (800 U/ml) und TNF-α (1000 U/ml) zusammen mit den Antigenen CEA-Peptid [YLSGANLNL] (10 µg/ml) und Calcitonin (100 µg/ml) kultiviert. Im Durchschnitt wurden 5 bis 50 × 10^6

DCs pro Immunisierung hergestellt. Die Effektivität der DC-Herstellung wurde regelmäßig durch eine Durchflusszytometrie überprüft [25].

Behandlung

Die antigengepulsten DCs wurden durch regelmäßige subkutane Injektionen in den Oberarm appliziert. Die ersten 4 Immunisierungen wurden in wöchentlichem Abstand, die weiteren Immunisierungen in 4- bis 8-wöchigem Abstand verabreicht. Bis zum Studienende erhielten die Patienten zwischen 7 und 14 Immunisierungen (Tab. 2).

Tabelle 2: Patientencharakteristika vor und nach Immuntherapie mit dendritischen Zellen

Nr.	Vakzinierung Erste Vakz.	Anzahl	Verlauf (Monate)	DC gepulst mit	Neben- wirkung.	DTH Reaktion	Haut- biopsie	Klinische Antwort Tumor- marker	Morphologie (Sono/CT)
1	Mai 99	14	18	Calcitonin CEA-Peptid	keine	+	+	MR	CT (Mai 00): SD Sono (Sep 00): n.d.
2	Aug 99	14	15	Calcitonin	keine	+	+	SD	Sono (Sep 00): n.d.
3	Sep 99	12	14	Calcitonin CEA-Peptid	Fieber	+	+	PR	CT (Okt 00): PR
4	Nov 99	10	12	Calcitonin CEA-Peptid	keine	+	-	SD	Sono (Aug 00): n.d.
5	Nov 99	11	12	Calcitonin CEA-Peptid	keine	+	-	SD	Sono (Aug 00): n.d. CT: SD
6	Nov 99	11	12	Calcitonin CEA-Peptid	keine	+	-	PD	Sono (Aug 00): n.d.
7	Jan 00	7	9	Calcitonin CEA-Peptid	keine	+	-	MR/PD	CT (Sep 00): PD Sono (Aug 00): n.d.

Tumormarker: MR, „mixed response": zwischenzeitlicher Abfall der Tumormarker von mehr als 25 %; SD, „stable disease"; PR, partielle Remission

T-Zell-Proliferations-Assay

Die T-Zell-Proliferationsassays wurden wie zuvor beschrieben durchgeführt [25]. Frische mononukleäre Zellen wurden im RPMI 1640 aufgenommen und in 10%-igem autologen Serum und 1% Lymphocult T (Biotest, Dreieich) zusammen mit den Antigenen Calcitonin und CEA-Peptid (jeweils 100 µg/ml) für 5 Tage vorkultiviert. Nachfolgend wurden die Zellen (1×10^5 Zellen pro well) auf 96-Lochplatten zusammen mit verschiedenen Antigenkonzentrationen kultiviert. Als Kontrollantigen diente Eiweißalbumin. Die Zellen wurden am 5. Tag mit ^{3}H-Thymidin behandelt. Der Thymidin-Einbau wurde durch einen Mikroszintillationscounter (Canberra Packard, Dreieich) gemessen und die Proliferation in Stimulationsindizes (SI) angegeben.

Typ-IV-Hautreaktionen und Immunhistochemie

Die Typ-IV-Hautreaktion wurde zur Dokumentation und Testung von T-Gedächtniszellen genutzt, wobei ein Erythem und eine Induration von mehr als 5 mm Durchmesser 24 Stunden nach intradermaler Injektion der DCs als positiv bewertet wurde. Bei 3 Patienten wurde eine Hautbiopsie entnommen und diese mit Anti-CD4- und Anti-CD8-Antikörpern markiert und mit AP-markierten Antikörpern zur Darstellung gebracht.

Messung der Zytokinsekretion

Zur Unterscheidung einer Th1- von einer Th2-Immunantwort wurde noch die IFN-γ sowie die IL-4-Sekretion im Überstand der T-Zell-Proliferationsassays gemessen. Die Assays wurden analog der vom Hersteller angegebenen Arbeitsschritte durchgeführt (Roche-Diagnostica, Mannheim, Deutschland).

Detektion von CEA- und Calcitonin-spezifischen Autoantikörpern

Zur Evaluierung einer Th2-Immunantwort wurden außerdem die Antikörper im Serum der Patienten gemessen. Hierzu wurden die Antigene durch spezifische Primer aus einer humanen C-Zell-Karzinomlinie (TT-Zelllinie) hergestellt und diese in ein DNA-Plasmid (pGEM4Z) einkloniert. Die gereinigte cDNA wurde transkribiert und nachfolgend zusammen mit ^{35}S-Methionin translatiert (TNT Kit, Promega). Das Produkt wurde mit 20 µl Serum bzw. 5 µl der Calcitonin- und CEA-Antikörper (Positiv-Kontrolle) inkubiert und nach Gabe von Protein A-Sepharose auf ein SDS-Polyakrylamid-Gel aufgetragen.

Resultate

T-Zell-Proliferations-Assay

Wie in den Abbildungen 1 und 2 dargestellt, zeigten die mononukleären Zellen vor Immunisierungsbeginn weder gegen CEA noch gegen Calcitonin eine Immunreaktion (schwarze Säulen). Nach Beendigung der Therapie konnte bei 3 von 7 Patienten eine signifikante Proliferation gegenüber dem CEA-Peptid gezeigt werden, wobei die quantitativ stärkste Proliferation bei Patient 3 gesehen wurde. Ähnlich verhielten sich die Ergebnisse für das Calcitonin, wobei bei 3 von 7 Patienten eine signifikante Proliferation gesehen wurde, die im Vergleich zum CEA-Peptid jedoch weniger stark ausfiel (Abb. 2). Drei von 7 Patienten zeigten auch nach der Therapie keine *In vitro* messbare Reaktivität.

Zytokin-Sekretion

Zur Unterscheidung einer Th1- von einer Th2-Immunreaktion wurde die IFN-γ und die IL-4-Sekretion im Überstand der T-Zell-Assays gemessen. Wie in Abb. 3 bis 6 dargestellt, zeigte keiner der Patienten eine CEA- bzw. Calcitoninspezifische Reaktivität vor Therapiebeginn. Unabhängig vom klinischen Verlauf entwickelten 5 von 6 Patienten eine CEA-spezifische Th1-Immunreaktion, die durch eine starke IFN-γ-Sekretion bewiesen wurde

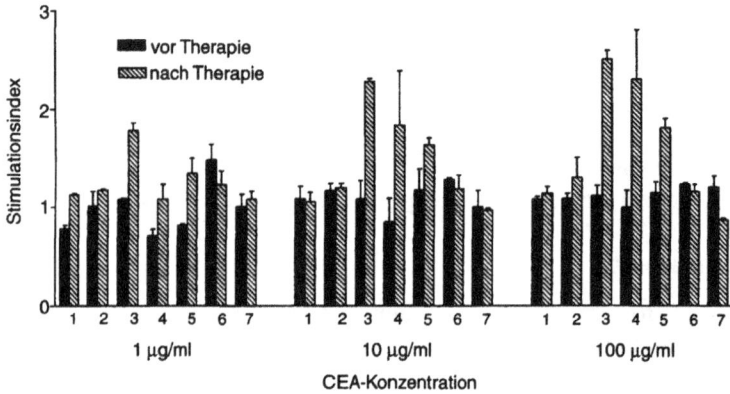

Abbildung 1: *In-vitro*-T-Zell-Reaktivität gegen ein CEA-Peptid vor (schwarze Balken) und nach (gestreifte Balken) Immuntherapie.

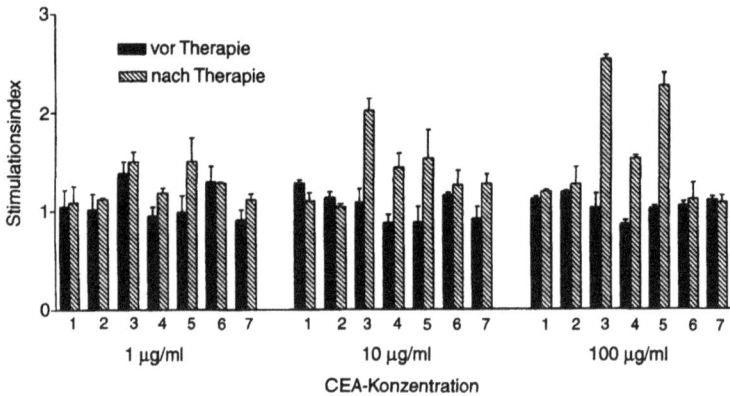

Abbildung 2: *In-vitro*-T-Zell-Reaktivität gegen Calcitonin vor (schwarze Balken) und nach (gestreifte Balken) Immuntherapie.

(Abb. 3). Patient 2 erhielt aufgrund seines HLA-A1-Typs nur mit Calcitonin behandelte Zellen. Sehr ähnliche Resultate wurden für das Calcitonin gesehen, wobei 5 von 7 Patienten eine sehr ausgeprägte Immunreaktion zeigten (Abb. 4). Eine FCS-spezifische Reaktivität konnte ausgeschlossen werden.

Die Messung der IL-4-Sekretion zeigte eine schwache Stimulation bei 3 von 7 Patienten und eine etwas erhöhte Sekretion bei 2 Patienten (Abb. 5). Vergleichbar waren diese Resultate wiederum mit den Calcitoninspezifischen Ergebnissen (Abb. 6). Zusammenfassend ist festzustellen, daß bei den meisten Patienten eine vorwiegend Th1-dominante Immunreaktion gegen beiden Antigenen ausgelöst werden konnte, die die klinische Effektivität dieser Therapie untermauert.

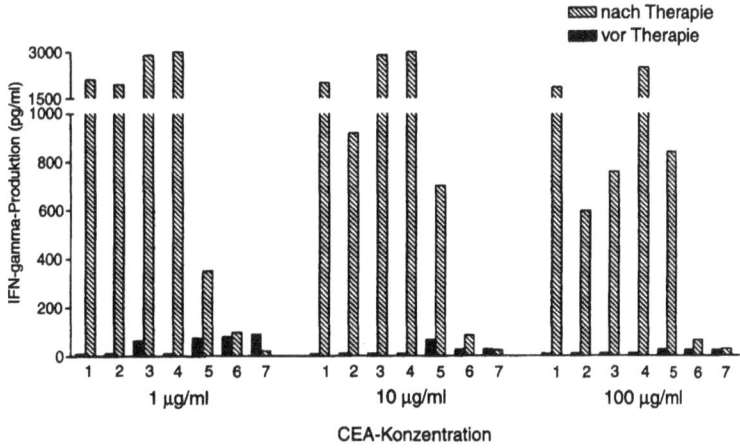

Abbildung 3: *In-vitro*-Interferon-gamma-Produktion in Abhängigkeit der CEA-Konzentration bei 7 Pati-enten vor (schwarze Balken) und nach (gestreifte Balken) Immuntherapie.

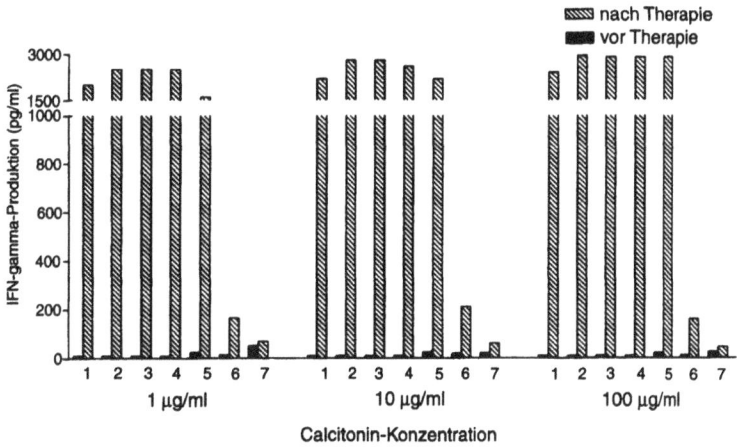

Abbildung 4: *In-vitro*-Interferon-gamma-Produktion in Abhängigkeit der Calcitonin-Konzentration bei 7 Patienten vor (schwarze Balken) und nach (gestreifte Balken) Immuntherapie.

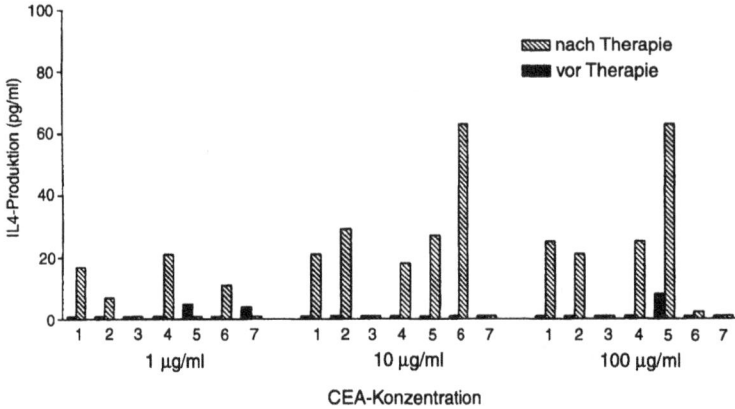

Abbildung 5: *In-vitro*-Interleukin-4-Produktion in Abhängigkeit der CEA-Konzentration bei 7 Patienten vor (schwarze Balken) und nach (gestreifte Balken) Immuntherapie.

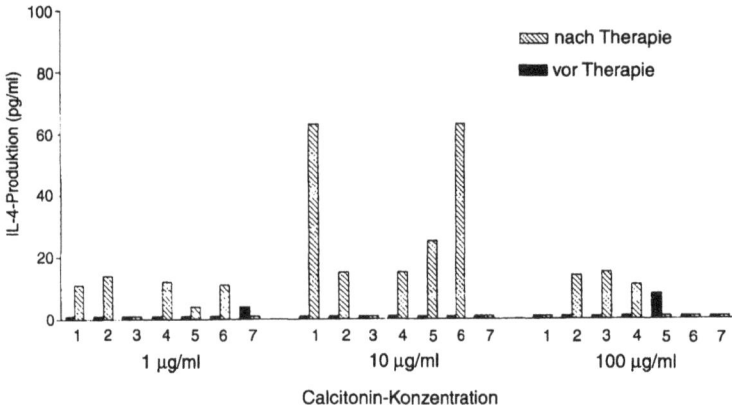

Abbildung 6: *In-vitro*-Interleukin-4-Produktion in Abhängigkeit der Calcitonin-Konzentration bei 7 Pati-enten vor (schwarze Balken) und nach (gestreifte Balken) Immuntherapie.

Antikörpermessung

Zur weiteren Differenzierung einer Th1- von einer Th2-Immunantwort wurden mögliche antigenspezifische Antikörperproduktionen gemessen. Gegen keine der beiden Antigene konnte eine spezifische Th2-Immunreaktivität nachgewiesen werden. Auch dies unterstützt die schon beschriebene Th1-favorisierte Immunantwort.

Immunhistochemische Analyse der Typ-IV-Hautreaktionen

Bei allen in die Studie eingeschlossene Patienten ist es im Verlauf zu einer reproduzierbaren Typ-IV-Hautreaktion nach Immunisierung mit CEA- und Calcitoningepulsten DCs gekommen. Dies gilt als Beweis einer antigenspezifischen T-Gedächtnisantwort. Bei 3 der

7 Patienten wurde eine Hautbiopsie entnommen und diese immunhistochemisch analysiert. Diese zeigten eine verstärkte perivaskuläre und epidermale Infiltration mit CD4-positiven T-Lymphozyten. Insbesondere erwähnenswert war die ebenfalls nachgewiesene Infiltration mit CD8-positiven Zellen, die eine effiziente Induktion einer antigenspezifischen zytotoxischen Immunität untermauert. Diese Phänomene konnten für beide Antigene nachgewiesen werden.

Klinischer Verlauf

Die Immunisierungen wurden von allen Patienten sehr gut vertragen. Klinische oder laborchemische Zeichen einer Autoimmunreaktion konnten ausgeschlossen werden. Die mittlere Studienzeit betrug 13,1 Monate (Zeitraum 9 bis 18 Monate). Von den 7 behandelten Patienten entwickelten 3 Patienten eine klinisch messbare Immunreaktion, wobei 1 Patient (Patient Nr. 3) am Studienende eine signifikante Tumormassenreduktion, 2 weitere Patienten eine „gemischte Antwort", d. h. einen zwischenzeitlichen Abfall der Tumormarker um mehr als 25 % zeigten (Tab. 2). Patient Nr. 3 zeigte 14 Monate nach Therapiebeginn eine komplette Remission der CT-morphologisch detektierbaren Lebermetastasierung und entwickelte außerdem eine Regression der Lungenmetastasen (Abb. 7). Parallel hierzu fiel das

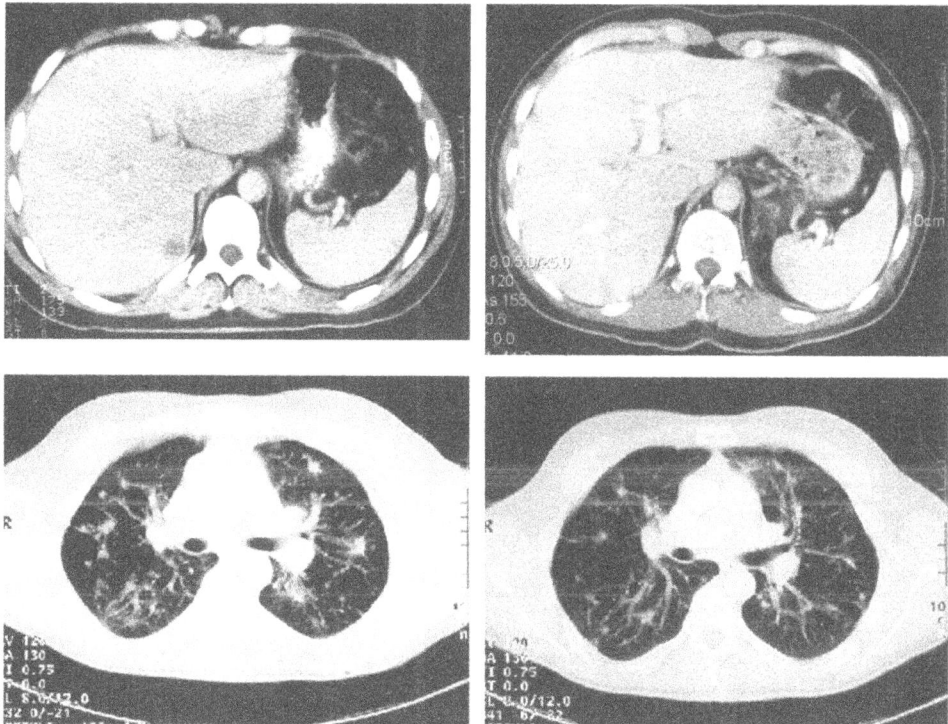

Abbildung 7: Computertomographie eines Patienten (Nr. 3) mit medullärem Schilddrüsenkarzinom vor (links) und 13 Monate nach (rechts) Beginn der Tumorimmuntherapie mit dendritischen Zellen mit signifikanter Reduktion von Leber- und Lungenmetastasen.

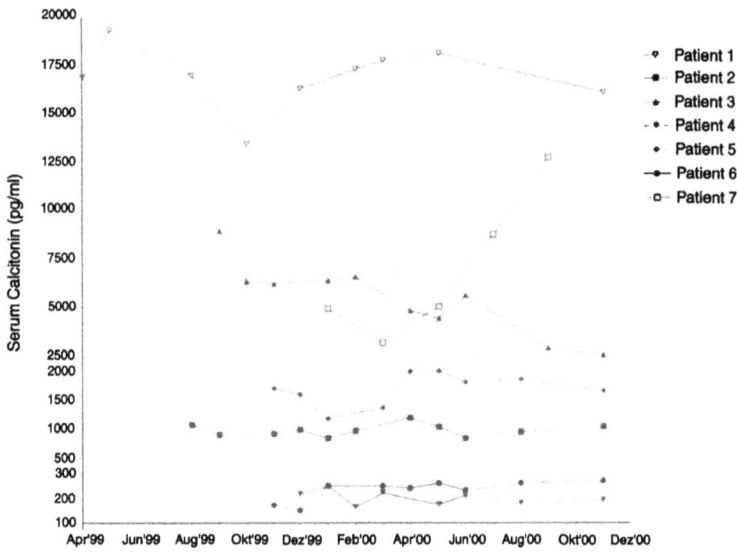

Abbildung 8: Calcitonin-Tumormarker-Verlauf bei 7 Patienten während der Immuntherapie mit dendritischen Zellen.

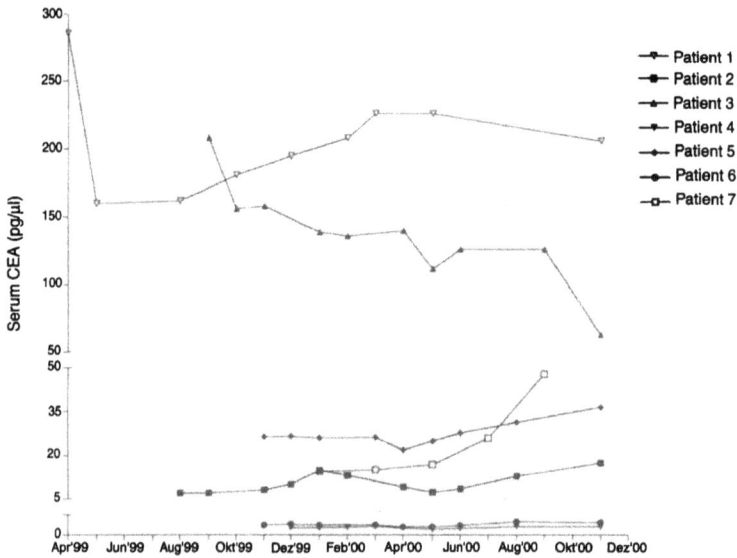

Abbildung 9: CEA-Tumormarker-Verlauf bei 7 Patienten während der Immuntherapie mit dendritischen Zellen.

Serumcalcitonin von 8895 pg/ml auf 2870 pg/ml (–68 %) (Abb. 8). Gleiches gilt für das Serum-CEA, welches von 208 µg/l auf 63 µg/l (–70 %) abfiel (Abb. 9). Nach Studienende entwickelte dieser Patient jedoch eine ausgeprägte zerebrale Metastasierung, die u. a. als eine fehlende zentrale Effektivität der induzierten Immunantwort gewertet werden kann. Eine weitere Patientin (Nr. 1), die eine sog. „gemischte Antwort" zeigte, hatte einen Calcitonin-Abfall von 30 % innerhalb der ersten 5 Monate nach Therapiebeginn. Im Verlauf erreichte sie erneut die Ausgangswerte. Interessant ist die Tumormassenreduktion bei beiden Patienten innerhalb der ersten Monate. 5 der 7 Patienten hatten einen etwa konstanten Tumormarkerverlauf, wobei der relativ kurze Verlauf nur eine begrenzte Aussage zulässt. Eine Patientin entwickelte eine stetige Tumorprogression, weswegen die Therapie nach 9 Monaten abgebrochen werden musste (Patient Nr. 7).

Diskussion

Die hier beschriebene Phase I/II-Studie einer DC-basierten Immuntherapie bei Patienten mit metastasiertem MTC zeigt erstmalig die Induktion einer Th1-spezifischen Immunität bei den meisten der behandelten Patienten, wobei nur bei 3 Patienten eine klinisch nachweisbare Reaktion zu verzeichnen war. Der limitierende Faktor von Immunisierungsstudien bei endokrinen Karzinomen (wie beim medullären Schilddrüsenkarzinomen) sind die bisher fehlenden Tumorantigene. Durch die vorliegenden Arbeiten kann nun gezeigt werden, dass das carcinoembryonale Antigen (CEA) als auch das Calcitonin als Zielantigene zur Verfügung stehen. Nach wie vor bleibt es jedoch unklar, ob das CEA und/oder das Calcitonin zu einer zwischenzeitlichen Tumorregression bei zumindest einem Patienten geführt hatte. Weitere Forschungsarbeiten sind dringend erforderlich, um diese Fragen weiter differenzieren zu können.

Ein weiteres bisher nicht geklärtes Problem ist die Immunisierungstechnik für künftige Vakzinierungen. Verschiedene Studien haben gezeigt, daß subkutane bzw. intradermale Applikationen zu einer effektiven Immunantwort führen. Dies scheint derzeit allgemein anerkannt und wird deshalb häufig als idealer Immunisierungsweg genutzt. Inwieweit ein weiteres Immunstimulans zur effektiveren Durchführung notwendig ist (z. B. KLH) wird nach wie vor kontrovers diskutiert. Für die Immunisierungsanzahl besteht ebenfalls noch kein Konsens. Es scheint jedoch bewiesen, dass mit steigender Zahl auch die Möglichkeit einer Toleranzentwicklung steigt, weswegen derzeit wenige Immunisierungen mit hohen Zellzahlen genutzt werden. Unsere Ergebnisse untermauern diese Vermutung insofern, als dass eine klinisch nachweisbare Immunreaktion bei unseren Patienten in den ersten Wochen nach Beginn der Therapie aufgetreten ist.

Zusammenfassend kann festgestellt werden, dass unsere Immunisierungsstrategie zu einer Th1-Immunreaktion geführt hat und es bei einem von 7 Patienten zu einer initial partiellen Remission gekommen ist. In jedem Falle bedarf es weiterer Anstrengungen zur Optimierung dieser oder ähnlicher Immunisierungstechniken. Eine Alternative hierzu könnte z. B. eine Zellhybridtherapie bestehend aus autologen oder auch allogenen DCs fusioniert mit Tumorzellen sein. Dieser Ansatz nutzt die Möglichkeit eine potente Antigenpräsentation bei zugleich voller Antigenpräsenz einschließlich der bisher nicht identifizierten (Tumor-) Antigene.

Literatur

[1] Alters, S. E., Gadea, J. R., Philip, R.: Immunotherapy of cancer. Generation of CEA specific CTL using CEA peptide pulsed dendritic cells. Adv Exp Med Biol 417 (1997) 519–524

[2] Banchereau, J., Briere, F., Caux, C., Davoust, J., Lebecque, S., Liu, Y. J., Pulendran, B., Palucka, K.: Immunobiology of dendritic cells. Annu Rev Immunol 18 (2000) 767–811

[3] Banchereau, J., Steinman, R. M.: Dendritic cells and the control of immunity. Nature 392 (1998) 245–252

[4] Caux, C., Dezutter-Dambuyant, C., Schmitt, D., Banchereau, J.: GM-CSF and TNF-alpha cooperate in the generation of dendritic Langerhans cells. Nature 360 (1992) 258–261

[5] Cella, M., Scheidegger, D., Palmer-Lehmann, K., Lane, P., Lanzavecchia, A., Alber, G.: Ligation of CD40 on dendritic cells triggers production of high levels of interleukin-12 and enhances T cell stimulatory capacity: T-T help via APC activation. J Exp Med 184 (1996) 747–752

[6] Haupt, K., Siegel, F., Lu, M., Yang, D., Hilken, G., Mann, K., Roggendorf, M., Saller, B.: Induction of a Cellular and Humoral Immune Response against Preprocalcitonin by Genetic Immunization: A Potential New Treatment for Medullary Thyroid Carcinoma. Endocrinology 142 (2001) 1017–1023

[7] Holtl, L., Rieser, C., Papesh, C., Ramoner, R., Bartsch, G., Thurnher, M.: CD83+ blood dendritic cells as a vaccine for immunotherapy of metastatic renal-cell cancer [letter]. Lancet 352 (1998) 1358

[8] Holtl, L., Rieser, C., Papesh, C., Ramoner, R., Herold, M., Klocker, H., Radmayr, C., Stenzl, A., Bartsch, G., Thurnher, M.: Cellular and humoral immune responses in patients with metastatic renal cell carcinoma after vaccination with antigen pulsed dendritic cells. J Urol 161 (1999) 777–782

[9] Hsu, F. J., Benike, C., Fagnoni, F., Liles, T. M., Czerwinski, D., Taidi, B., Engleman, E. G., Levy, R.: Vaccination of patients with B-cell lymphoma using autologous antigen- pulsed dendritic cells. Nat Med 2 (1996) 52–58

[10] Inaba, K., Inaba, M., Romani, N., Aya, H., Deguchi, M., Ikehara, S., Muramatsu, S.; Steinman, R. M.: Generation of large numbers of dendritic cells from mouse bone marrow cultures supplemented with granulocyte/macrophage colony-stimulating factor. J Exp Med 176 (1992) 1693–1702

[11] Inaba, K., Pack, M., Inaba, M., Sakuta, H., Isdell, F., Steinman, R. M.: High levels of a major histocompatibility complex II-self peptide complex on dendritic cells from the T cell areas of lymph nodes. J Exp Med 186 (1997) 665–672

[12] Koch, F., Stanzl, U., Jennewein, P., Janke, K., Heufler, C., Kampgen, E., Romani, N., Schuler, G.: High level IL-12 production by murine dendritic cells: upregulation via MHC class II and CD40 molecules and downregulation by IL-4 and IL-10. J Exp Med 184 (1996) 741–746

[13] Kugler, A., Stuhler, G., Walden, P., Zoller, G., Zobywalski, A., Brossart, P., Trefzer, U., Ullrich, S., Muller, C. A., Becker, V., Gross, A. J., Hemmerlein, B., Kanz, L., Muller, G. A., Ringert, R. H.: Regression of human metastatic renal cell carcinoma after vaccination with tumor cell-dendritic cell hybrids. Nat Med 6 (2000) 332–336

[14] Mackensen, A., Herbst, B., Chen, J. L., Kohler, G., Noppen, C., Herr, W., Spagnoli, G. C., Cerundolo, V., Lindemann, A.: Phase I study in melanoma patients of a vaccine with peptide-pulsed dendritic cells generated in vitro from CD34(+) hematopoietic progenitor cells. Int J Cancer 86 (2000) 385–392

[15] McLaughlin, J. P., Schlom, J., Kantor, J. A., Greiner, J. W.: Improved immunotherapy of a recombinant carcinoembryonic antigen vaccinia vaccine when given in combination with interleukin-2. Cancer Res 56 (1996) 2361–2367

[16] Murphy, G. P., Tjoa, B. A., Simmons, S. J., Rogers, M. K., Kenny, G. M. Jarisch, J.: Higher-dose and less frequent dendritic cell infusions with PSMA peptides in hormone-refractory metastatic prostate cancer patients. Prostate 43 (2000) 59–62

[17] Nair, S. K., Hull, S., Coleman, D., Gilboa, E., Lyerly, H. K., Morse, M. A.: Induction of carcinoembryonic antigen (CEA)-specific cytotoxic T- lymphocyte responses in vitro using autologous dendritic cells loaded

with CEA peptide or CEA RNA in patients with metastatic malignancies expressing CEA. Int J Cancer 82 (1999) 121–124

[18] Nestle, F. O., Alijagic, S., Gilliet, M., Sun, Y., Grabbe, S., Dummer, R., Burg, G., Schadendorf, D.: Vaccination of melanoma patients with pep. Nat Med 4 (1998) 328–332

[19] Reddy, A., Sapp, M., Feldman, M., Subklewe, M., Bhardwaj, N.. A monocyte conditioned medium is more effective than defined cytokines in mediating the terminal maturation of human dendritic cells. Blood 90 (1997) 3640–3646

[20] Rieser, C., Ramoner, R., Holtl, L., Rogatsch, H., Papesh, C., Stenzl, A., Bartsch, G., Thurnher, M.: Mature dendritic cells induce T-helper type-1-dominant immune responses in patients with metastatic renal cell carcinoma. Urol Int 63 (2000) 151–159

[21] Romani, N., Gruner, S., Brang, D., Kampgen, E., Lenz, A., Trockenbacher, B., Konwalinka,G., Fritsch, P. O., Steinman, R. M. and Schuler, G.: Proliferating dendritic cell progenitors in human blood. J. Exp. Med. 180 (1994) 83–93.

[22] Romani, N., Reider, D., Heuer, M., Ebner, S., Kampgen, E., Eibl, B., Niederwieser, D. and Schuler, G.: Generation of mature dendritic cells from human blood. An improved method with special regard to clinical applicability. J ImmunolMethods 196 (1996) 137–151

[23] Sallusto, F., Lanzavecchia, A.: Efficient presentation of soluble antigen by cultured human dendritic cells is maintained by granulocyte/macrophage colony-stimulating factor plus interleukin 4 and downregulated by tumor necrosis factor alpha. J Exp Med 179 (1994) 1109–1118

DNA-Immunisierung gegen Präprocalcitonin als möglicher neuer Therapieansatz des medullären Schilddrüsenkarzinoms

K. Haupt, F. Siegel, M. Lu, D. Yang, G. Hilken, K. Mann, M. Roggendorf, B. Saller

Einleitung

Das medulläre Schilddrüsenkarzinom (MTC) ist ein maligner Tumor, der von den Calcitonin (CT)-sezernierenden parafollikulären C-Zellen der Schilddrüse ausgeht. Das MTC tritt in 75 % der Fälle als sporadisches Karzinom auf, in 25 % genetisch determiniert als familiäre Erkrankung. Die familiären Formen des MTC finden sich entweder isoliert oder zusammen mit anderen Neubildungen im Rahmen einer multiplen endokrinen Neoplasie Typ 2 (MEN 2) [12, 14, 26, 41]. Die Primärtherapie sowohl der familiären als auch der sporadischen Form des MTC ist immer chirurgisch [15, 20, 37]. Da nichtoperative Behandlungsformen wie Chemotherapie und Bestrahlung nur palliativen Charakter haben, existiert derzeit keine effektive kurative Therapie für Patienten, bei denen der Tumor nicht vollständig operativ entfernt werden kann und die einen progressiven metastatischen Krankheitsverlauf aufweisen. Aus diesem Grund ist die Entwicklung alternativer Methoden zur Behandlung des MTC Gegenstand intensiver Forschung. Für eine Reihe neuer therapeutischer Ansätze wurden in letzter Zeit erste Ergebnisse aus in vitro Studien und in vivo Untersuchungen in Tiermodellen berichtet [34, 40]. Zhang gelang bei Mäusen eine Rückbildung von medullären Schilddrüsenkarzinomen durch die Applikation eines IL-2 transduzierenden adenoviralen Vektors in den Tumor [68, 69, 70]. In einem anderen Ansatz gelang Soler in der Maus ein therapeutischer Effekt durch eine Transfektion der MTC-Zellen mit dem IL-2 Gen zusammen mit dem HSV1-Thymidin-Kinase-Gen, das bei gleichzeitiger Gabe des Nukleosidanalogons Ganciclovir als „Suizid" Gen wirkt [54]. Als möglicher Therapieansatz bei der MEN 2 berichteten Parthasarathy et al. über eine erfolgreiche durch ribozymvermittelte, selektive Inaktivierung der mRNA des mutierten RET-Gens in vitro [46]. Bisher steht keiner dieser Therapieansätze für die Anwendung im Menschen zur Verfügung.

In den letzten Jahren wurde besonders die Entwicklung von immuntherapeutischen Ansätzen zur Behandlung von malignen Tumoren vorangetrieben [53]. Durch die Induktion einer T-Zell oder antikörpervermittelten Immunantwort gegen Antigene, die von Tumorzellen exprimiert werden, kann die Regression eines Tumors erzielt werden. Ein relativ neuer immuntherapeutischer Ansatz, der sowohl zelluläre als auch humorale Antitumor-Immunantworten induzieren kann, beruht auf der Immunisierung mit antigenkodierender Plasmid-DNA [62]. Bei dieser Technik wird das Gen des interessierenden Antigens in ein Plasmid kloniert. Nach Applikation wird das Plasmid von Wirtszellen aufgenommen, was dazu führt, dass das kodierte Antigen von diesen Zellen exprimiert wird [16, 64, 65]. Ein wesentlicher Vorteil der Immunisierung mit Plasmid-DNA besteht darin, dass das in vivo synthetisierte

Antigen sowohl im Rahmen von MHC Klasse I- als auch Klasse II-Molekülen präsentiert wird, so dass eine effektive antigenspezifische zytotoxische und humorale Immunantwort induziert werden kann [33]. Der Vakzinierung mit Plasmid-DNA kommt sowohl in der Infektiologie [52] als auch in der Tumortherapie zunehmende Bedeutung zu [62]. Im murinen Modell konnten protektive T-Zell-Antworten gegen verschiedene Erreger wie das Hepatitis B Virus, Herpes simplex Virus Typ 1, Influenza-Virus, Leishmania major, Mycobacterium tuberculosis und Plasmodium falciparum induziert werden [52]. Für die Immunisierung gegen Malaria konnten bereits positive Ergebnisse bei der Anwendung am Menschen gezeigt werden [60].

Für die Behandlung maligner Tumoren bietet sich die DNA-Vakzinierung mit Genen tumorassoziierter Antigene als aussichtsreiche Methode an, um eine zelluläre und humorale Immunantwort gegen Tumorzellen zu induzieren [2, 55]. Im Tiermodell wurde die Induktion einer Immunantwort beschrieben gegen verschiedene tumorassoziierte Antigene wie gp100, gp75 oder MAGE-3 beim malignen Melanom [39, 42, 51, 59, 67], gegen Ig-Idiotypen beim B-Zelllymphom [56], gegen ein Epitop des mutierten p53 [8], gegen Antigene des humanen Papillomavirus beim Zervixkarzinom [27, 35], gegen den Folatrezeptor-Alpha als Ovarialkarzinom-assoziiertes Antigen [43], gegen die freie ß-Kette von hCG, die von verschiedenen Tumoren exprimiert wird [24], gegen das beim kleinzelligen Bronchialkarzinom paraneoplastisch exprimierte Encephalomyelitis-Antigen HuD [44] und gegen PSA beim Prostatakarzinom [32]. Mit einer DNA-Vakzinierung gegen CEA wurden bereits Phase I Studien an Patienten mit kolorektalem Karzinom durchgeführt [9, 38].

Im Fall des MTC repräsentieren das tumorassoziierte Antigen CT bzw. dessen Vorläufermoleküle geeignete Zielantigene für die DNA-Immunisierung. CT ist ein hochsensitiver und hochspezifischer Tumormarker für das MTC [26]. In einer Zusammenstellung von Schmid zeigte nur einer von 142 Fällen eines MTC eine fehlende und 3 Fälle eine sehr geringe Expression von CT [50]. Erhöhte CT-Spiegel lassen sich außer beim MTC in seltenen Fällen bei anderen Tumoren, besonders bei malignen Tumoren neuroendokrinen Ursprungs nachweisen [1]. CT ist außerdem als Ziel einer Immuntherapie geeignet, weil kein CT-Mangel-Syndrom existiert, und es sich nicht um ein lebensnotwendiges Hormon handelt. CT ist ein 32 Aminosäuren langes Polypeptid [48], das beim Menschen von einem 141 Aminosäuren langen Vorläuferpeptid, bei der Maus von einem 136 Aminosäuren langen Vorläuferpeptid, dem Präprocalcitonin (PPCT) abstammt. PPCT wird posttranslational prozessiert. Nach Abspaltung einer N-terminalen Signalsequenz entsteht zunächst das 116 Aminosäuren lange Procalcitonin (PCT). Aus PCT entstehen wiederum 3 Polypeptide: das 21 Aminosäuren lange C-terminale Katacalcin, das zentral sitzende 32 Aminosäuren lange CT und ein 57 Aminosäuren langes N-terminales Peptid. Das Gen für CT besteht aus 6 Exons und liegt auf dem kurzen Arm des Chromosoms 11. Das Gen kodiert sowohl für CT als auch für CT-Gene-Related-Peptide (CGRP). Die mRNA für CGRP entsteht durch gewebespezifisches alternatives Spleißen des primären CT-Gen-Transkripts [31].

Durch DNA-Immunisierung gegen den CT-Vorläufer PPCT könnte es möglich sein, gezielt C-Zellen, die PPCT exprimieren und CT sezernieren, durch das Immunsystem zu zerstören. Das Verfahren könnte auf diese Weise nicht nur zur Elimination eines MTC-Primärtumors führen, sondern auch bereits vorhandene Metastasen zerstören. Um die Grundprinzipien dieses Ansatzes zu überprüfen, wurde in der vorliegenden Studie im Mausmodell untersucht, ob durch DNA-Immunisierung eine zelluläre und humorale Immunantwort gegen den humanen CT-Vorläufer PPCT induziert werden kann.

Material und Methoden

Konstruktion und Aufreinigung der Expressionsvektoren

Ein 724 bp umfassendes hPPCT cDNA-Fragment wurde mittels RT-PCR amplifiziert. Die komplementäre RNA entstammte aus menschlichem MTC-Gewebe [11]. Folgende Primer wurden bei der RT-PCR benutzt: 5´-GGTGAGCCCCGAGATTCTGG-3´ (nt 1-20) und 5´-GCACATTCAGAAAGCAGGACAGA-3´ (nt 724-702). Das PCR-Produkt wurde entsprechend den Angaben des Herstellers in den pCRII-Vektor kloniert (Invitrogen, San Diego). Das sequenzierte PCR-Fragment wurde dann durch einen Verdau mit den Restriktionsenzymen HindIII und XbaI isoliert und anschließend in die entsprechenden Schnittstellen eines pcDNA3-Expressionsvektors mit CMV-Promoter (Invitrogen) integriert. Das erhaltene Konstrukt wurde als pcDNA3/hPPCT bezeichnet (Abb. 1A). Die Integrität der Klone wurde durch Sequenzierung überprüft.

Um das hPPCT-Protein bakteriell exprimieren und anschließend aufreinigen zu können wurde ein hPPCT cDNA-Fragment in den PQE30-Vektor (Quiagen, Hilden) kloniert, der ein N-terminales His-tag an das kodierte Protein fügt. Das hPPCT cDNA-Fragment wurde mittels PCR amplifiziert, wobei überhängende Primer verwendet wurden, durch die man zwei zusätzliche Restriktionsenzym-Schnittstellen erhielt. Eine BamH1-Schnittstelle wurde an das 5´-Ende der cDNA durch Benutzung des Sense-Primers (CTCGGATCCGGCTTC-CAAAAGTTCTCC) gefügt und eine HindIII-Schnittstelle an das 3´-Ende durch Benutzung des Antisense-Primers (GCCAAGCTTTTAGTTGGCATTCTGGGGCA). Das erhaltene

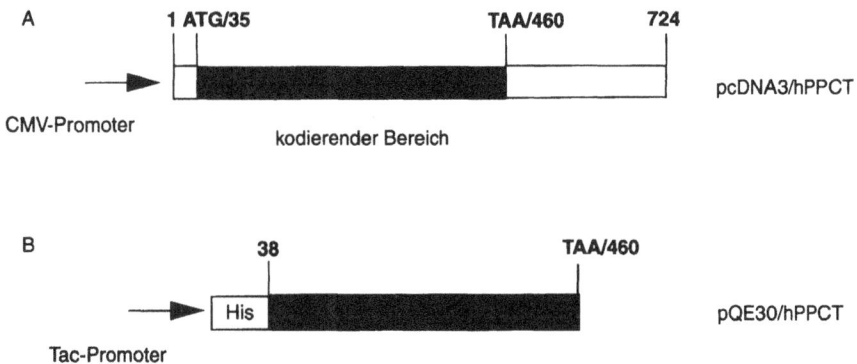

Abbildung 1: pcDNA3/hPPCT (A). hPPCT-kodierendes Expressionsplasmid, das bei der DNA-Immunisierung eingesetzt wurde. PQE30/hPPCT (B). Bakterielles Expressionsplasmid, das für hPPCT mit N-terminalem His-tag kodiert.

PCR-Fragment wurde in den PQE30-Vektor in den selben Leserahmen wie das His-tag kloniert. Das entstandene Konstrukt wurde als PQE30/hPPCT bezeichnet (Abb. 1B) [29].

Die Plasmide pCMV/IFN-γ und pCMV/GM-CSF, die die Gene enthalten, die für murines
IFN-γ bzw. murines GM-CSF kodieren, wurden freundlicherweise von Herrn Dr. Jörg Reimann (Universität Ulm) zur Verfügung gestellt.

Als Kontrolle wurde das Plasmid pcDNA3/HDAg, das für das Hepatitis D Virus p24 Antigen kodiert, benutzt [18].

Die Plasmid-DNA für die Vakzinierung wurde mittels Giga-Kit (Quiagen) aufgereinigt und
in PBS in einer Konzentration von 1 mg/ml gelöst.

25 mg 1 μm-Goldpartikel (BioRad, Hercules) wurden entsprechend den Angaben des
Herstellers mit 50 μg des pcDNA3/hPPCT-Vektors (bzw. zusätzlich 50 μg des pCMV/
IFN-γ- oder des pCMV/GM-CSF-Vektors) oder 50 μg des pcDNA3/HDAg-Vektors bela-
den. Anschließend wurde die innere Wand einer Tefzel-Röhre (BioRad) mit den DNA-bela-
denen Goldpartikeln beschichtet.

Transfektion in vitro

Das Expressionskonstrukt pcDNA3/hPPCT und als Kontrolle der „leere" pcDNA3-Vektor
wurden nach Angaben des Herstellers unter Verwendung von Lipofektamin (Gibco BRL,
Eggenstein-Leopoldshafen) in BHK-Zellen transfiziert. Nach 24 bzw. 48 h wurden die
Überstände der transfizierten Zellen abgenommen und auf die Anwesenheit von hCT mit-
tels eines kommerziellen Immunoradiometrischen Assays (IRMA; Scantibodies Laboratory
Inc.) überprüft.

Expression und Aufreinigung von rekombinantem hPPCT

Um große Mengen von rekombinantem hPPCT-Protein zu erhalten, das einfach für die
Antikörperdetektion mittels ELISA und für die Stimulation der T-Zellen in den Proliferati-
onsassays aufgereinigt werden konnte, wurde das QIAexpress System (Quiagen) verwendet
und *E.coli* M15(pREP4) mit dem Expressionkonstrukt PQE30/hPPCT transformiert. Die
Induktion der Expression erfolgte mit Isopropyl-β-D-Thiogalaktosid (IPTG; Biomol, Hamburg). Die Expression des rekombinanten hPPCT wurde mittels Western Blot kontrolliert.
Die Aufreinigung des in 8 M Harnstoff gelösten rekombinanten Proteins erfolgte in zwei
Schritten unter Verwendung einer Nickel-Nitrilo-Tri-Aceticacid (Ni-NTA) FPLC-Säule, an
die His-tag-markierte Proteine binden. Im ersten Aufreinigungsschritt wurde das Protein
mit 500 mM Imidazol eluiert, im zweiten Schritt unter Verwendung eines linearen Imida-
zol-Gradienten (60–500 mM). Das Eluat wurde mittels Sodium Dodecyl Sulfat Polyacryl-
amid-Gelelektrophorese (SDS-PAGE) auf die Anwesenheit des rekombinanten Proteins
getestet. Die Proteinkonzentration wurde mittels Bradfordassay (BioRad) bestimmt.

Das Protein wurde mittels 17 % SDS-PAGE aufgetrennt und entweder mit Coomassie Blue gefärbt oder für die Western Blot-Analysen auf eine Nitrozellulose-Membran (Schleich & Schuell, Dassel) transferiert. Die Detektion erfolgte nach den Angaben des Herstellers mit Ni-NTA Peroxidase-Konjugat (Quiagen). Die Spezifität des aufgereinigten Proteins wurde mittels Western Blot unter Verwendung eines monoklonalen Maus Anti-hCT Antikörpers (Brahms Diagnostica, Berlin) überprüft.

Immunisierungs-Protokoll

Bei den verwendeten Tieren handelte es sich um weibliche BALB/c Mäuse, die zwischen zwölf und zwanzig Wochen alt waren. Insgesamt wurden vier Gruppen von Mäusen immunisiert. Als Kontrolle wurde den Tieren der Gruppe 1 das pcDNA3/HDAg-Konstrukt verabreicht. Gruppe 2 wurde nur mit dem pcDNA3/hPPCT-Konstrukt immunisiert. Den Tieren der Gruppe 3 wurde das pCMV/IFN-γ-Konstrukt und denen der Gruppe 4 das pCMV/GM-CSF-Konstrukt koinjiziert. Die Gruppen 2–4 bestanden jeweils aus fünf Tieren, Gruppe 1 aus vier Tieren.

Die DNA-Vakzinierung wurde bei 200 psi unter Verwendung einer heliumgetriebenen Helios Gene Gun (BioRad) durchgeführt. Pro Immunisierung erhielt jedes Tier 2 μg des pcDNA3/hPPCT-Konstruktes (bzw. zusätzlich 2 μg des pCMV/IFN-γ- oder des pCMV/GM-CSF-Konstruktes). Die Kontrolltiere erhielten 2 μg des pcDNA3/HDAg-Konstruktes. Die Mäuse wurden insgesamt sechsmal in 2-wöchigen Abständen immunisiert. 0, 6, 8, 10 und 13 Wochen nach der ersten Immunisierung wurde den Tieren Blut für die Antikörperuntersuchungen entnommen und drei Wochen nach der letzten Immunisierung wurden sie getötet.

Untersuchung der proliferativen zellulären und der humoralen Immunantwort

Die Milzzellen der immunisierten Mäuse wurden nach Depletion der Erythrozyten in Triplikaten über 4 Tage mit zwei verschiedenen Konzentrationen von aufgereinigtem hPPCT (1 μg/ml und 0,5 μg/ml) bzw. hCT (Sigma; 5 μg/ml und 1 μg/ml) stimuliert. Concanavalin A (Sigma; 2,5 μg/ml) diente als Positivkontrolle. Anschließend wurde die Inkorporation von [^{3}H] Thymidin in die DNA gemessen. Der Stimulationsindex (SI) berechnete sich aus den Mittelwerten der stimulierten Zellen geteilt durch die der Kontrollzellen. Ein SI $\geq 2,0$ wurde als signifikante Proliferation angesehen.

Die Messung der Anti-hPPCT und der Anti-hCT Antikörper im Serum der immunisierten Tiere erfolgte in Enzym linked immunosorbent Assays (ELISAs) unter Verwendung des aufgereinigten hPPCT bzw. kommerziellem hCT (Sigma). Als Positivkontrolle diente ein monoklonaler Anti-hCT Antikörper aus Mäusen (B.R.A.H.M.S.). Die Detektion der Antikörper erfolgte mit Hilfe eines mit peroxidasemarkierten Anti-Maus Antikörpers (DAKO). Als signifikant wurde eine OD_{492} definiert, die 3 SD über dem Mittelwert der Sera der Kontrollmäuse lag.

Ergebnisse

Um die Expression des für die DNA-Immunisierung hergestellten pcDNA3/hPPCT-Vektors in vitro zu überprüfen, wurden BHK-Zellen mit diesem Konstrukt transfiziert. Zur Kontrolle wurden die Zellen parallel mit dem „leeren" pcDNA3-Vektor transfiziert. Nach 24 h konnte mittels IRMA im Überstand aller Klone, die mit dem hPPCT-Expressionsvektor transfizierten wurden, über 30 pg/ml hCT nachgewiesen werden. Die BHK-Zellen, die mit dem „leeren" pcDNA3-Vektor transfiziert wurden, sezernierten kein hCT.

In Lymphozytenproliferationstests wurde untersucht, ob durch die DNA-Immunisierung der Mäuse mit hPPCT eine proliferative T-Zell-Antwort induziert werden konnte. Außerdem sollte der Vergleich zwischen den verschiedenen Mausgruppen zeigen, ob die generierten Immunantworten durch eine Koinjektion von Zytokingenen moduliert wurden. Die Mäuse, die nur mit dem hPPCT-Expressionsplasmid immunisiert wurden (Gruppe 2), wiesen keine proliferative T-Zell-Antwort gegen hPPCT auf. Nach der Koinjektion des IFN-γ-Expressionsplasmids (Gruppe 3) zeigten 2 von 5 Tieren eine schwache Proliferation nach Stimulation der Milzzellen mit 1 µg/ml hPPCT. Nach Koinjektion des GM-CSF-Gens wurde eine weitere Verstärkung der proliferativen T-Zell-Antwort gegen hPPCT beobachtet. Zwei von 5 Mäusen, denen dieses Zytokingen koinjiziert wurde (Gruppe 4), zeigten eine deutliche Proliferation nach Stimulation der Milzzellen mit 1 µg/ml hPPCT (Abb. 2A). Die proliferative T-Zell-Aktivität nach der in vitro Stimulation mit dem aufgereinigten hPPCT war abhängig von der Dosis des zur Stimulation verwendeten Antigens. Die nach Koinjektion des IFN-γ- bzw. GM-CSF-Gens beobachtete proliferative T-Zell-Antwort, die nach Stimulation der Milzzellen mit 1 µg/ml hPPCT auftrat, war nach Stimulation mit einer niedrigeren Konzentration von hPPCT (0,5 µg/ml) geringer ausgeprägt.

Die proliferativen T-Zell-Antworten gegen hCT, die durch die DNA-Immunisierung mit hPPCT induziert werden konnten (Abb. 2B), waren schwächer als die generierten Antworten gegen hPPCT. Weder die ausschließliche Immunisierung mit dem hPPCT-Expressionsplasmid (Gruppe 2) noch die zusätzliche Applikation des IFN-γ-Expressionsplasmids (Gruppe 3) führte zur Ausbildung einer proliferativen Aktivität der Milzzellen gegen hCT, obwohl eine höhere Konzentration von hCT (5 µg/ml) verglichen mit der von hPPCT (1 µg/ml) für die in vitro Stimulation der Zellen verwendet wurde. Im Einklang mit den Ergebnissen, die eine Steigerung der proliferativen T-Zell-Antwort gegen hPPCT durch Koinjektion des GM-CSF-Gens zeigen, führte die zusätzliche Verabreichung dieses Zytokingens (Gruppe 4) ebenfalls zu einem Anstieg der proliferativen T-Zell-Aktivität gegen hCT. Bei 2 von 5 Mäusen, denen das GM-CSF-Expressionsplasmid koinjiziert wurde, konnte eine proliferative T-Zell-Antwort gegen hCT nachgewiesen werden, nachdem die Milzzellen mit 5 µg/ml hCT in vitro stimuliert wurden.

Die Kontrollmäuse, die mit dem HDAg-Expressionsplasmid immunisiert wurden (Gruppe 1), wiesen–wie erwartet–weder eine proliferative T-Zell-Antwort gegen hPPCT noch gegen hCT auf.

Neben der Untersuchung der durch die DNA-Immunisierung induzierten proliferativen zellulären Immunantwort wurde auch die generierte humorale Immunantwort mittels spezi-

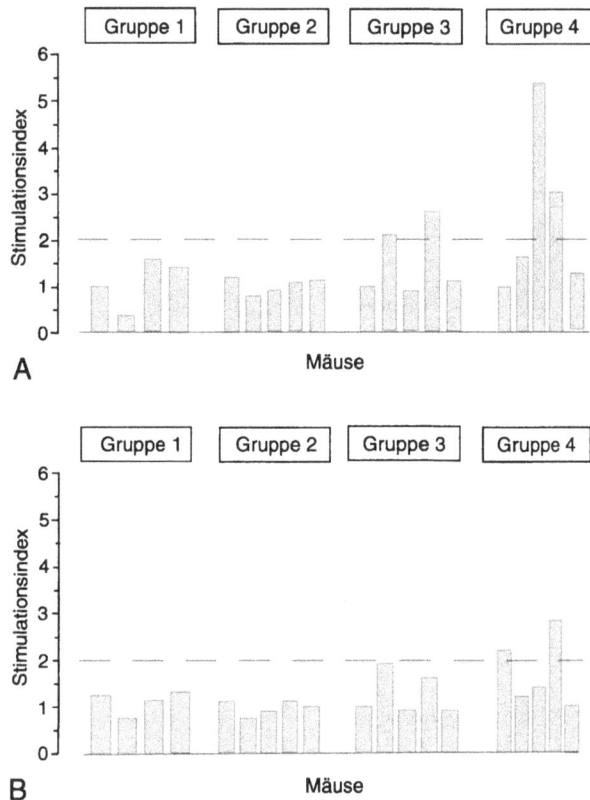

Abbildung 2: Durch DNA-Immunisierung induzierte proliferative zelluläre Immunantworten gegen hPPCT (A) und gegen hCT (B). Mäusen wurde mittels Gene Gun das pcDNA3/hPPCT-Expressionsplasmid allein (Gruppe 1) oder zusammen mit Expressionsplasmiden für IFN-γ (Gruppe 2) bzw. GM-CSF (Gruppe 3) appliziert. Die Kontrolltiere erhielten das Plasmid pcDNA3/HDAg (Gruppe 4). Die Milzzellen der immunisierten Tiere wurden in vitro mit 1 µg/ml aufgereinigtem hPPCT (A) oder mit 5 mg/ml hCT (B) stimuliert. Die Proliferation der Zellen wurde durch Messung des [³H] Thymidin-Einbaus in die DNA bestimmt. Ein Stimulationsindex ≥ 2,0 wurde als signifikante Proliferation angesehen.

eller ELISAs zur Detektion der Antikörper gegen hPPCT und hCT charakterisiert. Die Immunisierung mit dem hPPCT-Expressionsplasmid allein (Gruppe 2) induzierte in 2 von 5 Mäusen hPPCT-spezifische Antikörper (Abb. 3). Nach Koinjektion des IFN-γ-Gens (Gruppe 3) wiesen ebenfalls 2 von 5 Mäusen eine Anti-hPPCT Antikörperantwort auf, die aber geringer ausgeprägt war als die humorale Antwort nach alleiniger Immunisierung mit dem hPPCT-Expressionsplasmid. Im Gegensatz dazu führte die Koinjektion des GM-CSF-Gens (Gruppe 4) zu einer stärker ausgeprägten Anti-hPPCT Antikörperantwort als nach alleiniger Immunisierung mit dem hPPCT-Expressionsplasmid. Nach zusätzlicher Applikation des GM-CSF-Gens entwickelten 4 von 5 Tieren eine signifikante Antikörper-Antwort gegen hPPCT. Die Anti-hPPCT Antikörper konnten nach Koinjektion dieses Zytokingens zuerst 6 Wochen nach der ersten Immunisierung detektiert werden. Nach Applikation des hPPCT-Expressionsplasmids allein oder zusammen mit dem IFN-γ Gen waren Antikör-

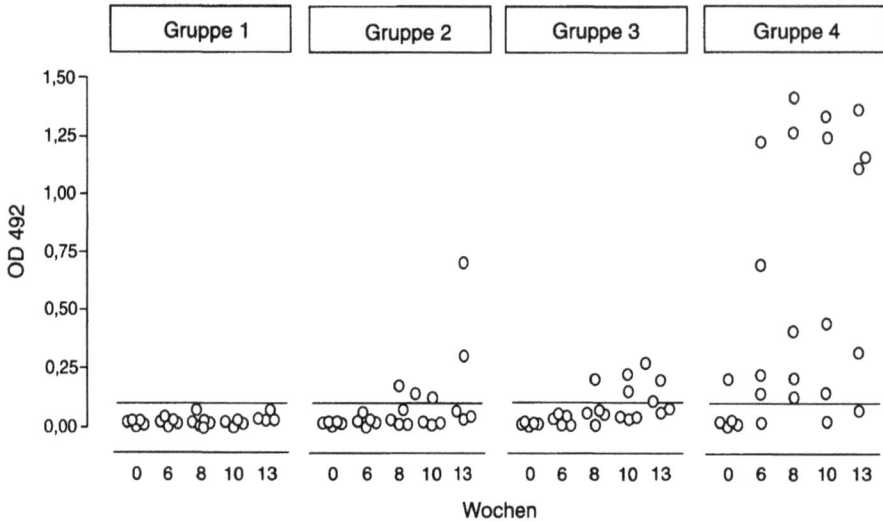

Abbildung 3: Durch DNA-Immunisierung induzierte humorale Immunantwort gegen hPPCT. Mäusen wurde mittels Gene Gun das pcDNA3/hPPCT-Expressionsplasmid allein (Gruppe 1) oder zusammen mit Expressionsplasmiden für IFN-γ (Gruppe 2) bzw. GM-CSF (Gruppe 3) appliziert. Die Kontrolltiere erhielten das Plasmid pcDNA3/HDAg (Gruppe 4). Die Seren der Tiere wurden zu den angegebenen Zeitpunkten nach der ersten Immunisierung gewonnen und mittels ELISA auf die Anwesenheit von Antikörpern gegen hPPCT untersucht. Die Proben mit einer OD_{492} unterhalb der eingezeichneten Linie galten als Anti-hPPCT Antikörper negativ.

per gegen hPPCT frühestens 8 Wochen nach der ersten Immunisierung nachweisbar. Die zusätzliche Verabreichung des GM-CSF-Gens im Rahmen der DNA-Immunisierung führte demnach nicht nur zu einem Anstieg der Häufigkeit der Serokonversionen der Tiere, sondern auch zu einem früheren zeitlichen Auftreten der Antikörper.

Im Serum der Tiere, die mit dem hPPCT-Expressionsplasmid allein (Gruppe 2) oder zusammen mit einem Zytokin-Gen (Gruppen 3 und 4) immunisiert wurden, konnten keine Antikörper gegen hCT detektiert werden. Im Serum der Kontrollmäuse, die mit dem HDAg-Expressionsplasmid immunisiert wurden (Gruppe 1), konnten weder Antikörper gegen hPPCT noch gegen hCT nachgewiesen werden.

Diskussion

Durch DNA-Immunisierung mit tumorassoziierten Antigenen ist es möglich, eine Zerstörung von Tumoren durch das körpereigene Immunsystem zu induzieren. Die tumorassoziierten Antigene müssen möglichst spezifisch und das exprimierende Gewebe darf nicht lebensnotwendig sein. Diese Voraussetzungen erfüllen CT und dessen Vorläufermolekül PPCT als tumorassoziierte Antigene des MTC. Aus diesem Grund könnte die DNA-Immunisierung mit PPCT einen neuen Therapieansatz in der Behandlung des MTC darstellen. Als erster Schritt bei der Entwicklung dieser Therapieform konnte in der vorliegenden

Studie im Mausmodell gezeigt werden, dass durch DNA-Immunisierung mit PPCT eine antigenspezifische zelluläre und humorale Immunantwort induziert werden kann.

Für die DNA-Immunisierung wurde ein Expressionsplasmid ausgewählt, das für PPCT kodiert, da angenommen werden konnte, dass dieses 141 Aminosäurenumfassende CT-Vorläufermolekül mit einer höheren Wahrscheinlichkeit geeignete Epitope enthält als das kleinere reife CT-Molekül, das lediglich aus 32 Aminosäuren besteht. Diese Vermutung konnte durch die Ergebnisse der vorliegenden Studie bestätigt werden. Die T-Zell-Proliferation, die nach in vitro Stimulation der Milzzellen der immunisierten Mäuse mit hCT beobachtet wurde, war geringer ausgeprägt als die, die nach Stimulation der Zellen mit hPPCT auftrat. Des weiteren konnte durch die DNA-Immunisierung der Mäuse lediglich eine Antikörper-Antwort gegen das CT-Vorläufermolekül PPCT und keine gegen reifes CT induziert werden. Diese Ergebnisse machen deutlich, dass das Vorläufermolekül PPCT sowohl mehr relevante T- als auch B-Zellepitope enthält als das kleinere reife CT-Molekül.

In unserer Studie wurde eine heliumbetriebene Gene Gun für den Transfer der DNA-Konstrukte in die Mäuse verwendet. Diese Methode ist äußerst effektiv und atraumatisch für die Tiere [5, 13, 63, 66]. Ein großer Vorteil der Gene Gun besteht darin, dass viel geringere DNA-Mengen für eine effektive Immunisierung notwendig sind als bei einer direkten intramuskulären Injektion der Plasmide, einer ebenfalls häufig verwendeten Methode des in vivo-Gentransfers. Bei der DNA-Applikation mittels Gene Gun werden Hautzellen des Wirtes, darunter auch dendritische Zellen, direkt transfiziert [10]. In von uns durchgeführten Voruntersuchungen der DNA-Immunisierung mit hPPCT stellte sich heraus, dass eine dreimalige Applikation von jeweils 1 µg DNA mittels Gene Gun keine nennenswerte antigenspezifische zelluläre oder humorale Immunantwort in Mäusen generieren konnte, auch nicht nach einer zusätzlichen Verabreichung von Zytokingenen. Der Mangel an immunstimulatorischen Sequenzen in den geringen DNA-Mengen, die im Rahmen dieser Vorexperimente appliziert wurden, könnte eine Ursache für das Ausbleiben einer effektiven Immunantwort darstellen. Aus diesem Grund wurde bei den in diesem Buch vorgestellten Experimenten sowohl die Anzahl der Vakzinierungen auf sechs als auch die pro Immunisierung applizierte DNA-Menge auf 2 µg erhöht.

Es ist bekannt, dass die Art des Immunisierungsregimes und die Form der Applikation der Plasmide Einfluß auf die Qualität einer duch DNA-Immunisierung induzierten Immunantwort haben [17, 21, 28, 47]. Des weiteren kann auch die Koinjektion verschiedener Zytokingene die Art der Immunantwort manipulieren, die durch eine DNA-Vakzine generiert wird. Die zusätzliche Verabreichung von Vektoren, die für Zytokine wie IL-2, IL-12, IFN-γ oder GM-CSF kodieren, kann die Wirksamkeit von DNA-Vakzinen steigern [4, 6, 7]. Insbesonders GM-CSF scheint die Fähigkeit zu haben sowohl zelluläre als auch humorale Immunantworten zu verstärken [22, 23, 25]. Zu den physiologischen Funktionen von GM-CSF gehören die Induktion der Differenzierung von hämatopoetischen Vorläuferzellen zu dendritischen Zellen [3], die Aktivierung von Antigen-präsentierenden Zellen (APCs) [57] und die Erhöhung der Expression von MHC Klasse II-Molekülen auf APCs [19], so dass deren Fähigkeit zur Antigenpräsentation ansteigt. In der hier beschriebenen Studie wurde untersucht, ob die Koinjektion von Expressionsplasmiden für GM-CSF bzw. für IFN-γ die Wirksamkeit der DNA-Vakzinierung gegen hPPCT steigern kann. In Übereinstimmung mit den oben beschriebenen Ergebnissen aus anderen Studien wurde sowohl die proliferative zelluläre als auch die Antikörper-Antwort verstärkt, wenn die DNA-Vakzine zusammen mit dem GM-CSF-Gen appliziert wurde. Die Tiere, die mit dem hPPCT- und dem GM-CSF-Expressionsplasmid immunisiert wurden, entwickelten nicht nur höhere Titer von Anti-hPPCT-Antikörpern als die, denen nur hPPCT DNA verabreicht wurde, sondern zeigten auch ein zeitlich früheres Auftreten der Antikörper. Im Gegensatz zu diesen Ergebnissen, die mit dem GM-CSF-Gen erzielt wurden, führte die Koinjektion des Expressionsplasmids für IFN-γ zu einer verminderten Antikörperantwort gegen hPPCT verglichen mit der humoralen Antwort nach alleiniger Immunisierung mit dem hPPCT-Plasmid. Chow et al. berichteten kürzlich über ein entsprechendes Verhalten einer durch DNA-Immunisierung induzierten Antikörperantwort nach Koinjektion des IFN-γ-Gens [6]. Eine Erklärung für die Verminderung der B-Zell-Antwort könnte sein, dass IFN-γ ein Zytokin ist, welches Th1-Antworten verstärken [36] und Th2-Antworten supprimieren kann.

Die Ergebnisse der hier beschriebenen Studie zeigen, dass in Mäusen durch DNA-Immunisierung eine proliferative zelluläre und humorale Immunantwort gegen hPPCT induziert werden kann, und dass diese Antwort durch Zytokine wie GM-CSF moduliert werden kann. Es bleibt allerdings ungeklärt, ob die generierte Immunantwort effektiv das Wachstum von Tumoren verhindern könnte. In der letzten Zeit wurde wiederholt auf eine wirksame Antitumoraktivität von proliferativen T-Zell-Antworten, die durch CD4+ T-Zellen vermittelt werden [22], hingewiesen. Diese Zellen scheinen ein wichtiger Bestandteil einer effektiven Antitumorimmunantwort zu sein. Tumor-spezifische CD4+ Zellen sollen nicht nur zur Induktion spezifischer CD8+ zytotoxischer T-Lymphozyten beitragen, sondern ebenfalls bei der Aktivierung von Makrophagen und Eosinophilen, die Stickstoffmonoxid und Superoxide produzieren, eine entscheidende Rolle spielen. Unabhängig von einer CD8+-Antwort können diese Zellen bei der Zerstörung von Tumorzellen zusammen wirken [30, 45].

Zusätzlich zu den oben beschriebenen Analysen der Immunantworten wurden histologische und immunzytochemische Untersuchungen der Schilddrüsen der DNA-immunisierten Mäuse durchgeführt, um zu überprüfen, ob eine Infiltration mit Zellen des Immunsystems stattgefunden hatte. Im Schilddrüsengewebe der Tiere zeigte sich jedoch kein Hinweis auf eine Lymphozyten- oder andere Zellinfiltration, auch nicht nach Applikation der Zytokingene. Eine mögliche Ursache dafür könnte sein, dass die Lymphozyten der Mäuse nicht zwischen hPPCT (welches für die DNA-Immunisierung verwendet wurde) und murinem PPCT (welches in den Schilddrüsen exprimiert wird) kreuzreagieren. Humanes und murines PPCT, die zu 77 % identisch sind [49], scheinen somit keine konservierten Epitope zu besitzen. Ein erfolgreicher Einsatz der DNA-Immunisierung als Immuntherapie bei Patienten mit MTC hat eine Durchbrechung der immunologischen Selbsttoleranz gegenüber PPCT zur Voraussetzung. Es muß eine potente Antwort gegen dieses Selbstantigen, das von normalen C-Zellen und MTC-Tumorzellen exprimiert wird, generiert werden. Kürzlich konnte gezeigt werden, dass die Toleranz gegenüber Maus-Tumorantigenen durch DNA-Immunisierung der Tiere durchbrochen werden kann [58, 61].

Zusammengefaßt zeigen die Ergebnisse der hier beschriebenen Studie, dass durch DNA-Immunisierung mit einem hPPCT-kodierenden Expressionsplasmid sowohl eine antigen-spezifische zelluläre als auch humorale Immunantwort in Mäusen induziert werden kann. Die zusätzliche Verabreichung eines Expressionsplasmids für GM-CSF führt zu einer Verstärkung der Wirksamkeit der DNA-Vakzine. Diese Erkenntnisse könnten die Basis für die Weiterentwicklung der DNA-Immunisierung als neuartigen Therapieansatz beim MTC bilden. Um die Methode beim Menschen zu etablieren und möglicherweise effiziente Antitumorimmunantworten bei Patienten mit MTC auslösen zu können, sind allerdings noch verschiedene weitere Studien notwendig. Langfristig ist eine Behandlung durch DNA-Immunisierung bei Patienten denkbar, die an einem progressiven MTC leiden, das nicht operativ entfernbar ist. Außerdem könnten Personen, die ein genetisches Risiko für die Entwicklung eines MTC tragen, ebenfalls von einer DNA-Immunisierung gegen PPCT profitieren, denn auch eine prophylaktische Vakzinierung, die die Manifestation der Erkrankung verhindert oder zumindest verlangsamt, könnte möglich sein.

Die Studie wurde aus IFORES-Mitteln der Universität Essen finanziert.

Literatur

[1] Bringhurst, F. R., Demay, M. B., Kronenberg, H. M.: Hormones and disorders of mineral metabolism. In: Wilson, J. D., Foster, D. W., Kronenberg, H. M., Larsen, P. R. (Hrsg): Williams Textbook of Endocrinology, S. 1155–1209. WB Saunders Company, Philadelphia 1998

[2] Brower, V.: Cancer vaccine deal. Cancer Res 59 (1999) 4471–4472

[3] Caux, C., Dezutter-Dambuyant, C., Schmitt, D., Banchereau, J.: GM-CSF and TNF-alpha cooperate in the generation of dendritic Langerhans cells. Nature 360 (1992) 258–261

[4] Chen, Y., Hu, D., Eling, D. J., Robbins, J., Kipps, T. J.: DNA vaccines encoding full-length or truncated Neu induce protective immunity against Neu-expressing mammary tumors [see comments]. Cancer Res 58 (1998) 1965–1971

[5] Cheng, L., Ziegelhoffer, P. R., Yang, N. S.: In vivo promoter activity and transgene expression in mammalian somatic tissues evaluated by using particle bombardment. Proc Natl Acad Sci U S A 90 (1993) 4455–4459

[6] Chow, Y. H., Chiang, B. L., Lee, Y. L., Chi, W. K., Lin, W. C., Chen, Y. T., Tao, M. H.: Development of Th1 and Th2 populations and the nature of immune responses to hepatitis B virus DNA vaccines can be modulated by codelivery of various cytokine genes. J Immunol 160 (1998) 1320–1329

[7] Chow, Y. H., Huang, W. L., Chi, W. K., Chu, Y. D., Tao, M. H.: Improvement of hepatitis B virus DNA vaccines by plasmids coexpressing hepatitis B surface antigen and interleukin-2. J Virol 71 (1997) 169–178

[8] Ciernik, I. F., Berzofsky, J. A., Carbone, D. P.: Induction of cytotoxic T lymphocytes and antitumor immunity with DNA vaccines expressing single T cell epitopes. J Immunol 156 (1996) 2369–2375

[9] Cole, D. J., Wilson, M. C., Baron, P. L., O'Brien, P., Reed, C., Tsang, K. Y., Schlom, J.: Phase I study of recombinant CEA vaccinia virus vaccine with post vaccination CEA peptide challenge. Hum Gene Ther 7 (1996) 1381–1394

[10] Condon, C., Watkins, S. C., Celluzzi, C. M., Thompson, K., Falo, L. D. Jr.: DNA-based immunization by in vivo transfection of dendritic cells. Nat Med 2 (1996) 1122–1128

[11] Craig, R. K., Riley, J. H., Edbrooke, M. R., Broad, P. M., Foord, S. M., Al-Kazwini, S. J., Holman, J. J., Manshall, I.: Expression and function of the human calcitonin / alpha-CGRP gene in health and disease. Biochem Soc Symp 52 (1986) 91–105

[12] De, L. R.: Multiple endocrine neoplasia syndromes revisited. Clinical, morphologic, and molecular features. Lab Invest 72 (1995) 494–505

[13] Degano, P., Sarphie, D. F., Bangham, C. R.: Intradermal DNA immunization of mice against influenza A virus using the novel PowderJect system. Vaccine 16 (1998) 394–398

[14] Eng, C., Smith, D. P., Mulligan, L. M., Nagai, M. A., Healey, C. S., Ponder, M. A., Gardner, E., Scheumann, G. F., Jackson, C. E., Tunnacliffe, A., et al: Point mutation within the tyrosine kinase domain of the RET proto-oncogene in multiple endocrine neoplasia type 2B and related sporadic tumours [published erratum appears in Hum Mol Genet Apr; 3(4) (1994) 686]. Hum Mol Genet 3 (1994) 237–241

[15] Evans, D. B., Fleming, J. B., Lee, J. E., Cote, G., Gagel, R. F.: The surgical treatment of medullary thyroid carcinoma. Semin Surg Oncol 16 (1999) 50–63

[16] Feltquate, D. M.: DNA vaccines: vector design, delivery, and antigen presentation. J Cell Biochem Suppl 30–31 (1998) 304–311

[17] Feltquate, D. M., Heaney, S., Webster, R. G., Robinson, H. L.: Different T helper cell types and antibody isotypes generated by saline and gene gun DNA μimmunization. J Immunol 158 (1997) 2278–2284

[18] Fiedler, M., Roggendorf, M.: Vaccination against hepatitis delta virus infection: Studies in the woodchuck (Marmota monax) model. Intervirology (im Druck)

[19] Fischer, H. G., Frosch, S., Reske, K., Reske-Kunz, A. B.: Granulocyte-macrophage colony-stimulating factor activates macrophages derived from bone marrow cultures to synthesis of MHC class II molecules and to augmented antigen presentation function. J Immunol 141 (1988) 3882–3888

[20] Fuchshuber, P. R., Loree, T. R., Hicks, W. L., Jr., Cheney, R. T., Shedd, D. P.: Medullary carcinoma of the thyroid: prognostic factors and treatment recommendations. Ann Surg Oncol 5 (1998) 81–86

[21] Fynan, E. F., Webster, R. G., Fuller, D. H., Haynes, J. R., Santoro, J. C., Robinson, H. L.: DNA vaccines: protective immunizations by parenteral, mucosal, and gene-gun inoculations. Proc Natl Acad Sci USA 90 (1993) 11478–11482

[22] Geissler, M., Gesien, A., Tokushige, K., Wands, J. R.: Enhancement of cellular and humoral immune responses to hepatitis C virus core protein using DNA-based vaccines augmented with cytokine-expressing plasmids. J Immunol 158 (1997) 1231–1237

[23] Geissler, M., Schirmbeck, R., Reimann, J., Blum, H. E., Wands, J. R.: Cytokine and hepatitis B virus DNA co-immunizations enhance cellular and humoral immune responses to the middle but not to the large hepatitis B virus surface antigen in mice. Hepatology 28 (1998) 202–210

[24] Geissler, M., Wandsm,G., Gesien, A., de la Monte, S., Bellet, D., Wands, J. R.: Genetic immunization with the free human chorionic gonadotropin beta subunit elicits cytotoxic T lymphocyte responses and protects against tumor formation in mice. Lab Invest 76 (1997) 859–871

[25] Gerloni, M., Lo, D., Ballou, W. R., Zanetti, M.: Immunological memory after somatic transgene immunization is positively affected by priming with GM-CSF and does not require bone marrow-derived dendritic cells. Eur J Immunol 28 (1998) 1832–1838

[26] Giuffrida, D., Gharib, H.: Current diagnosis and management of medullary thyroid carcinoma. Ann Oncol 9 (1998) 695–701

[27] Han, R., Reed, C. A., Cladel, N. M., Christensen, N. D.: Intramuscular injection of plasmid DNA encoding cottontail rabbit papillomavirus E1, E2, E6 and E7 induces T cell-mediated but not humoral immune responses in rabbits. Vaccine 17 (1999) 1558–1566

[28] Hanke, T., McMichael, A.: Pre-clinical development of a multi-CTL epitope-based DNA prime MVA boost vaccine for AIDS. Immunol Lett 66 (1999) 177–181

[29] Haupt, K., Siegel, F., Lu, M., Yang, D., Hilken, G., Mann, K., Roggendorf, M., Saller, B.: 2001 Induction of a cellular and humoral immune response against preprocalcitonin by genetic immunization: a potential new treatment for medullary thyroid carcinoma. Endocrinology 142 (2001) 1017–1023

[30] Hung, K., Hayashi, R., Lafond-Walker, A., Lowenstein, C., Pardoll, D., Levitsky, H.: The central role of CD4(+) T cells in the antitumor immune response. J Exp Med 188 (1998) 2357–2368

[31] Jacobs, J. W., Goodman, R. H., Chin, W. W.: Calcitonin messenger RNA encodes multiple polypeptides in a single precursor. Science 213 (1981) 457–459

[32] Kim, J. J., Trivedi, N. N., Wilson, D. M., Mahalingam, S., Morrison, L., Tsai, A., Chattergoon, M. A., Dang, K., Patel, M., Ahn, L., Boyer, J. D., Chalian, A. A., Shoemaker, H., Kieber-Emmons, T., Agadjanyan, M. A., Weiner, D. B.: Molecular and immunological analysis of genetic prostate specific antigen (PSA) vaccine. Oncogene 17 (1998) 3125–3135

[33] Kumar, V., Sercarz, E.: Genetic vaccination: The advantages of going naked. Nature Med 2 (1996) 857–859

[34] Lausson, S., Fournes, B., Borrel, C., Milhaud, G., Treilhou-Lahille, F.: Immune response against medullary thyroid carcinoma (MTC) induced by parental and/or interleukin-2-secreting MTC cells in a rat model of human familial medullary thyroid carcinoma. Cancer Immunol Immunother 43 (1996) 116–123

[35] Lipford, G. B., Bauer, S., Wagner, H., Heeg, K.: Peptide engineering allows cytotoxic T-cell vaccination against human papilloma virus tumour antigen, E6. Immunology 84 (1995) 298–303

[36] Macatonia, S. E., Hsieh, C. S., Murphy, K. M., O'Garra, A.: Dendritic cells and macrophages are required for Th1 development of CD4+ T cells from alpha beta TCR transgenic mice: IL-12 substitution for macrophages to stimulate IFN-gamma production is IFN-gamma-dependent. Int Immunol 5 (1993) 1119–1128

[37] Marzano, L. A., Porcelli, A., Biondi, B., Lupoli, G., Delrio, P., Lombardi, G., Zarrilli, L.: Surgical management and follow-up of medullary thyroid carcinoma. J Surg Oncol 59 (1995) 162–168

[38] McAneny, D., Ryan, C. A., Beazley, R. M., Kaufman, H. L.: Results of a phase I trial of a recombinant vaccinia virus that expresses carcinoembryonic antigen in patients with advanced colorectal cancer. Ann Surg Oncol 3 (1996) 495–500

[39] Mendiratta, S. K., Thails, G., Eslaki, N. R., Thull, N. M., Mata, M., Bronte, V., Pericle, F.: Therapeutic tumor immunity induced by polyimmunization with melanoma antigens gp100 and TRP-2. Cancer Res 61 (2001) 859–862

[40] Minemura, K., Takeda, T., Minemura, K., Nagasawa, T., Zhang, R., Leopardi, S., DeGroot, L. J.: Cell-specific induction of sensitivity to ganciclovir in medullary thyroid carcinoma cells by adenovirus-mediated gene transfer of herpes simplex virus thymidine kinase. Endocrinology 141 (2000) 1814–1822

[41] Mulligan, L. M., Ponder, B. A.: Genetic basis of endocrine disease: multiple endocrine neoplasia type 2. J Clin Endocrinol Metab 80 (1995) 1989–1995

[42] Nawrath, M., Pavlovic, J., Dummet, R., Schultz, J., Strack, B., Heinrich, J., Moelling, K.: Reduced melanoma tumor formation in mice immunized with DNA expressing the melanoma-specific antigen gp100/pmel17. Leukemia 13 (1999) S48–51

[43] Neglia, F., Orengo, A. M., Cilli, M., Meazza, R., Tomassetti, A., Canevari, S., Melani, C., Colombo, M. P., Ferrini, S.: DNA vaccination against the ovarian carcinoma-associated antigen folate receptor alpha (FRalpha) induces cytotoxic T lymphocyte and antibody responses in mice. Cancer Gene Ther 6 (1999) 349–357

[44] Ohwada, A., Nagaoka, I., Takahashi, F., Tominaga, S., Fukuchi, Y.: DNA vaccination against HuD antigen elicits antitumor activity in a small-cell lung cancer murine model. Am J Respir Cell Mol Biol 21 (1999) 37–43

[45] Pardoll, D. M., Topalian, S. L.: The role of CD4+ T cell responses in antitumor immunity. Current Opinion in Immunology 10 (1998) 588–594

[46] Parthasarathy, R., Cote, G. J., Gagel, R. F.: Hammerhead ribozyme-mediated inactivation of mutant RET in medullary thyroid carcinoma. Cancer Res 59 (1999) 3911–3914

[47] Pertmer, T. M., Roberts, T. R., Haynes, J. R.: Influenza virus nucleoprotein-specific immunoglobulin G subclass and cytokine responses elicited by DNA vaccination are dependent on the route of vector DNA delivery. J Virol 70 (1996) 6119–6125

[48] Potts, J. T.: Chemistry of the calcitonins. Bone Miner 16 (1992) 169–173

[49] Rehli, M., Luger, K., Beier, W., Falk, W.: Molecular cloning and expression of mouse calcitonin. Biochem Biophys Res Comm 226 (1996) 420–425

[50] Schmid, K. W., Ensinger, C.: "Atypical" medullary thyroid carcinoma with little or no calcitonin expression. Virchows Arch 433 (1998) 209–215

[51] Schreurs, M. W., de Boer, A. J., Figdor, C. G., Adema, G. J.: Genetic vaccination against the melanocyte lineage-specific antigen gp100 induces cytotoxic T lymphocyte-mediated tumor protection. Cancer Res 58 (1998) 2509–2514

[52] Seder, R. A., Gurunathan, S.: DNA vaccines--designer vaccines for the 21st century. Nat Biotechnol 17 (1999) 821

[53] Sinkovics, J. G., Horvath, J. C.: Vaccination against human cancers (review). Int J Oncol 16 (2000) 81–96

[54] Soler, M. N., Milhaud, G., Lekmine, F., Treilhou-Lahille, F., Klatzmann, D., Lausson, S.: Treatment of medullary thyroid carcinoma by combined expression of suicide and interleukin-2 genes. Cancer Immunol Immunother 48 (1999) 91–99

[55] Spooner, R. A., Deonarain, M. P., Epenetos, A. A.: DNA vaccination for cancer treatment. Gene Therapy 2 (1995) 173–180

[56] Stevenson, F. K., Link, C. J., Jr., Traynor, A., Yu, H., Corr, M.: DNA vaccination against multiple myeloma. Semin Hematol 36 (1999) 38–42

[57] Tazi, A., Bouchonnet, F., Grandsaigne, M., Boumsell, L., Hance, A. J., Soler, P.: Evidence that granulocyte macrophage-colony-stimulating factor regulates the distribution and differentiated state of dendritic cells/Langerhans cells in human lung and lung cancers. J Clin Invest 91 (1993) 566–576

[58] Tuting, T., Gambotto, A., DeLeo, A., Lotze, M. T., Robbins, P. D., Storkus, W. J.: Induction of tumor antigen-specific immunity using plasmid DNA immunization in mice. Cancer Gene Ther 6 (1999) 73–80

[59] Wagner, S. N., Wagner, C., Luhrs, P., Waimann, T. K., Kutil, R., Goos, M., Stinge, G., Schneeberger, A.: Intracutaneous genetic immunization with autologous melanoma-associated antigen Pmel17/gp100 induces T cell-mediated tumor protection in vivo. J Invest Dermatol 115 (2000) 1082–1087

[60] Wang, R., Doolan, D. L., Le, T. P., Hedstrom, R. C., Coonan, K. M., Charoenvit, Y., Jones, T. R., Hobart, P., Margalith, M., Ng, J., Weiss, W. R., Sedegah, M., de Taisne, C., Norman, J. A., Hoffman, S. L.: Induction of antigen-specific cytotoxic T lymphocytes in humans by a malaria DNA vaccine. Science 282 (1998) 476–480

[61] Weber, L. W., Bowne, W. B., Wolchok, J. D., Srinivasan, R., Qin, J., Moroi, Y., Clynes, R., Song, P., Lewis, J. J., Houghton, A. N.: Tumor immunity and autoimmunity induced by immunization with homologous DNA. J Clin Invest 102 (1998) 1258–1264

[62] Weiner, D. B., Kennedy, R. C.: Genetic vaccines. N Engl J Med 341 (1999) 277–278

[63] Williams, R. S., Johnston, S. A., Riedy, M., DeVit, M. J., McElligott, S. G., Sanford, J. C.: Introduction of foreign genes into tissues of living mice by DNA-coated microprojectiles. Proc Natl Acad Sci USA 88 (1991) 2726–2730

[64] Wolff, J. A., Ludtke, J. J., Acsadi, G., Williams, P., Jani, A.: Long-term persistence of plasmid DNA and foreign gene expression in mouse muscle. Hum Mol Genet 1 (1992) 363–369

[65] Wolff, J. A., Malone, R. W., Williams, P., Chong, W., Acsadi, G., Jani, A., Felgner, P. L.: Direct gene transfer into mouse muscle in vivo. Science 247 (1990) 1465–1468

[66] Yang, N. S., Burkholder, J., Roberts, B., Martinell, B., McCabe, D.: In vivo and in vitro gene transfer to mammalian somatic cells by particle bombardment. Proc Natl Acad Sci USA 87 (1990) 9568–9572

[67] Zhai, Y., Yang, J. C., Kawakami, Y., Spiess, P., Wadsworth, S. C., Cardoza, L. M., Couture, L. A., Smith, A. E., Rosenberg, S. A.: Antigen-specific tumor vaccines. Development and characterization of recombinant adenoviruses encoding MART1 or gp100 for cancer therapy. J Immunol 156 (1996) 700–710

[68] Zhang, R., Baunoch, D., DeGroot, L. J.: Genetic immunotherapy for medullary thyroid carcinoma: destruction of tumors in mice by in vivo delivery of adenoviral vector transducing the murine interleukin-2 gene. Thyroid 8 (1998a) 1137–1146

[69] Zhang, R., Minemura, K., De Groot, L. J.: Immunotherapy for medullary thyroid carcinoma by a replication-defective adenovirus transducing murine interleukin-2. Endocrinology 139 (1998b) 601–608

[70] Zhang, R., Straus, F. H., DeGroot, L. J.: Effective genetic therapy of established medullary thyroid carcinomas with murine interleukin-2: dissemination and cytotoxicity studies in a rat tumor model. Endocrinology 140 (1999) 2152–2158

www.ingramcontent.com/pod-product-compliance
Lightning Source LLC
Chambersburg PA
CBHW081225190326
41458CB00016B/5686